老年心理健康

主　编　姚若松　蒋海鹰
副主编　袁欣悦　蔡　冰　卢育红

广东高等教育出版社
Guangdong Higher Education Press
·广州·

图书在版编目（CIP）数据

老年心理健康/姚若松，蒋海鹰主编. —广州：广东高等教育出版社，2021.7（2022.4 重印）

ISBN 978－7－5361－7006－3

Ⅰ. ①老… Ⅱ. ①姚… ②蒋… Ⅲ. ①老年人－心理健康 Ⅳ. ①R161.7

中国版本图书馆 CIP 数据核字（2021）第 075171 号

LAONIAN XINLI JIANKANG

出版发行	广东高等教育出版社 地址：广州市天河区林和西横路 邮编：510500　营销电话：（020）87551597 http://www.gdgjs.com.cn
印　　刷	东莞市雅达彩印有限公司
开　　本	787 毫米×1 092 毫米　1/16
印　　张	19
字　　数	281 千
版　　次	2021 年 7 月第 1 版
印　　次	2022 年 4 月第 2 次印刷
定　　价	49.00 元

（版权所有，翻印必究）

前　言

人口老龄化是当前全球社会发展趋势。截至2019年末，我国60周岁及以上人口25 388万人，占总人口的18.1%；预计到2035年，老年人口将突破4亿，约占总人口的27%。面对老年人口比重不断上升的趋势，党的十九大报告明确提出，“积极应对人口老龄化，构建养老、孝老、敬老政策体系和社会环境”。习近平总书记在中共中央政治局第三十二次集体学习时强调，“要积极看待老龄社会，积极看待老年人和老年生活，老年是人的生命的重要阶段，是仍然可以有作为、有进步、有快乐的重要人生阶段”。2018年，全国老龄工作委员会办公室等14部委印发了《关于开展人口老龄化国情教育的通知》，提出“要倡导全社会树立积极老龄观，积极看待老龄社会，积极看待老年人和老年生活”。2016年，中共中央、国务院印发《“健康中国2030”规划纲要》，要求加强心理健康服务体系建设和规范化管理。

在我国社会倡导积极老龄化的背景下，如何促进老年人的心理健康，使他们拥有美好晚年生活，已上升为国家层面的一个重要社会议题。心理健康是健康的重要组成部分，它是个体在成长和发展过程中，认知合理、情绪稳定、行为适当、人际和谐、适应变化的一种良好状态。然而，老年人在离退休之后，容易产生怀旧、恋友、失落、孤独和寂寞感，这与老年人退休后角色转变与心理准备不足、老有所养的需求与缺乏生活保障而引发的心理困扰、空闲时间增多而社交活动却相对减少等矛盾有关。这些消极的思想与体验是常见的老年精神卫生问题，易使老年人出现躯体化、强迫、人际关系敏感、抑郁、焦虑、敌对、恐怖、偏执、精神病性等九个方面的症状，严重影响心理健康。2012 年全国老龄工作会议公布的数据显示，每年约有 10 万名 55 岁以上的老年人自杀死亡，占每年自杀人数的 36%。老年人已成为中国自杀率较高的群体，而抑郁是老年人自杀的主要原因。因此，国家、社会和心理健康教育工作者应该更多地关注老年人的心理健康问题。

国务院办公厅印发的《老年教育发展规划（2016—2020 年）》指出，发展老年教育是积极应对人口老龄化、实现教育现代化、建设学习型社会的重要举措。广东省老干部大学在老年教育阵地紧跟国家政策，立足于老年学员的实际心理需求，持续在老年心理健康领域耕耘，探索建设老年大学心理健康教育与服务体系：通过多次对广东省各老年大学校领导、班长书记①、学员访谈和开展问卷调查，完成多项老年心理研究课题，出版专著 3 部，发表科研论文，开展朋辈心理辅导（如“开心聊天室”），建立心理咨询室和开设积极心理健康课程，取得了一系列实践成果。

老年心理健康教育是老年教育的重要内容之一，然而，当前有关老年心理、老年心理健康的教材和读物较少。为此，广东省老干部大学与广州大学课题组合作，由广东省老干部书画诗词摄影家协会美术研究会会员创作漫画，分别于 2018 年 8 月、2019 年 8 月编著出版了《老年积极心理健康手册》第一册和第二册。两本手册以通俗易懂的文字和活泼有趣的漫画向老年人展示积极心理健康的内容，可作为老年大学普及积极心理健康的课程教材。2018 年 11 月，广东省老干部大学组织编写并出版了《老年教育心理学》，作为老年大学心理健康教育课程教材、老年大学师资培训教材，以及老年教育心理研究者的参考资料。

本书是广东省老干部大学在老年心理健康教育领域的系列成果之一。

第一章紧跟时代背景，介绍我国的老龄化现状及相关政策，关注年龄与

① 班长指老年大学教学班的班长。书记指老年大学教学班的临时党支部书记。

老化的关系，探讨积极老龄化背景下的老年心理健康内容。第二章从心理学视角解析人类心理现象的产生与发展、实质与特点。第三章介绍心理健康、老年心理健康的概念、标准，分析影响老年心理健康的因素，并提出促进老年心理健康的建议。第四章介绍几种老年人常见的心理感受，包括积极感受，如快乐感、轻松感与完善感；消极感受，如焦虑、抑郁、孤独、依赖、固执、失眠以及空巢综合征等，提出帮助老年人提升积极感受、减少消极感受的方法。第五章探讨老年人的退休适应问题，介绍退休的过程，包括退休前的心理准备、退休后的生活规划和心理调整、对新生活的适应等。第六章介绍老年期的情绪管理与调适，帮助老年人掌握情绪调节的策略，进行有效的情绪管理，调适、缓解不良情绪，激发积极情绪以保持身心舒畅。第七章介绍老年人的人际交往特点和心理效应，分析家庭、夫妻、亲子关系的建构以及增强人际交往技能的技巧。第八章介绍积极心理学的概要、积极的力量、积极心理品质，以及老年人如何活出乐观的自己。第九章讲述幸福，介绍幸福的元素以及积极心理学关于幸福的三个法则，帮助老年人寻求幸福。第十章介绍适用于老年人的心理评估与心理咨询，包括情感障碍的咨询、社会适应问题的咨询、康复咨询，某些心理疾如抑郁症、睡眠障碍、疑病症的诊断以及治疗的咨询、心理卫生知识和心理健康知识的咨询等。

在人口加速老龄化的背景下，关注老年群体的心理健康状况，促进老年大学开展心理健康教育，帮助老年人实现“乐活”老年，是社会实现积极老龄化的重要举措。本书以老年大学开展心理健康教育的实际需求为基础，以通俗易懂的语言讲述心理学知识，更加关注老年人主观心理感受和心理健康，并给出应对心理困惑的参考建议。本书既能作为老年人群、社会大众普及老年心理健康知识的读物，又能作为普通高校教育和心理研究的参考书目，期望对推动老年心理研究和实施老年心理健康教育起到积极作用。

目录

第一章
我国的老龄化现状及相关政策

本章提要

近年来，随着我国老龄化进程加快，社会各界开始重视老年心理健康的研究。本章首先介绍我国老龄化发展趋势以及近年来国家对老年人心理健康的相关政策，提升社会各界对老年心理健康的重视程度；其次，以年龄为划分视角阐述年龄的意义，研究年龄与老化关系；最后，讨论世界范围内积极老龄化的概念和内容，探讨成功老化的理论，分析老龄化与生活满意度、积极/消极情感的关系。

第一节　我国老龄化发展趋势

目前，人口老龄化是全球社会人口发展态势，我国正处于老龄化加速阶段。2019 年底，我国 60 周岁及以上老年人口达 25 388 万人，占全国总人口的 18.1%；预计到 2050 年，我国老年人口数将达到峰值 4.87 亿，占总人口的 34.9%。随着人口老龄化进程不断加快，社会发展面临一些新的挑战。其中，老年人的心理健康状况是不容忽视的问题。本节主要介绍国家对老年心理健康的相关政策，以及促进老年心理健康的目标。

根据人口普查数据重建的人口年龄结构，中国人口老龄化的历程具有以下四个重要特征：第一，在过去70年里（1949—2019），60岁及以上老年人口比例超过10%的大致时间为1999年前后。第二，在过去70年里，前35年人口老龄化处于徘徊或缓慢发展的阶段，后35年人口老龄化速度则比较稳定地增长。其主要原因是平均预期寿命延长，出生人口平均预期寿命从39～48岁提高到67岁左右。2019年我国60岁及以上老年人口比例超过18%。第三，从抚养比来看，中国60岁及以上老年人口抚养比将由2019年的19%左右持续上升到2059年的60%以上，经历了以抚养少儿占绝对优势，向扶养老人超过抚养少儿转变的趋势。粗略来看，1980年及以前，我国少儿抚养比超过60%，老年抚养比不到13%。2014年前后，60岁及以上老年人口比例超过少儿人口比例，到2019年少儿抚养比下降到25%左右，老年抚养比上升到28%左右。第四，从总人口的平均年龄来看，中国人口老龄化进程表现为平均年龄的显著上升。具体来看，人口的平均年龄从1994年以前的30岁以下提高到2019年的接近40岁。中华人民共和国成立后的前45年人口的平均年龄在24～30岁，虽然整体上处于比较稳定的上升过程，但还是发生过一些小的波动，而后25年人口平均年龄持续上升，每年平均提高0.4岁左右（王广州，2019）。

一、我国有关促进老年心理健康建设的相关指导政策

随着老龄化进程的发展，我国政府对老年心理健康的重视程度不断提高。在出台的系列相关政策、指导文件中，关于如何发展促进心理健康、老年心理健康的指导方针越来越明确。

2015年6月，国务院办公厅转发卫生计生委等10部委制定的《全国精神卫生工作规划（2015—2020年）》（国办发〔2015〕44号）提出，在医院、学

校、社区、企事业单位、监管场所普遍开展精神卫生宣传及心理卫生保健，城市、农村普通人群心理健康知识知晓率分别达到70%和50%。在倡导积极老龄化背景下，老年人了解心理健康知识，对促进他们的身心健康，使其拥有美好的晚年生活具有指导意义。

2016年12月，国家卫生和计划生育委员会[①]联合22部门发表《关于加强心理健康服务的指导意见》（国卫疾控发〔2016〕77号）中提出，要关注老年人的心理健康，全国老龄工作委员会办公室应把加强老年人的心理健康作为工作重点，充分利用老年大学、老年活动中心、基层老年协会等宣传心理健康知识；通过培训专兼职社会工作者和心理工作者、引入社会力量等多种途径，为空巢、丧偶、失能、失智、留守老年人提供心理辅导、情绪疏解、悲伤抚慰、家庭关系调适等心理健康服务；鼓励有条件的地区适当扩展老年活动场所，组织开展健康有益的老年文体活动，丰富广大老年人的精神文化生活。

2018年6月，国家卫生健康委员会《关于印发严重精神障碍管理治疗工作规范（2018年版）的通知》（国卫疾控发〔2018〕13号）中提出，要增进公众对心理健康及精神卫生服务的了解；宣传心理健康和心理保健知识。2018年11月国家卫生健康委会员等10部委联合发布的《关于印发全国社会心理服务体系建设试点工作方案的通知》（国卫疾控发〔2018〕44号）中，把“到2021年底，试点地区逐步建立健全社会心理服务体系，将心理健康服务融入社会治理体系、精神文明建设，融入平安中国、健康中国建设”作为工作目标，建立健全社会服务网络，完善教育系统中的心理服务网络。

2016年10月，国务院办公厅《关于印发老年教育发展规划（2016—2020年）的通知》（国办发〔2016〕74号）指出，目前有700多万老年人在老年大学等机构学习，有上千万老年人通过社区教育、远程教育等各种形式参与

① 2018年3月，第十三届全国人民代表大会第一次会议批准了《国务院机构改革方案》，不再保留国家卫生和计划生育委员会。

学习，初步形成了多部门推动、多形式办学的老年教育发展格局。在发展老年教育的同时，促进老年心理健康教育与服务体系建设是当代老年大学顺应社会发展，为老年群体服务的重要举措，需要各老年大学关注国家、社会和老年群体，有针对性地研究、开展老年心理健康教育与服务体系建设。

面对老年人口比重不断上升的趋势，党的十九大报告明确提出："积极应对人口老龄化。"全国老龄工作委员会办公室等14部委于2018年1月联合印发《关于开展人口老龄化国情教育的通知》，提出"要倡导全社会树立积极老龄观，积极看待老龄社会，积极看待老年人和老年生活"。老年人关注国家应对人口老龄化的政策和举措，了解老年心理健康的内容，为老年人积极应对老年期可能面临的心理困惑提供科学解答与帮助，对促进老年群体心理健康和提升幸福感具有重要作用。

国家提出加强心理健康服务、开展社会心理疏导的措施，是维护和增进人民群众身心健康的重要内容，是社会主义核心价值观内化于心、外化于行的重要途径，是促进社会和谐稳定的必然要求。

二、倡导关注老年心理健康的目标

推动老年心理健康教育与服务持续发展，是当前和今后一段时期积极应对人口老龄化、大力发展老龄服务事业和产业的迫切任务。《广东省卫生计生委等13部门关于印发广东省"十三五"健康老龄化规划的通知》（粤卫〔2017〕153号）中指出，需进一步推动开展老年心理健康服务，启动老年心理健康预防和干预计划，为老年人提供心理健康服务。

心理健康关系到广大人民群众幸福安康与社会和谐发展。发展老年教育，重视改善老年人的心理健康状况，是促进老年群体的健康与持续发展，使老年期真正成为习近平总书记所说的"老年期是个体生命的重要阶段，是仍然可以有作为、有进步、有快乐的重要人生阶段"的重要途径。老年人接受心理健康教育与服务，提高他们对自身及身边亲友心理健康的重视程度，有助于他们积极采取措施面对老年生活，提升晚年幸福感。

小故事

盲人打灯笼

一个盲人到亲戚家做客，天黑后，他的亲戚好心为他点了个灯笼，说："天晚了，路黑，你打个灯笼回家吧！"

盲人火冒三丈地说："你明明知道我是瞎子，还给我打个灯笼照路，不是嘲笑我吗？"

他的亲戚说："你犯了局限思考的错误了。你在路上走，许多人也在路上走，你打着灯笼，别人可以看到你，就不会把你撞倒了。"

盲人一想，对呀，顿感愧疚。

大启示

人到老年，要学会从大局思考问题，学会换位思考，这样不仅能理解他人的想法，自己也会少一些烦恼。

要理解伴侣。少年夫妻老来伴，人到老年后，不再像年轻时那般拥有青春的容颜，有的只是柴米油盐的琐碎和相濡以沫的亲情，但年纪越大，越要理解"一日夫妻百日恩"的含义，要懂得用感恩之心对待伴侣。

要理解子女。子女从襁褓中的婴儿，变成了成家立业的大人，此时，不要再以儿时的方式来对待他们，要为他们的工作和生活分忧，理解他们的不容易。同时，也要有自己的健康生活方式，有健康积极的爱好，给儿孙们做好榜样，树立良好家风，代代相传。

乐观的工人

三个工人在砌一堵墙。有人过来问："你们在干什么？"

第一个人没好气地说："没看见吗，砌墙。"第二个人抬头笑了笑，说："我们在盖一幢高楼。"第三个人边干边哼着歌曲，他笑得很灿烂开心："我们正在建设一个新城市。"

10年后，第一个人在另一个工地上砌墙；第二个人成了工程师，坐在办公室中画图纸；第三个人呢，是前两个人的老板。

大启示

乐观的心态决定了未来生活的品质，越乐观，身体越硬朗，心情越好，生活质量也越高。

乐观学习。活到老，学到老。退休后的时间很充裕，还有漫长的几十年，要充分利用这些时间学习一门技艺，使生活充实快乐。

乐观饮食。饮食必须要遵循膳食平衡原则，不能大鱼大肉，也不能天天吃素，要合理地摄入营养，荤素搭配，进食适量，身体才会健康。

乐观运动。生命不息，运动不止。运动是老年人必不可少的生活内容，既不能整天窝在家里不出去，也不能盲目地超负荷运动，更不能相信一些伪科学的健身方式。老年人应该根据自身的身体状况，进行类似广场舞、太极拳等适度、轻缓的运动。

三个木桶

有位木匠砍了一棵树，把它做成了三个木桶。

一个装粪，就叫粪桶，众人躲着；一个装水，就叫水桶，众人用着；一个装酒，就叫酒桶，众人品着。

桶是一样的，因装的东西不同，命运也就不同。人生亦如此！

大启示

有什么样的观念就有什么样的人生，有什么样的想法就有什么样的生活。人到老年，切忌拿过时的想法来过现在的生活。

对自己：虽然身体逐渐老去，但是要有一颗让自己快乐、也让身边人快乐的童心，让自己年轻快乐地活着。

对伴侣：世界上最爱你、陪伴你最久的人永远是你的伴侣，真情是永存的。

对儿女：树立仁爱、宽厚、正直、善良、勤奋的道德品质和行为规范，让孩子在今后的人生道路上遇到了问题或困难时有一个行为的榜样。

第二节　年龄与老化

老年人的身体素质和心理健康可以超越年龄而存在，即进入老年期，老年人的身体素质和心理健康并非一直往“不好”的方向发展。例如，老年人心理发展成熟度较高，其对于突发事件、负性事件的心理处理能力较强，心理健康水平相较于青年人更高。年龄是个人和群体的属性，是当前状态和过往经历的“见证者”，本节探讨年龄在老化研究中的意义和用途。

一、年龄的意义

（一）年龄是老年人的无形财富

随着年龄的增长，个体不断积累经验和资本，不断完善自我，因此年龄是老年人的无形财富。从这个角度看，年龄是资历的代名词。我们按年龄将群体分为青少年、中年、老年，不同年龄群体的成长环境和社会文化不同，相应发展的侧重点也不同。例如，青少年注重发展与创新，而老年人注重自我沉淀与完善。此外，年龄还与智慧、情绪调节或心理健康有关，老年人积累的心理经验和社会阅历都可能带来更广泛的应对策略或人力资本。年龄越大说明个人可能积累的经验越多，由此可见，有丰富阅历的老年人群体是社会的宝贵财富。

从心理学角度看，年龄增长往往意味着心理成熟度不断增长，知识经验得到积累，因而老年期意味着有着更多的经验和知识储备，有着更多的生存本领和资本，从这方面看老年人是富有能力的人。

（二）年龄的相对性

从经验上看，年龄会同时引发个体对内和对外的比较，而这些比较实际上是关于相对时间的。人们用年龄来评估现在（“我现在70岁仍然健康”），然后判断过去（“我现在良好的身体素质离不开过去注意饮食、坚持锻炼”），预测未来（“按我当前的状态，我未来10年身体应该也会硬朗”），这些是对内的比较。而在对外的比较中，人们会根据同龄人，或者根据比自己年轻或年长的人来判断自己的状态，如“他比我大30岁，但他身体健康，我希望我能在他这个年纪也有这种身体素质”。

个体也会利用年龄来对他人做出同样的评价，正如我们经常能听到“我们年龄相仿，但我们的父母却截然不同：我的父母很喜欢聚会，而你的父母却不怎么喜欢交际”，这些比较的出现都是以年龄为指标的结果。

二、年龄与老化

（一）主观年龄与老化

主观年龄认同指个体感觉应该将自己归入哪个年龄组，而不管他的实际年龄。比如说，一位80岁的老年人认为自己仍然精力旺盛，他认为自己是50

岁，那么他的主观年龄就是50岁。主观年龄通常将人们的实际年龄与按其他标准划分的年龄相比较：例如，与外表（外观年龄，“我看起来一点也不像70岁的老人”），活动水平或行为类型（行为年龄，“他都70岁了还每年坚持去滑雪”），感觉（感觉年龄，“我感觉极好，我虽然70岁，但是我和身边的50岁的人没有太大差别”）；再如，一位老年人实际70岁，但是初次和他交往的人都觉得他看起来才60岁而已，身体矫健得像40岁的年轻人，那么他的主观年龄比实际年龄年轻。

在感知到自己变老时，老年人往往将这些变化归因于实际年龄的增长，而不是其他条件。意识到年龄的变化可以发生在五个独立的领域：健康和身体功能良好、认知功能完整、人际关系和谐、社会情感功能完备以及生活和参与方式符合健康的标准。正如部分老年人会抱怨，“年纪大了，身体大不如前，记忆力也衰退，和年轻人融不到一起”。实际上，老年人与年轻人的功能差异并不大，只要老年人坚持科学锻炼保持健康，主动学习新知识保持好奇心，与身边人建立良好的人际关系，维持积极的心态应对生活事件，老年人完全可以活得像个年轻人。

主观年龄和老化本质上是社会现象。它们在很大程度上取决于老年人如何看待年轻时的自己与他人的关系；别人如何看待老年人；以及老年人如何看待和应对自己的老化，这些因素都影响家庭、社会、亲子关系的建立与和谐发展。

年龄对个体所扮演的社会角色、经历的事件和转变，或者个体所期望的行为有不同的意义。例如，随着代际的“更替”（即随着老一代的死亡和新一代的出生），个人在家庭结构中的位置发生变化，角色也随之变化——从儿童成为成年人，由单身变为丈夫（妻子）、父亲（母亲），再成为祖父（祖母），进而不断拥有新的责任。

（二）年龄与人生阶段

年龄与人生阶段的划分与发展息息相关。个体不同时期的年龄有不同的名称，从“童年”“成年”和“老年”开始，生命阶段的日益分化一直是现代社会的历史凸显属性。

老年可以进一步细分为“初老年”“中老年”和“老老年”。该划分不以年龄为依据，关键转折点有两个：一是能否独立旅行，二是能否独立上厕所。

从法定退休到还能独立旅行，称为初老年。这是普通人一生中最接近自由的黄金时代：有积蓄、有闲暇、有体力，终于可以自由选择环游世界、钻研学问、呼朋引伴跳广场舞等活动。初老年阶段其实可以持续很长时间，例如，80 岁的老年人仍然身体健康、精力充沛，他仍然可以独自或结伴旅行。

从不能独立旅行到不能独立上厕所，称为中老年。中老年是对个体一生积聚精神力量的大考验，虽然同是面对不断地失去，但有些人陷入痛苦、暴怒、癫狂，迅速将自己送入老老年；也有些人能够有条不紊地安排生活，获取适时、适当的帮助，始终自尊、自由地生活。

从老年人不能独立上厕所到生命消逝，称为老老年。进入老老年，老年人终须接受生命的规律，坦然地走完生命的最后一段时光。

许多已经跨过“老年门槛（60 周岁）”的人并没有把自己归类为“老”，健康的老年人更多地认为自己的身体和精神年龄小于实际年龄。此外，社会也在不断地“模糊”人生阶段的界限。也就是说，我们不会某一天醒来突然觉得自己进入了老年期，相反，我们在生活中会逐渐有一些变化和积累，退休年龄的临近发生会让我们逐渐意识到自己进入老年期，皮肤逐渐产生皱纹、斑点会使我们在缓慢的变化中接受当前的年龄。

三、年龄刻板印象和年龄歧视

（一）年龄刻板印象

个体对某一年龄人群共同形象、生理、心理和社会特征的看法，是形成年龄刻板印象和年龄歧视的基础。我们总是通过对他人年龄的判断来对他们的性格和能力做出假设。相比之下，那些拥有更多资源的人，更容易人为操纵年龄的外在表现，比如他们可以通过抗衰老产品、营养品、整容让自己显得更年轻等。

刻板印象体现理论（Stereotype Embodiment Theory）阐述了年龄歧视和年龄刻板印象的关系。该理论认为，刻板印象可以存在于个体的意识之外，而个体在一生中都会将年龄刻板印象内化。当个体的生活经历符合这种刻板印象并在心理、行为和生理上表现出来时，刻板印象就会得到强化。

例如，我们从童年一直到老年期对身边老年人的印象，以及身边的人对老年人评价的印象，会在我们的记忆中积累，不断更新，使这些印象成为我们对老年人的主观评价。如果这些印象大多是积极的，那么我们会觉得老年人是积极的，老化并不可怕，这是积极的刻板印象；而如果我们接触的老年人大多是顽固的、倚老卖老的、经常生病的，我们会认为所有老年人都是这样，这就是消极的刻板印象，这种消极的刻板印象会导致我们很抗拒、恐惧自身变老。比较常见的现象是，在成年后经历的压力生活事件，如家庭老年成员的死亡或住院，会加强年轻人现有的老化负面刻板印象，认为年纪大代表着虚弱和死亡，从而增强对老化的消极观念，更加害怕老化。

人们对老化的刻板印象与成年后期的身体、认知和心理健康结果有关。那些多年来对老化持有消极的个人信念，或生活在强化这些消极刻板印象环境中的人，他们的记忆功能较差，更容易出现焦虑、心脏病、自杀意念和创伤后应激障碍等健康问题。对老化的刻板印象并非都是消极的，积极的老化刻板印象也存在，比如认为老年人是明智的、有尊严的、有教养的、友好的和有耐心的；如果老年人的亲朋好友都是对老化持有积极的刻板印象，则老年人会更愿意参与社会和积极地接受自己的新角色，更加乐意融入社会生活，有信心不断完善自身、追求更好的生活。

（二）年龄歧视

在实际生活中，年龄歧视很常见。我们往往会默认年纪大的医生更有权威，事实是年轻的医生可能更能接受新技术和创新，他们的医术可能更好；我们可能认为年老的员工会倚老卖老、迟到早退、工作散漫，而实际上他们由于具有丰富的经验和资历，会更尽责和细心。此外，社会各行业从业者都可能将他们对老年人的偏见带到工作中，而这些偏见会影响他们对待老年人的态度以及服务质量，因此各行业从业者需要认识到他们对老年人可能存在的偏见。

各个年龄阶段的个体都可能产生一些偏见，被称为内/外群体偏见。内群体偏见指个体偏爱他所属的群体中的人，而不是群外成员，如“你们年轻人，就不像我们这一辈……”其实这就是把自己归于老年人群体，年轻人则是外群体，是老年人群的群外成员。认同群组内部的人倾向于对群内的事件和行为给予正面归因，给予群体外的事件和行为负面归因。例如，有些青少年自身很健康，他们身边的一些老年人是多病的、孤僻的。这些青少年可能会因此产生对老年人消极的态度和偏见，认为所有青少年都是身体健康的，所有老年人都是多病的、孤僻的，他们甚至可能对老年人表现出消极行为，以这种方式转移对自身在将来不可避免地变老的恐惧，这种转移实质就是年龄歧视。

（三）年龄歧视的类型

年龄歧视按主体分为个人的和机构的，按有无主观意识性分为有意识的和无意识的。当老年人被其他人认为没有能力或不能正常工作时，便是受到年龄歧视。机构年龄歧视更多发生在机团组织[①]，如养老院。老年人是养老院的“居民”，当他们有意或无意地增加工作人员的工作量时（比如不小心打翻了饭盒，加大护工的清洁工作量），可能会遭受工作人员的语言甚至身体虐待。而遭受虐待会使老年人产生较强的消极情绪（如焦虑、抑郁等）和愤怒。

有意识的年龄歧视表现为老年人受一些规则的束缚，比如老年人仅因其

---

① 机团组织是指国家机关、社会团体、企事业单位、群众自治组织。

年龄较大而被剥夺再就业的机会。无意识的年龄歧视表现为人们没有意识到当前的规则是在歧视老年人，比如老年人与年轻人一起居住的社区中，缺少方便老年人使用的电梯扶手和轮椅坡道。

此外，随着老年人口增多，他们越来越多地使用医疗保健和护理服务。当老年人群占用了大量的资源后，会导致其他年龄群体的食品、住房和教育等的资源供给不足，导致其他国内需求的支出减少，从而最终导致经济停滞，这种趋势可能会引发代际争端。

（四）与年龄歧视相关的研究

Butler（1969）将年龄歧视描述为对老年人的消极态度，这种态度建立在对老年人的许多消极刻板印象的基础之上。这些消极的态度在个体所有的发展阶段中都持续存在，并且会长期累积。因而随着年龄的增长，老年人可能累积更多的负面信息。

根据社会认同理论，年轻人与老年人之间存在心理距离。即老年人更多地认同老年人，年轻人更多地认同年轻人，甚至在一些情况下，他们会互相贬低。例如，有些年轻人会认为老年人啰唆、无能，而有些老年人会认为年轻人冲动、不考虑后果。不同的是，随着年龄的增长，老年人的年龄歧视水平会逐渐降低，他们会更加客观地看待年轻人与自身。因此，与年轻人相比，老年人对老年群体持有更积极的态度。

新年龄歧视（The New Ageism）提出，即使为老年人服务的专业人士因与老年人接触更多，对老年人了解更多，他们仍然会对老年人表现出年龄歧视。例如，在心理学家治疗老年人的案例中，心理学家会根据自身的经历、老年人的状态对老年人形成一些刻板印象，认为老年人能力较差、健康状况较差、警觉性较差。有时候他们是在无意识中形成这些印象的。因为心理学家自身是相对年轻健康的，当其治疗不健康的老年人时，很容易不自觉地将老年人与自己进行比较，从而导致这种年龄歧视加剧。

第三节　积极老龄化与心理健康

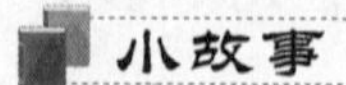

挂在悬崖上的人

有一个人在森林中漫步，突然出现一只饥饿的老虎，老虎大吼一声就扑了上来。他立即用最快的速度逃开，但是老虎紧追不舍，他一直跑，最后被老虎逼到了悬崖边。

站在悬崖边上，他想："与其被老虎捉到活活咬死，还不如跳下悬崖，说不定还有一线生机！"

他纵身跳下悬崖，非常幸运地卡在一棵树上。那是一棵长在悬崖边的梅树，树上结满了梅子。正在庆幸之时，他听到悬崖深处传来巨大的吼声，往崖底望去，原来有一只凶猛的狮子正抬头看着他，狮子的声音使他心颤，但转念一想："狮子与老虎同是猛兽，被哪一个吃掉，都是一样的。"

刚放下心，又听见一阵声响，仔细一看，一黑一白两只老鼠正用力地咬着梅树的树干。他先是一阵惊慌，立刻想开了，他想："被老鼠咬断树干跌死，总比被狮子咬死要好。"

情绪平复下来后，他看到梅子长得很好，就采一些吃了起来。他觉得一辈子从没吃过那么好吃的梅子，他找到了一个三角形的枝丫休息，心想："既然迟早都要死，不如在死前好好睡上一觉吧！"于是靠在树上沉沉地睡去。睡醒之后，他发现黑白老鼠不见了，老虎和狮子也不见了。他顺着树枝，小心翼翼地攀上悬崖，最终脱离了险境。

原来就在他睡着的时候，饥饿的老虎按捺不住，大吼一声，跳下了悬崖。黑白老鼠听到老虎的吼声，惊慌地逃走了。跳下悬崖的老虎与崖下的狮子展开了激烈的打斗，双双负伤而逃。

其实，从我们诞生的那一刻开始，苦难就像饥饿的老虎一直追赶我们；死亡就像凶猛的狮子一直在悬崖的尽头等待；白天和黑夜的交替就像黑白老鼠，正不停地用力啃咬着我们暂时栖身的生活之树，总有一天我们会落入狮子的口中。

既然知道了生命中最坏的结局是死亡，唯一的选择就是安然地享受树上甜美的果子，然后安心地睡觉。只有常存这种单纯的心，才能品尝到生活中最美味的梅子。

大启示

事情既然无法避免，不如放下心来，安心地过好当下。老年人更是如此，既然不能改变老化的趋势这个事实，不如接受它，坦然面对老年生活，积极地过好当下。

世界卫生组织（WHO）于1996年提出“积极老龄化”的框架，它强调以积极的态度面对老年个体和群体，其基本要义为“健康、参与、保障”。2002年的联合国第二届世界老龄大会将“积极老龄化”写入其《政治宣言》和《行动计划》。其中，“健康”是前提，包含老年人的身体健康和心理健康；“参与”指社会参与，包含老年人参加社会、经济和文化文体活动；“保障”则指为老年人提供社会保障，保障其生命质量。

积极老龄化内涵广泛，既包括了基础的社会保障和服务，又提出了高水平的心理保健及医疗需求；既强调了保障过程中的公平性，又涵盖了对弱势群体的特殊照护；既提倡了基础硬件设施的建设，又呼吁了对文化等软环境的改善。

积极老龄化被认为是一个维持最佳身体（包括健康）和心理（认知和情绪）机能的适应过程，以及高水平的社会参与。从心理角度看，积极老龄化包括老年人的身心健康、认知功能和社会参与。对个人而言，积极老龄化指老年人享有充实的生活，能够根据自身需要、愿望和能力继续学习、参与活动，运用才能和经验，发挥自身在物质、精神和社会方面的潜力，保持健康，继续对社会做出有益贡献。对社会而言，积极老龄化指为老年人创造参与活动和学习的一切可能机会和条件，满足他们的需求，帮助老年人尽可能不依赖他人，延长其生命的健康期和自立期。

一、积极老龄化的框架

世界卫生组织的积极老龄化框架概述了影响整个生命周期中积极老龄化的六组决定因素：①经济条件（足够的收入，社会保障和就业机会）；②健康和社会服务（促进健康和预防疾病，确保获得健康服务和持续护理）；③行为（健康生活，如参与体育活动，健康饮食，口腔健康，适当的药物使用，避免吸烟和过量饮酒）；④个人特征（指生物学、遗传学和心理学因素）；⑤社会状况（充分的社会支持、教育和识字、免受暴力和虐待）；⑥物理环境（生活在安全环境中，如住房安全、环境危害小、环境整洁），这些因素被认为与老年人的年龄相关。积极老龄化框架提出，由于在对待老龄化的态度上存在文化差异（如社会中的文化价值观和传统）和性别差异，文化与性别因素也参与塑造我们老化的方式，并影响着实现积极老龄化的潜力。

以上因素影响了积极老龄化的三个关键方面：①自主性，选择自由，以及控制、应对和做出个人决定的感知能力；②独立性，能够在不需要他人帮助的情况下进行与日常生活相关的功能性活动；③生活质量，能够获得情感陪伴和社会支持，感到幸福、满足。

二、“成功”老化的理论

老化过程中会面临特定的变化和挑战，这些变化和挑战可能会影响老年人的心理健康。一方面，老化的过程同时包括一些与心理健康有关的对立力量。例如，有的老年人可能由于身体健康状况和部分认知能力每况愈下、收入减少、逐步被孤立，导致产生不良心理。此时，如果老年人能多参与休闲活动和家庭互动，则有助于预防或缓解心理健康问题。另一方面，随着年龄的增长，有的老年人情绪的调节能力增强。这种变化可以增加老年人的积极心理体验，而积极心理体验的增加可能使老年人产生更多积极的思想，使他们更愿意参与日常活动和人际交往，从而减少心理健康问题。

以下几种有关老化的理论，可以帮助我们理解老年人在老化的过程中心理和社会需求的变化。通过分析关于"老化"的理论，了解社会发展过程中对老年人的社会性、老化过程的态度转变，为我国促进实现积极老龄化提供借鉴。

（一）脱离理论

卡明（E. Cumming）和亨利（W. Henry）于 1961 年提出了脱离理论（Disengagement Theory）。该理论主张"天下没有不散的宴席"，老年期有其自身的特殊性，并非是"中年期的延续"，而且老年人会逐步走向以自我为中心的生活。因此，他们认为在脱离过程中老年人会感到满足，而老年人脱离工作环境的社会有利于加速"更新换代"，能使社会得到发展，这一过程有利于老年人和社会双方。简而言之，对老年人最好的关爱，应该是让他们在适当的时候，以适当的方式，从工作活动中逐渐脱离。

脱离理论可用于指导老年人适应退休带来的各种生活改变，评估正在经历减少工作参与的老年人，提供足够的支持与指导，以维持其家庭—工作的平衡，使老年人更自然、逐渐地从职场过渡到退休。但是，这种理论容易让人把老年人等同于无能、无力的人，使社会对老年人的漠视合理化。脱离理论仅能作为"消极"老龄化的支撑，缺乏对老化过程的全面了解。因此，哈维格斯（Havighurst）于 1963 年提出活动理论（Activity Theory），补充老化过程中积极的一面，帮助社会重新认识老年人，打破"老化"与"脱离"的必然联系。

（二）活动理论

活动理论认为参与社会活动是生活的基础，与生活满意度紧密联系，是老年人认识自我、获得社会角色、寻找生活意义的主要途径。简而言之，老年人仍然期望能积极参与社会生活，保持中年的生活形态，维持原有的角色功能，以证明自己仍未衰老。

活动理论对于提升老年人的生活品质和生活满意度，保持和促进生理、心理和社会等方面的活力和发展具有重要意义。然而，其忽略了老年人的个体差异，未将不同老年人对社会活动的不同参与需求考虑在内；忽略了不同年龄老年人在活动能力和活动愿望上的差别。例如，我们不能强行要求内向的老年人经常出去参与聚会，不能将由于高龄而无法出门参与活动的老年人判定为“不合群”。因此，应该建立更多的理论以解释老年人与社会的关系，以及解释社会活动对老年人心理社会发展机制的影响，以更好地分析“成功”老化的路径。

将脱离理论和活动理论相结合，我们可以认为，脱离是从原来的高强度工作活动中脱离，让老年人得到充分的休息，同时给年轻人提供更多的机会；而活动是根据个体特点，参与适合老年人的相关活动。这两种理论是互相补充的两个方面，而不是指完全对立的两种状态。

（三）老年亚文化理论

老年亚文化理论（Ageing Subculture Theory）由罗斯（Rose）于1965年提出。此理论归纳了老年人自身及其所处环境的一些变化，能够部分解释老年人进入老年期后，身心变化的原因如下。

（1）老年人生理方面的变化。老年人身体衰弱，行动不便，反应迟钝，生理机能的退行性变化都会妨碍他们与年轻人的交往。

（2）年轻人对老年人的看法和态度。社会上不少年轻人对老年人有年龄歧视，甚至反感，不愿意与老年人一起参与活动或深入交往。加之，老年人比较怀旧，与亲友之间的情谊较深，这样反而促进了老年人间的互动。

（3）社会化在各个年龄阶段有不同的目标。个人的社会化在人的生命周期中具有阶段性的特点，换言之，不同的生命阶段有不同的社会化内容。例如，儿童及青少年的社会化需要取得团队认同和肯定，并增加学业水平和才艺能力；青年的交际目的在于扩大社交面以及成家立业；中年人的社会化在于提高其社会地位，以促进事业发展；老年人退休之后的社会地位及人际关系都急剧萎缩，其社会化主要是与同辈老年人交往或结识新朋友，以维持其地位及社会关系。正因为各个年龄阶段的个体社会化的目标有差异，所以产生了各不相同的亚文化。

因此，为了实现“成功”老化，社会应该根据老年亚文化的基本内容和特点来设计老年社会工作的服务项目，尽量避免用其他年龄的文化强加于老年人身上，或者以此来衡量老年人的价值标准、生活方式和行为方式。例如，社区设计应充分考虑老年人生活便利的需要，在组织文化活动时可以选择老年人喜闻乐见的戏曲和歌单，按老年人熟悉的方式或风格装饰场地，使老年人有更多的熟悉感和归属感。

（四）社会化理论

社会化理论（Theory of Socialization）于20世纪70年代中期出现于西方国家，其创始人是萨缪·鲍尔斯（Samuel Bowles）和赫伯特·金迪斯（Herbert Gintis）。许多传统的理论认为，进入老年期应该以享受为生活目标，不再需要社会化。传统社会的老年人具有天然的教化权力，他只对别人施行教化，而自己则无须重新面对社会化的问题。然而，现代社会发展证明，老年人仍然需要继续社会化，主要的理由之一在于角色的转换。这种转换及影响表现为如下。

（1）劳动角色转换为被供养角色，容易使老年人产生经济危机。

（2）在家庭中由家长角色转换为被动接受照顾的角色，容易使老年人产生被抛弃感和寂寞感。

（3）工具角色转换为感情角色。工具角色是指人们肩负着一定的社会公职，在社会政治、经济、文化领域占据着主体地位，他们所扮演的角色是为了某种特殊的目的。情感角色是为了满足身心情感，如在家庭中父母子女间的角色。

（4）父母角色转换为祖父母角色，这使个体突然意识到“我年纪大了”。

除了角色转换外，社会化过程中老年人更容易遭遇突然失去的威胁，如子女情感支持的突然失去（子女成家，老年人进入空巢家庭），突然失去健全身体（残疾、各种老年疾病）。这一切对老年人而言，都是将要面临的新问题，为了适应社会和成功老化，他们需要继续社会化、加强学习、提高修养和不断自我调整。

（五）连贯理论

连贯理论（Continuity Theory）由 Robert Archley 于 1989 年提出，他强调人们需要在自己的过去与现在的活动方式之间维持联系，从这个角度讲，活动的重要性并不在于它本身，而在于其表现出来的生活方式的连贯性。一方面，对于经常参加活动的老年人来说，维持较高的活动水平也许很重要，许多退休老年人在寻求与以往相似的工作或休闲活动的过程中感到最快乐。具备多重角色的老年女性，如妻子、母亲、工作者、志愿者等，随着年龄的增长更愿意继续投入角色中。另一方面，以往很少参加活动的老年人继续保持较少的社会联系会过得更好。

连贯理论认为，能维持原来的活动和生活方式的老年人能获得更成功的适应，社会经济地位会影响退休后如何打发时间。第一种常见的方式是家庭聚焦方式，主要包括一些围绕家庭和伴侣进行的可行或低成本的活动，如日常谈话、观看电视、探访亲友、棋牌娱乐等，或者想做什么就做什么。第二种方式是平衡投资方式，这在受教育程度较高的群体中较为典型，他们会把自己的时间平均分配到家庭、工作和休闲中，以获得更多的生活满足感。第三种是认真的休闲方式，如业余画家、业余工匠和那些努力发展兴趣的人，常会以这种手艺或兴趣作为自己退休后生活的重心来引发激情。在这种生活方式下的老年人往往对自己的生活特别满意。

年龄增长会带来生理以及认知功能上的显著变化，老年人可能因此需要照料或者要对生活做出新的计划与安排。这时来自家庭、朋友或者社区服务的知识，能帮助他们把这种不连贯性最小化。因此，为了实现“成功”老化，应该让老年人离开养老机构，回归社区，尽可能地帮助他们独立生活。

（六）毕生发展观

以保罗·巴尔特斯（Paul B. Baltes）为代表的毕生发展心理学家提出了一系列新的心理发展观，被称为毕生发展观（Life-span Development View）。具体内容如下。

第一，发展是持续终生的，不存在一个对生命全程最重要影响的年龄段，老年期也可以改变生活。

第二，发展是多维度、多方向的。例如，个体从出生到18周岁，主要是“得”与“进”；进入成年期以后，在很长一段时间里，“得”与“失”、“进”与“退”保持相对平衡；进入老年期以后，就谈不上“得”与“进”，而主要是“失”与“退”了。但是，毕生发展观认为，上述看法是不正确的，一个人从生到死，一直贯穿着有得有失的过程。

第三，发展是可塑的。一个在两岁时非常害羞、内向的人，到青少年期可以成为比较善于社交。多数在青年期、成年期“男子气概”十足的男人，到老年期变得有些柔和，他们的攻击性、进取性、果断性减弱，慢慢变得更关心人，做更多的家务，与老伴和睦相处，安度晚年。

第四，发展受到多种相互作用的因素的影响。毕生发展观认为，发生变化的路径是千差万别的，因为发展受到多种相互作用的因素的影响，包括生物的、历史的、社会的和文化的影响。这些范围广泛的影响以独特方式影响着每个人的生活进程，因此，每个人的发展过程和结果都是不同的。

生命全程都在发展，将毕生发展观应用于老年教育中，可以概括为“活到老，学到老”。一方面，老年人也在不断地发展，他们可以寻求积极的生活方式，将老年生活建设得丰富多彩，实现积极地老化；另一方面，老年大学给予老年人更多途径去拓展交际圈和更新知识，只要他们愿意做出努力，就可以突破“老而无用”观念的束缚，实现“老有所学，老有所乐，老有所为”。

三、积极老龄化背景下的老年心理健康

心理健康被定义为具有积极的功能和没有精神疾病的心理状态。老年通常与身体功能、认知和社交领域的衰退和损失有关，许多老年人因此被认为不快乐、孤独或抑郁。然而，最近的研究结果并不支持这些刻板印象。

2012 年一项心理健康调查显示，从青年到老年抑郁症患病率呈下降趋势，这为人们普遍认为的大多数老年人患有抑郁症提供了反驳的证据。在 18 ~ 25 岁、26 ~ 49 岁和 50 岁及以上的成年人群中，至少有过一次严重抑郁症发作的比例分别为 8. 9%、7. 6% 和 5. 5%，这表明抑郁症在成年后期的发病率较低。此外，成年期的平均生活满意度往往保持相对的稳定，只有在成年晚期接近死亡的时候才会下降。这些发现表明，大多数老年人保持着较高的心理健康水平，与年轻人的心理健康水平相当。

Ryff（1989）将心理健康划分为六个方面，包括自我接纳、与他人的积极关系、自主性、环境掌控度、生活目标和个人成长。自我接纳是指个体对自我的接纳程度；与他人的积极关系体现个体与重要社会伙伴关系的质量；自主性被定义为一个人以特定的方式思考和行动的自由；环境掌控度评估的是对生活事件的掌控感和管理能力；生活目标是指生活的意义、目的和方向感；个人成长指发展个人才能，实现个人潜能的倾向。

满足这些方面的条件被认为是心理健康且幸福的，而这些幸福老年人的特征是有目的地生活和实现个人潜能。与青年人和中年人相比，老年人对环境的掌握程度、自主性更高，但生活目标和个人成长水平较低。在自我接纳和与他人的积极关系方面，没有发现显著的年龄差异，这说明在任何年龄段

都可以形成与他人的积极关系，接纳自我，以达到更高的心理健康水平。

（一）老龄化与生活满意度

生活满意度是心理健康的测量指标之一，它被定义为个体对自己生活满意程度的认知评估。生活满意度的评估有单维度的量表，用以衡量个体当前对自己整体生活的满意程度，也有由五个维度组成的生活满意度量表，用以评估友谊、学校、家庭、环境和自由满意度，共同作为测量总体生活满意度的指标。

过往对成年期生活满意度的研究结果呈现多样化。总的来说，生活满意度从 40～65 岁为缓慢增长，65 岁以后开始下降，但是并非每一个体的生活满意度都以相同的速度和方式改变。除了总体生活满意度，McAdams 等（2012）系统地分析了多个生活领域满意度与年龄的相关轨迹，包括健康、收入、住房、配偶/伴侣、工作、社交生活、休闲时间和休闲时间的使用八个生活领域。在这些领域中，健康满意度在个体一生中稳步下降；工作满意度和收入满意度在青年时期保持不变，但在 40 岁左右开始逐渐上升；对配偶的满意度在 40 岁左右一直保持稳定，成年后期（老年期）略有浮动。

尽管在欧美和发展中国家的研究显示，生活满意度随年龄的增长普遍呈现“U”形曲线（即青少年阶段和老年期的生活满意度较高，中年阶段的生活满意度在生命发展各个阶段中最低），但其他研究表明，年龄和生活满意度之间的关系可能因文化而异。例如，在一项对居住在中国大陆五个省会城市成年人的研究中，发现他们的生活满意度在毕生发展过程中稳步上升。平均而言，中国 65 岁及以上的老年人比年轻人和中年人更有可能体验到更高的生活满意度。老年人在步入晚年后，若对健康、社交和休闲活动的满意度下降，整体生活满意度也会下降。

（二）老龄化与积极/消极情感

积极情感和消极情感是衡量主观幸福感的重要指标。积极情感是指愉快情绪的主观体验（如快乐、兴奋、热情），而消极情感是指不愉快情绪的主观体验（如悲伤、生气、担心）。研究表明，从成年早期到成年晚期（70～80岁），积极情感会得到改善，个体会感到更幸福。老年人总体上有着稳定的积极情感水平、较低的消极情感水平，以及较少的焦虑和抑郁。对积极情感的研究发现，积极情感从成年早期到中年期相对稳定，从60～80岁略有下降。此外，积极情感体验随着年龄的增长而逐渐增加，并在70岁后趋于平稳。

消极情感与年龄具有相关性。关于幸福感的跨文化比较研究显示，日本和美国的老年人都比年轻人有更高水平的积极情感和更低水平的消极情感（Karasawa et al.，2011）。有一项研究对年龄在18～86岁的香港人进行电话采访，记录他们对非典疫情的情绪反应，在SARS暴发期间和之后，受访老年人比青年人和中年人表达的愤怒要少。

以上的结果表明，即使身体和认知领域不可避免地出现衰退，老年人仍具有较高的心理健康水平。毕生发展理论可以解释这些与年龄有关的变化。

一方面，社会情绪选择理论强调，随着年龄增长，认为自身所剩寿命越来越少的个体，生活动机会发生变化。相比较于年轻人，老年人会将有限时间更多地放在对当下的关注，优先考虑满足当前需求。因此，老年人更有可能关注情感信息或使用情绪调节策略，如重新评估当前情感状态以减少他们目前状态和理想状态之间的差异，使心理健康可以得到保持甚至改善。

另一方面，带补偿的选择最优化理论认为，随着年龄的增长，当身体和认知能力下降时，个体会更谨慎地分配资源。老年人选择重要的目标，投入努力和资源来优化他们在优先领域的表现，并利用外部援助和社会支持来维持满意的结果。老年人可将这一理论应用于提升心理健康水平：选择重要的、可实现的生活领域，以增强他们的情感体验。例如，他们关注的重点是与情感上亲密的朋友保持关系；他们对处理情绪状态的先验知识，使他们能够使用最有效的情绪调节策略来处理事件；他们还寻求情感支持和工具援助，以弥补他们在其他领域的损失。因此，选择、优化和补偿的使用有助于保持老年人的心理健康。

老化过程中会面临特定的变化和挑战，这些变化和挑战可能会影响老年人的心理健康。老化的过程同时包括一些与心理健康有关的对立力量。例如，老年人可能更多地被孤立，身体健康状况和部分认知能力每况愈下，收入减少，这些都是导致不良心理的因素。随着老化而来的优势是，老年人有更多时间参与休闲活动和家庭互动，这有助于预防或缓解心理健康问题。此外，随着年龄增长，情绪的调节作用增强，这种变化可以增加老年人的积极心理体验，而积极心理体验的增加可以使老年人产生更多积极思想，使他们更愿意参与日常活动和人际交往，从而减少心理健康问题。

参考文献

[1] BAIRD B M, LUCAS R E, DONNELLAN M B. Life satisfaction across the lifespan: findings from two nationally representative panel studies [J]. Social Indicators Research, 2010, 99 (2): 183 -203.

[2] BALTES P B. On the incomplete architecture of human ontogeny. Selection, optimization, and compensation as foundation of developmental theory [J]. The American Psychologist, 1997, 52 (4): 366 -380.

[3] BALTES P B, BALTES M M. Psychological perspectives on successful aging: the model of selective optimization with compensation [M] //BALTES P B, BALTES M M. Successful aging: Perspectives from the behavioral sciences. Cambridge, Mass: Cambridge University Press, 1990: 1 -34.

[4] BARBER S J, MATHER M, GATZ M. How stereotype threat affects healthy older adults' performance on clinical assessments of cognitive decline: the key role of regulatory fit [J]. The Journals of Gerontology, Series B, 2015, 70 (6): 891 -900.

[5] BODNER E. On the origins of ageism among older and younger adults: a review [J]. International Psychogeriatrics, 2009, 21 (6): 1 -12.

[6] BUTLER R N. Ageism: another form of bigotry [J]. The Gerontologist, 1969, 9 (4): 243 -246.

[7] CHARLES S, CARSTENSEN L L. Social and emotional aging [J]. Annual Review of Psychology, 2010, 61 (1): 383-409.

[8] GLICK P, FISKE S T. An ambivalent alliance: hostile and benevolent sexism as complementary justifications for gender inequality [J]. The American Psychologist, 2001, 56 (2): 109-118.

[9] GREENBERG J, ARNDT J. Terror management theory [M] //LANGE P A M V, KRUGLANSKI A W, Higgins E T. Handbook of theories of social psychology: Volume (1). New York: Sage, 2011: 339-415.

[10] GREENBERG J, PYSZCZYNSKI T, SOLOMON S, et al. Evidence for terror management theory Ⅱ: the effects of mortality salience on reactions to those who threaten or bolster the cultural worldview [J]. Journal of Personality and Social Psychology, 1990, 58 (2): 308-318.

[11] KALISH R A. The new ageism and the failure models: a polemic [J]. The Gerontologist, 1979, 19 (4): 398-402.

[12] KITE M E, WAGNER L S. Attitudes toward older adults [M] //NELSON T D. Ageism: stereotyping and prejudice against older persons. Cambridge, Mass: MIT Press, 2002: 129-161.

[13] LACHMAN M E. Minding the gap in the middle: a call to study midlife [J]. Research in Human Development, 2015, 12 (3-4): 327-334.

[14] LEVY B R, PILVER C E, PIETRZAK R H. Lower prevalence of psychiatric conditions when negative age stereotypes are resisted [J]. Social Science and Medicine, 2014, 119 (C): 170-174.

[15] LEVY B R, SLADE M D, CHUNG P H, et al. Resiliency over time of elders' age stereotypes after encountering stressful events [J]. The Journals of Gerontology, Series B, 2015, 70 (6): 886-890.

[16] MARTERNS A, GOLDENBERG J L, GREENBERG J. A terror management perspective on ageism [J]. Journal of Social Issues, 2005, 61 (2): 223-239.

[17] MCADAMS K K, LUCAS R E, DONNELLAN M B. The role of domain satisfaction in

explaining the paradoxical association between life satisfaction and age [J]. Social Indicators Research, 2012, 109 (2): 295 - 303.

[18] PALMORE E. Ageism comes of age [J]. The Journals of Gerontology, Series B, 2015, 70 (6): 873 - 875.

[19] RUPP D, VODANOVICH S, CREDE M. The multidimensional nature of ageism: construct validity and group differences [J]. Journal of Social Psychology, 2005, 145 (3): 335 - 362.

[20] RYFF C D. Happiness is everything, or is it? Explorations on the meaning of psychological well-being [J]. Journal of Personality and Social Psychology, 1989, 57 (6): 1069 - 1081.

[21] XING Z, HUANG L. The relationship between age and subjective well-being: evidence from five capital cities in mainland China [J]. Social Indicators Research, 2014, 117 (3): 743 - 756.

[22] 边恕，黎蔺娴. 积极老龄化视角下的我国多维养老服务体系研究 [J]. 辽宁大学学报（哲学社会科学版），2019，47（2）：83 - 91.

[23] 关于加强心理健康服务的指导意见（国卫疾控发〔2016〕77 号）[Z]. 2016 - 12 - 30.

[24] 老年教育发展规划（2016—2020 年）[Z]. 2016 - 10 - 19.

[25] 孙文灿. 推进养教结合让老年人有作为、有进步、有快乐：解读《国务院办公厅老年教育发展规划（2016—2020 年）》[J]. 社会福利，2016（11）：25 - 26.

[26] 王广州. 新中国 70 年：人口年龄结构变化与老龄化发展趋势 [J]. 中国人口科学，2019（3）：2 - 15.

第二章
心理现象及实质

本章提要

心理学是一门研究行为和心理过程的科学，既研究动物心理也研究人类心理，主要是研究人的心理及其行为，并希望达到描述、解释、预测和控制心理与行为的目标，由此增进自我了解，帮助人们改善自我、提高生活质量，从而提升幸福感，促进社会和谐。人类的心理现象，无疑是自然界最复杂、最奇妙的现象。本章首先介绍心理的产生和发展；其次探讨人类心理的实质与特点；最后简要介绍心理现象，包括心理过程、心理状态和心理特征。

1920年10月，辛格路过加尔各答的一个村庄，村里的人告诉他，附近森林中经常出现两个怪物，模样很像人，但是却用四肢爬行。辛格听了半信半疑，决定住下来探个究竟。晚上辛格独自来到森林里，找了一个场所隐藏起来，时间一分钟一分钟地过去，半夜时分怪物果然出现了：三只大狼带着两只小狼和两只四肢爬行的“似人怪物”，从附近蹿过去。这个场面使他非常惊愕。

第二天辛格带着一伙人找到狼洞，进行了周密的围捕。两只惊慌的公狼跑掉了，母狼当场被打死，抓到了两只小狼。最重要的是揭开了“怪物”之谜——抓到两个光着身体的女孩，大的约8岁，小的约1岁半。这两个孩子不会走路。据推测，她们可能是在半岁左右时被母狼带到洞里去的。

辛格为了拯救可怜的孩子，把两个孩子带到了米梅纳普尔市孤儿院抚养，大的取名卡玛拉，小的叫阿玛拉。当她们被领进孤儿院时，一切生活习惯都与野兽一样：吞食生肉，四肢爬行，喜暗怕光，白天总是蜷缩在阴暗的角落里，夜间则在院内外四处游荡，凌晨1时到3时像狼似地嚎叫，目光炯炯、嗅觉敏锐，但不会说话，没有理性。她们不会用手拿东西，喝水也和狼一样用舌头舔。吃东西时，如果有人或有动物走近，便呜呜作声去吓唬入侵者。她们不肯洗澡，也不肯穿衣服，并随地便溺。

她们被领进孤儿院后，辛格夫妇异常爱护她们，耐心抚养和教育她们。总的说来，阿玛拉的发展比卡玛拉的发展快些。进了孤儿院两个月后，当她渴时，她开始会说“bhoo（水，孟加拉语）”。两年之后，小女孩阿玛拉因病死去，辛格于是集中精力培养卡玛拉。在这过程中尽管付出了大量心血，可是进步却缓慢得令人难以置信。

卡玛拉用了25个月才开始说第一个词“ma”，接下来的4年一共只学会了6个字，7年后增加到45个字，并曾说出用3个字组成的句子。进院后16个月卡玛拉才会用膝盖走路，2年8个月才会用双脚站立，5年才会用双脚走路，但快跑时又会用四肢爬行。经过5年，她能照料孤儿院幼小儿童了，并且会为自己想做的事情（如解开纽扣）做得不好而哭泣。当卡玛拉17岁死亡时，其实际智力只相当于4岁女孩的水平。

大启示

印度狼孩是由人所生育，具有人的遗传素质，具有人的一切外貌特征、生理机制和感觉器官，但是没有一般人类的心理机能和理性思维能力。这是因为她们自幼脱离人类社会生活，虽然生下来就具备说话的神经机制，但没有与人类接触，没有与人类进行社会交往，所以不懂人类的语言；虽然她们有人的大脑，以及各种感官神经结构，但由于没有在人类社会中生活，没有受到社会文化环境的熏染，未得到正常的发展与训练，所以无法形成人类的心理现象和精神世界。可见，仅拥有人类健全的脑，若离开人类社会生活环境，心理也不能正常发展。

第一节　心理的产生与发展

无论是人类还是动物的心理现象，都是物质发展到一定阶段的产物，是物质进化的结果。心理现象在动物适应环境的过程中，随着神经系统的产生而出现。当生物进化到一定水平，出现了神经系统，最为简单的心理现象便产生了。随着神经系统的不断发展和完善，心理也由初级不断向高级发展。

一、动物心理的发生与发展

宇宙万物可以分为两大类：无生命物质和有生命物质。当一个物体受到外界的影响，便以某种状态的改变来回应外界的影响，我们称之为反映。无生命的物质具有机械的、物理的和化学的反映形式，例如，风力推动物体，物体发生位移；用脚踩在沙子上，会留下自己的脚印等。有生命的物质即生物，它和无生命物质的根本区别是感应性。感应性是指生物以自己活动状态的变化，对外界的刺激做出反应，以维持自身新陈代谢正常进行的能力。例如，绿叶植物的枝叶会趋向阳光充足的方向；单细胞动物草履虫和变形虫，它们能够朝向食物运动，并摄取和消化食物，同时能够趋利避害。

生物体对外界影响的回答，无论感应性的表现形式如何不同，它们都是生物体对外界刺激所做的反应，而这些刺激又和生物体的基本生活机能有直接的关系。因此，它们的这种感应性是一种生理反应，而不是心理活动。心理活动发生的标志是信号性反应，即能够建立条件反射，条件反射是高级神经活动的最基本的形式。当动物能够把一个刺激变成另一个刺激的信号，我们就说它不仅具有生命，而且还有了心理。

动物心理的发展主要决定于神经系统的演化水平，以及它们的生活环境。动物适应日益复杂的生活环境的过程，推动了神经系统及其机能的发展，神经系统的发展又使得动物能够更好地适应外界环境。这样，动物的心理也就发展起来了。动物心理发展经历三个阶段：感觉阶段、知觉阶段和思维萌芽阶段。

首先，感觉阶段。处于该阶段的动物是无脊椎动物，它们只能对单一性质的刺激形成条件反射，即只能反映刺激的个别属性。例如，蚂蚁、蜜蜂和蜘蛛等昆虫就是典型的无脊椎动物，它们只有“感觉”这一心理现象。其次，知觉阶段。处于该阶段的动物属于低等脊椎动物。动物演化到脊椎动物，已经形成了中枢神经系统和脑。它们不仅能够反映刺激的个别属性，而且能够对刺激物的多个属性进行反映，如鱼类、两栖类、爬行类和鸟类等。最后，思维萌芽阶段。处于该阶段的动物是高等脊椎动物。一般来说，大部分哺乳类动物的心理只是达到了知觉高度复杂阶段，只有灵长类动物的心理才发展到思维萌芽阶段。例如，类人猿不仅具有多种感觉、知觉以及多种情绪反映，而且能够根据已感知过事物之间的关系，解决较复杂的问题。

二、人类心理的发生

当动物的心理发展到思维萌芽阶段，就为人类心理的产生创造了条件。人类心理产生于动物心理的发展，但是人类心理与动物心理又有着本质的区别。人类心理的发生有两个基本条件：一是劳动，二是语言。一方面，劳动使人类心理有了产生的必要和可能。另一方面，语言是人类重要的交际工具，也是思维赖以进行的工具。语言是人类祖先在社会劳动和社会交往中，为了交流思想和传递信息而产生。语言产生后，又对人类的心理发展起着巨大的推动作用，使人类的心理产生质的飞跃。

人类要生存下去，就必须劳动。关于劳动，马克思曾有经典的描述："劳动首先是人和自然之间的过程，是人以自身的活动来引起、调整和控制人与自然之间物质变换的过程。人作为一种自然力与自然物质相对立。为了占有自然物质，人就使他身上的自然力——臂和腿、头和手运动起来。当他通过这种运动作用于他身外的自然并改变自然时，也就同时改变其自身的自然。他使自身沉睡着的潜力发挥出来，并且使这种力的活动受他自己的控制。"那么，这段话是什么意思呢？下面我们为大家简单解释。

一方面，在劳动过程中，人类祖先的手成为劳动的器官，从直立行走到最后确定下来，发音器官发生了质的改变，大脑皮质发生了巨大的变化。劳动使人类祖先的爪（前肢）和足（后肢）产生了分工，并发展了人类的社会集体性，即劳动促进了人类的社会化。集体劳动对人类心理的发生有着非常重要的作用：一是促进了知识经验的传递，最典型的例子是人类学会制造工具；二是促进自我意识的产生；三是促进语言的产生，这些都是人类心理产生的基础。

另一方面，语言是人类心理产生与发展的最直接原因。以"词语"作为条件刺激物的第二信号系统是人类区别于动物的本质特点之一。语言促使人类抽象思维得以产生。没有语言符号，抽象思维的结果就无法表示出来，语言和思维是不可分的。语言使人类克服自身认知局限成为可能，促进心理向更为复杂的水平发展。

三、人类心理的发展

人类心理发展所经历的过程和形式，是从低级到高级、从简单到复杂、从量变到质变的过程。人类的心理发展，是包含许多心理因素的多层次动态系统。每种心理因素的形成和发展，都是从缓慢的积累发展到一定年龄阶段才发生质的变化。各种心理因素的发展变化是不同步的，同时彼此之间又相互影响，从而使心理发展表现为各种心理因素错综复杂的交替变化过程。广义的心理发展是指个体或种系心理发展和变化的过程；狭义的心理发展是指个体从出生到成熟再到衰老的过程中心理发生发展的历史。

人们对心理发展问题的关注由来已久。在 19 世纪末以前，相关论述大都由哲学家和社会历史学家所提出来，主要围绕两个问题：①个体知识的起源问题，是生而知之还是学而知之？②个体道德的本性问题，是性本善还是性本恶？自 19 世纪末以来，对个体心理发展的研究逐步科学化。1882 年，德国生理学家和实验心理学家普莱尔（W. T. Preyer），根据对自己孩子的系统观察和实验资料撰写《儿童心理》，此书被公认是心理学史上第一部比较系统地研究儿童心理发展的科学著作。个体心理发展研究初期，兴趣仅集中在儿童；第一次世界大战以后，转向研究青年；第二次世界大战以后，才逐渐开始研究中老年人。

人类的心理发展，寓于个体心理发展之中，它是从古到今无数个体心理发展的累积。与此同时，个体心理发展也不可能脱离种系心理发展。任何新一代个体的心理发展，都是以种系心理发展为基础。这也是在日常生活中，我们经常会听到带孙子的爷爷奶奶说：“现在的小孩子不得了，比我们那时候聪明多了!”个体通过遗传，获得人类种系发展所形成的身体结构和机能，又通过生活、学习、实践，在社会环境和教育的作用下，掌握人类种系心理发展所创造的物质文明和精神文明，使个体的心理在这个过程中得到发展。

心理发展有其客观规律，它是通过量变而达到质变的过程，是从简单到复杂、由低级到高级、新质变否定旧质变的过程，是既统一又斗争的过程。个体的心理发展表现出了一些具有普遍性的特点，概括起来有以下几点。

第一，心理发展是一个持续不断的过程，每一个心理过程和个性特点都逐渐地持续发展，由较低水平发展到较高水平。

第二，心理发展有一定的顺序性，即整个心理的发展有一定的顺序，个别心理过程和个性特点的发展也有一定的顺序。例如，儿童的思维总是从具体思维发展到抽象思维。

第三，心理发展过程呈现出许多阶段，前后相邻的阶段有规律地更替，前一阶段为后一阶段准备了条件，从而有规律地过渡到下一阶段。

第四，各个心理过程和个性特点的发展速度不完全相同，它们达到成熟的时期也各不相同。例如，感知觉、机械记忆等，在少年期以前就已发展到相当水平，而逻辑思维则需要到青年期才有相当程度的发展。

第五，心理各方面的发展相互联系、相互制约。例如，儿童知觉的发展是记忆发展的前提，而记忆的发展又反过来影响知觉的发展。知觉为思维提供具体的直观材料，这是思维发展的基础，而思维的发展又完善了知觉，使之成为有目的的观察。

第六，心理发展有明显的个体差异。由于人们所处的环境和教育条件不尽相同，所从事的活动不一样，遗传素质也有差异，故而心理发展的速度和心理各方面的发展情况也因人而异。这造成在同一年龄阶段，不同个体在心理上存在差异。

具有思维萌芽的古代类人猿的一支，由于劳动和语言的作用，就逐渐转变为具有抽象思维能力的、具有意识的人类。这证实了动物有机体在进化的过程中，随着它们与环境相互作用，即活动的发展，动物心理由感觉阶段发展到知觉阶段，最后发展到思维萌芽阶段。人类及其意识在形成以后的一两百万年间，由于社会生产方式的发展、阶级斗争的进行、科学技术的进步，人类心理不断向前发展；反过来，人类心理的发展又推动实践的前进，改造客观世界和人们自身，创造出日益进步的物质文明和精神文明，并改善人体的结构和机能。

第二节　心理的实质与特点

人类对自身心理现象的思考由来已久。那么，人类心理的实质究竟是什么呢？人类心理又有哪些基本特点呢？各领域的科学研究证据，如动物进化、个体发育、临床观察和脑的生理研究等，均表明人脑是产生心理的器官，是一切精神活动的物质基础。但人脑无法凭空产生心理活动，客观现实（包括自然环境和社会环境）是人类心理的源泉和内容。人类心理的实质，是人脑对客观现实主观的、能动的反映。简言之，人脑是心理的器官，心理是脑的机能。通过对人类心理实质的探讨，我们可以清晰地认识到人类心理的基本特点，即概括性、目的性、主观能动性和社会制约性。

小故事

聋青蛙的故事

从前，一群青蛙组织了一场攀爬比赛，比赛的终点是一个十分高的铁塔的塔顶。一大群青蛙围着铁塔观看比赛并给参赛者加油。

比赛开始了，青蛙都在议论："这太难了，它们肯定到不了塔顶的！""它们绝不可能成功的，塔太高了。"一直听到这些暗示，参赛的青蛙们开始泄气了，只有情绪高涨的几只还在往上爬。

围观的青蛙继续喊道："这太难了，没有谁能爬上顶的。"接下来越来越多的青蛙累得退出了比赛，但有一只还在越爬越高，一点也没有要放弃的意思，最后它用尽全力终于成为唯一到达塔顶的胜利者。

所有青蛙都想知道它是如何坚持下去的，有一只青蛙去问那只胜利的青蛙是如何坚持爬完全程的，出乎意料的是，它发现这只青蛙竟然是聋的。

大启示

他人的暗示会影响我们的行为，所以要相信自己，坚定自己的态度和行为准则，发挥主观能动性走向胜利，不能相信那些习惯性消极悲观者的谎言，他们只会粉碎你内心的梦想与期待。

一、心理是脑的机能

心理是脑的机能，也就是说脑是心理活动的器官，心理现象是脑活动的结果。没有大脑活动过程的心理，或者说没有脑的思维是不存在的。正常发育的大脑，为心理发展提供了物质基础。人类的大脑是最为复杂的物质，是物质发展的最高产物。

脑是心理活动的器官。人们获得这一正确的认识经历了几千年，走过了漫长的探索道路。中国人早在16世纪就认识到这一点。19世纪初，法国医生布洛卡通过对失语症患者的尸体解剖，在大脑左半球发现言语中枢，这才真正用科学方法证实大脑是心理的器官。

今天我们知道人是用大脑思考问题的，没有人会像古人那样，认为灵魂住在心脏里。换句话说，"心理是脑的机能"这一论断，现在对大家来说已经是常识性的知识，并且得到了人们的生活经验、临床事实，以及心理发生和发展的过程、脑解剖和生理过程的科学研究资料的证明。

无机物和植物没有心理，没有神经系统的动物也没有心理。只有具有神经系统的动物，才开始有心理。无脊椎动物的神经系统非常简单，如环节动物只有一条简单的神经索，它们只具有“感觉”这种心理现象，只能认识事物的个别属性；脊椎动物有脊髓和大脑，拥有“知觉”的心理现象，能够对事物外部的整体加以认识；灵长类动物如猩猩、猴子，它们的大脑有了相当高度的发展，能够认识事物的外部联系，有了思维的萌芽，但它们还无法认识事物的本质和事物之间的内部联系。人类大脑是最复杂的物质，是神经系统发展的最高产物。人的心理，是心理发展的最高阶段。

二、心理是对客观现实的反映

虽然健全的大脑给心理现象的产生提供了物质基础，但是心理并非大脑自身所固有。它是客观事物作用于人的感觉器官，通过大脑的活动而产生。因此，客观现实是心理的源泉和内容。若离开客观现实来考察人类的心理，心理就变成了“无源之水，无本之木”。对人类来说，客观现实既包括自然界，也包括人类社会，还包括人类自己。正如本章开篇所讲到的，20 世纪 20 年代在印度发现的两个狼孩，她们虽然有健全的人类大脑，但由于长期脱离人类社会，在狼群里长大使她们只具有狼的本性，而不具备人的心理。所以，心理也是社会的产物。离开了人类社会，即使拥有人的大脑，也不能自发地产生人的心理。

心理是对客观现实的反映，但是，并非镜子似的机械反映，而是主观能动地反映。人们通过心理活动，不仅能够认识事物的外部现象，还能够认识事物的本质和事物之间的内在联系。人们还能够运用这种认识，来指导人们的实践活动，从而改造客观世界。另外，需要注意的是，心理是大脑活动的结果，却不是大脑活动的产品。因为心理是客观现实在人脑中的主观映象，这种主观映象可以是事物的形象，也可以是概念，甚至可以是体验。从这个角度来说，应该把心理和物质对立起来，不能混淆，否则会犯唯心主义或庸俗唯物主义的错误。

心理现象既是脑的机能，又受社会的制约，是自然和社会相结合的产物。所以，只有从自然和社会两个方面进行研究，才能揭示心理的实质和规律。研究心理现象的生理机制，是自然科学的任务；研究社会对心理活动的制约，又是社会科学的任务。因此，如果一位学者从自然科学的角度去研究心理现象，他就是自然科学家；如果从社会科学的角度研究心理现象，他就是社会科学家。心理是在大脑中产生的对客观事物的映象，这种映象本身从外部是看不见也摸不着的。然而，心理支配人的行为活动，又通过行为活动表现出来。因此，我们可以通过观察和分析人的行为活动，客观地研究人的心理。

三、人类心理的基本特点

人类的心理现象非常复杂。然而，也正是这种复杂性，使得人类拥有区别于其他物种的鲜明特性。人类作为宇宙精华和万物灵长，我们心理的基本特点主要有：概括性、目的性、主观能动性和社会制约性。

第一，概括性。“凡是这样必那样”，这种对客观事物的认识就是概括。但由于人类认知局限，我们对客观事物的认知，既可能是正确的概括，也可能是以偏概全，因此“概括”并非真理。例如，人类已经形成了这样一些概括性认识：“凡是水都可以灭火”“凡是金属都可以导电”等，而这些认知并非真理。概括性是人类心理区别于动物心理的主要标志。

第二，目的性。目的性是概括性的必然结果，如“要那样就这样”。“凡是水就可以灭火”是概括性，“要灭火就用水”则是目的性。目的性是当事物没有出现之前就有所预见，并按预见行动。在活动中，人类是目的在先，行为在后；而动物则是行为在先，目的在后。目的性也是区分人类心理与动物心理的重要标志。

第三，主观能动性。主观能动性指人们能够根据目的和对客观事物规律的认识，使客观事物服务于自己。动物没有主观能动性，它们的行为受自身生理状态和客观现实情况的支配，完全是被动的。而人类可以认识规律，并使用规律为自己服务。

第四，社会制约性。不同的社会历史发展时期，由于社会生产力和科学技术发展的水平不同，人们的心理具有不同的发展水平和特点。人们的社会存在，决定人们的意识。人的意识内容，随人类社会历史的发展而发生变化。个体从事的社会实践活动水平不同，其心理发展的水平和特点也不同。在阶级社会中，不同阶级地位的人，其心理发展的特点也不一样。

第三节　心理现象

小故事

人好了，世界就好了

星期六上午，一位父亲正在苦思明天的演讲，妻子出去购物，淘气的儿子在身边搅得他心烦意乱，他实在不知道该如何让儿子安静下来。忽然看见身旁的一本杂志，他灵机一动扯下了封面，这是一张背面是人像的世界地图，他把它撕成了很多块，然后交给淘气的儿子，让他到一旁把撕成碎片的世界地图重新拼接好，如果拼接好就给他一元钱。

父亲以为这些事情足够儿子忙乎一阵子了，但是才过了10分钟就响起了敲门声，儿子站在书房门口，手里拿着的正是他从碎片中拼接起来的世界地图，父亲惊讶于孩子的速度，问他是如何在这么短的时间内完成的。儿子很是得意，“我先按人像来拼碎片，然后翻过来就是世界地图了，只要‘人’好了，‘世界’就好了”。父亲心中一动，把一元钱给了孩子说：“儿子，感谢你的提醒，你使我想好了明天的演讲主题——只要人好了，世界也就好了。”

大启示

不要抱怨世界怎样，我们无法改变世界，保持健康的关键在于人本身如何持续怀有乐观的心态，去发现这个世界其实很秀丽、很可爱。一个自尊、自爱、自强的人，应是每时每刻都懂得调节和控制自己的动机和情绪、持续乐观、用心进取、朝气蓬勃的。

心理现象是心理活动的表现形式，通常可以划分为心理过程、心理状态和心理特征三类。具体而言，心理过程是心理现象的动态表现形式，它包括认知过程、情绪情感过程和意志过程，简称“知情意”；心理状态是在一段时间内相对稳定的心理活动；心理特征是在进行心理活动时表现出来的稳定特点。心理过程、心理状态和心理特征三者紧密联系，相互影响。

下面，我们将从个体的信息加工、行为调节和控制、心理特征等方面，进一步对心理现象进行阐释，帮助大家更好地认识人类丰富多彩的心理世界。

一、个体的信息加工

个体接受外界刺激（信息输入），并将这些刺激（信息）经过神经系统加工处理，转换成内在心理活动，进而支配个体的行为。这个过程，就是信息加工过程，也被称作认知过程。人类信息加工所涉及的心理现象主要包括：感觉和知觉、意识和注意、记忆、思维和语言。

（一）感觉和知觉

感觉是人脑对事物个别属性的认识，它提供了内外环境的信息，保证机体与环境的信息平衡，是其他一切较高级、较复杂的心理现象的基础。心理学家除了研究视觉、听觉这两种人类最重要的感觉以外，也关心皮肤感觉、嗅觉和味觉，以及动觉、平衡觉和内脏感觉等其他感觉。

知觉以感觉为基础，但它不是个别感觉信息的简单总和，而是按一定方式整合个别感觉信息，形成一定结构，并根据个体经验来解释由感觉所提供的信息，它远比个别感觉的简单相加复杂。知觉的种类主要包括：空间知觉，即对物体的空间关系的认识，含形状知觉、大小知觉、深度知觉和距离知觉；时间知觉，即对客观事物或事件的连续性和顺序性的认识，含时序、时距和时间点知觉三种；运动知觉，即对物体运动特性的认识，它对人和动物的适应性行为有重要意义。

在日常经验中，感觉和知觉是一个混合的、难以分离的过程。老年人随着年龄的增加，各项身体机能出现不同程度的老化，导致老年人的感觉和知觉出现一定程度的衰退。老年人适当锻炼、合理膳食、定期体检、适当接触新鲜事物、丰富精神文化等生活方式都有助于延缓老年人感觉和知觉的衰退。

（二）意识和注意

意识是一个古老而又难解的谜。就心理状态而言，意识意味着清醒、警觉、注意、集中等；就心理内容而言，意识包括可用语言报告的内容，如对幸福的体验、对周围环境的觉知、对往事的回忆等。在行为水平上，意识意味着受意愿支配的动作或活动，与自动化的动作相反。

在更高的哲学水平上，意识是与物质相对立的精神实体，由思想、幻想、梦等构成。无意识又称潜意识，是相对于意识而言的、个体不曾觉察的心理活动。人类存在许多无意识的心理活动，常见的无意识现象包括无意识行为、对刺激的无意识及盲视等。

注意是与意识紧密相关的概念，指心理活动或意识对一定对象的指向与集中。注意的指向性，是指人在每一瞬间，他的心理活动或意识选择了某个对象，而忽略了另一些对象；注意的集中性指心理活动或意识，在一定方向上活动的强度或紧张度。

注意的基本功能是对信息进行选择。注意的种类包括选择性注意、持续性注意、分配性注意。选择性注意指个体在同时呈现的两种或两种以上的刺激中选择一种进行注意，而忽略另外的刺激。持续性注意指注意在一定时间内保持在某个客体或活动上，它是衡量注意品质的重要指标，在工作和生活中具有重要意义。分配性注意，是个体在同一时间对两种或两种以上的刺激进行注意，或将注意分配到不同的活动中。

总之，注意既不等同于意识，又与意识密不可分。注意是一种心理活动或心理动作，而意识是一种心理内容或心理体验。在注意条件下，意识与心理活动指向并集中于特定的对象，从而使意识内容清晰明确、意识过程紧张有序，并使个体的行为活动受到意识的控制。而进入注意的具体过程，则可能是无意识的，即有时它包含了无意识过程。

（三）记忆

记忆是在头脑中积累和保存个体经验的心理过程。用信息加工的术语来说，记忆是人脑对外界输入的信息进行编码、存储和提取的过程。个体感知过的事情、思考过的问题、体验过的情感或从事过的活动，都会在头脑中留下不同程度的印象，这就是记忆。它是一种积极、能动的活动，联结着人们心理活动的过去和现在，是学习、工作和生活的基本机能。离开了记忆，个体什么也学不会，其行为只能由本能来决定。可见，记忆对人类社会发展具有重要意义。

记忆可以从不同角度进行分类。心理学家根据信息保持时间的长短，将记忆分为感觉记忆（又称感觉登记或瞬时登记）、短时记忆和长时记忆。阿特金森和谢夫林（Atkinson & Shiffrin，1968）提出的三级记忆模型，很好地说明了三个记忆系统的关系。如图 2－1 所示，信息首先进入感觉记忆，其中，那些引起个体注意的感觉信息进入短时记忆；在短时记忆中存储的信息经过复述，存储到长时记忆中；而保存在长时记忆中的信息，在需要时又会被提取出来，进入短时记忆。

遗忘和保持是矛盾的两个方面。记忆的内容不能保持，或者提取时有困难，就是遗忘。德国心理学家艾宾浩斯最早对遗忘的发展进程进行研究。他

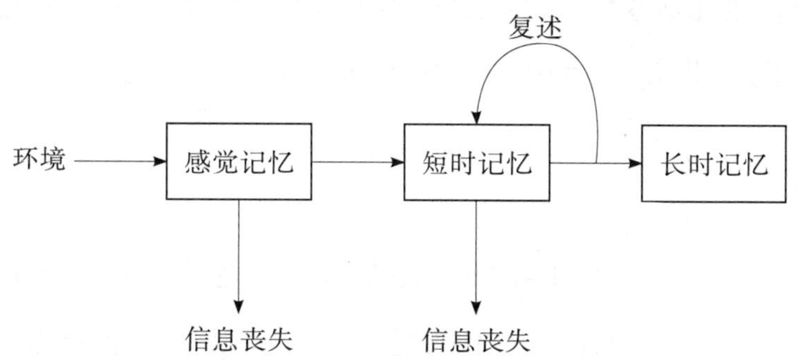

图 2－1　记忆信息的三级加工模型

受到费希纳的《心理物理学纲要》的启发，采用自然科学的方法对记忆进行实验研究，揭示遗忘进程为先快后慢的特点，如图 2－2 所示。遗忘除受时间因素的影响以外，还受识记材料的性质和数量、学习的程度、识记材料的系列位置和识记的态度等因素的影响。遗忘发生的主要原因是衰退、干扰、压抑和提取失败。

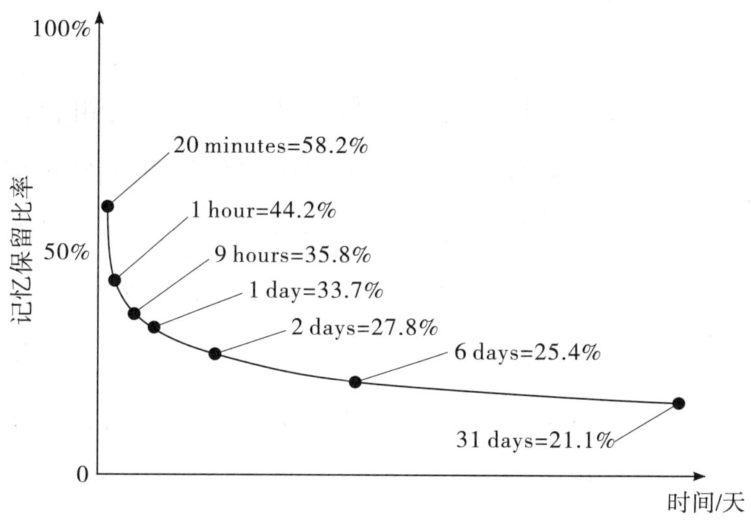

图 2－2　艾宾浩斯遗忘曲线

在社会普遍认为进入老年期后记忆力会衰退的背景下，老年人对自我的认知和判断会受到影响，导致老年人可能会认为自己的记忆不好是应该的，因而不用心或未能采取策略来提升记忆力，最终形成自我应验的预言。面对新的学习任务，老年人会怀疑自己的学习能力与记忆，常伴有害怕与焦虑的情况，故宜采用一些降低焦虑的措施或训练，寻求更多的社会支持以增进记忆。

（四）思维和语言

个体不仅能认识事物和现象的外部联系，而且能通过思维过程来认识事物和现象的内在联系与规律。从不同的角度，可以将思维分为：直观动作思维、形象思维和逻辑思维，经验思维和理论思维，直觉思维和分析思维，辐合思维和发散思维，常规思维和创造思维。思维是借助语言、表象或动作来实现，是对客观事物概括的和间接的认识，是认识的高级形式。它能揭示事物的本质特征和内部联系，并主要表现在概念形成和问题解决的活动中。

思维具有概括性和间接性。其中，概括性指在大量感性材料的基础上，把一类事物共同的特征和规律抽取出来；间接性指借助一定的媒介和知识经验，对客观事物进行间接认识。在进行思维活动时，人们需要对头脑中已有的知识经验不断更新和重组。

语言是一种社会现象，是人类通过高度结构化的声音组合，或通过书写符号、手势等构成的符号系统，同时又是运用这种符号系统来交流思想的行为，它在人类文明和个体智慧的发展中起着重要作用。语言具有创造性、结构性、意义性、指代性、社会性和个体性等特征，这些特征把人类的语言与其他动物的声音交流区分开来。

语言按层次结构进行组织。语言表达的基本形式是句子，在句子下面可分为短语、单词、语素和音位等不同层次。每个层次又都包含一定的语言成分，以及将这些成分组织起来的语言规则。语言活动可以分为对话语言、独白语言、书面语言、手势语言和内部语言等类型。

大脑皮层布洛卡区、威尔尼克区、角回等都是语言加工的重要区域，损伤这些区域，会导致各种形式的失语症。大量研究表明，语言的加工存在单侧化优势，即大脑左半球是语言加工的优势半球。不过，大脑右半球也有一定的语言功能。

思维与语言之间的关系错综复杂。关于对先有思维还是先有语言这个问题的探讨就如同回答鸡生蛋还是蛋生鸡一样难。语言传播思想，而不同的语言体现了不同的思维方式。语言相对论假说认为语言决定思维方式，然而更准确的表述应该是语言会影响思维方式。有时，我们用意象来思维，而不用语言；我们还会从旧词语中创造出新词语和新词组，用以描述新的思想观念。可见，思维影响语言，而语言又反过来影响思维活动。实际上，就人类心理活动而言，我们很难将思维和语言分隔开。

二、行为调节和控制

人类的行为总是在一定的刺激情境下产生，并受心理活动的支配。行为的复杂性，源于心理活动的复杂性。在心理活动对人类某种行为的调节和控制过程中，有两种心理现象显得特别重要——动机和情绪。

（一）动机

在日常对话中，我们常听到许多可以表示动机的词语：驱力、本能、精力、意图、目标、强烈程度、毅力、欲望和需要等，它们的共同特点是指向内部心理“力量”。这种力量让我们能够完成想要做的事情。那么，究竟什么是动机呢？动机是行为的动力，即个体的行为开始、维持、导向和终止的动力。根据动机产生的基础和性质，一般把动机分为生理性动机和社会性动机。生理性动机的主要形式有饥饿和性等；社会性动机主要有兴趣、成就动机、权力动机、交往动机和学习动机等。

动机在需要的基础上产生。当某种需要没有得到满足时，它会推动人们去寻找满足需要的对象，从而产生行为活动的动机。需要是个体内部的不平衡状态，包括生理或心理不平衡，表现为个体对内部环境或外部生活条件的稳定要求，并成为个体活动的源泉。

需要总是指向能满足某种需要的客体或事件，不存在不指向任何事物的需要。关于需要的经典理论是亚伯拉罕·马斯洛（Abraham H. Maslow）的需求层次理论（如图2-3所示）。他认为人类的需求按优先等级（从低层次到高层次）依次为：生理需求、安全需求、社交需求、尊重需求和自我实现需求。大部分情况下，高层次需求只有在低层次需求已被满足的情况下才能够发挥其在行为上的影响。

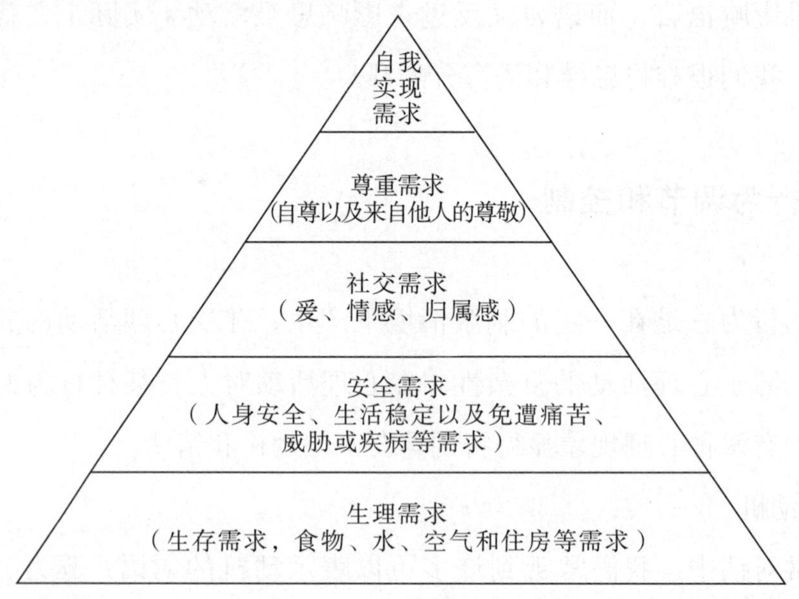

图2-3　马斯洛需求层次理论

动机与目标的关系十分密切。目标会影响个体在活动过程中的注意力分配、努力程度、坚持水平和任务策略的运用。动机和行为的关系十分复杂。同一行为可能是由不同动机所引发，不同行为也可能是在同一动机的支配下产生。个体行为往往不是受某一动机的驱使，而是由动机系统推动。

美国心理学家耶克斯和多德森的研究证实，动机强度与工作效率之间并非简单的线性关系，而是呈倒U形的线性关系（如图2-4所示）。当动机强度过低时，个体缺乏参与活动的积极性；而过强的动机，会使机体处于过度焦虑和紧张的心理状态，干扰记忆、思维等心理过程的正常活动。

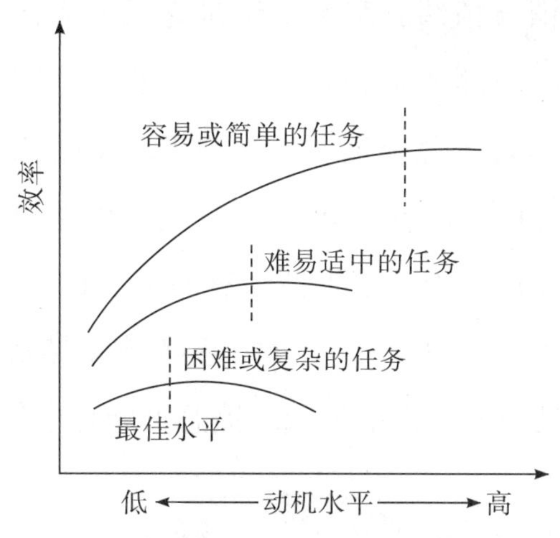

图2－4　耶克斯—多德森定律曲线

（二）情绪

人们的生活充满着情绪，比如欣喜若狂、焦虑不安、孤独恐惧、满腔怒火、悲痛欲绝、舒适愉悦等，都是情绪的表现。情绪为我们的生活增添色彩，形成纷繁复杂的心理环境。一般认为情绪是以个体愿望和需要为中介的心理活动，对认知和行为具有显著的调节作用。当客观事物或情境符合主体的愿望和需要时，能引起积极、肯定的情绪；反之，则产生消极、否定的情绪。情绪所固有的某些特征，如情绪的动力性、激动性、强度和紧张度等，称为情绪的维度。情绪具有两极性，即这些特征的变化幅度存在两种对立的状态，如增力和减力、激动和平静、强与弱、紧张与轻松等。

情绪是混合的心理现象，由独特的主观体验、外部表现和生理唤醒三种成分组成。情绪的主观体验，是个体对不同情绪状态的自我感受，不同个体对同一种情绪可能有不同的主观体验。因此，研究情绪体验一般采用自我报告法。情绪的发生总伴随着某种外部表现，包括面部、体态、手势及语言的变化，统称为表情。情绪的外部表现可以为人们提供非语言信息和感觉反馈。生理唤醒，是指情绪产生的生理反应，是生理的激活水平。近年来，人们发现通过身体的反馈活动，可以增强情绪和情感体验。

从生物进化的角度，情绪可分为基本情绪和复合情绪。其中，基本情绪还可分为积极情绪和消极情绪。基本情绪是先天固有的、不学而能的，具有独立的神经生理机制、内部体验和外部表现，并有不同的适应功能。复合情绪则是由基本情绪的不同组合派生而来。关于基本情绪，目前较为被认可的是罗伯特·普拉切克（Robert Plutchik）的理论。他通过对人们在大量情绪术语上的打分进行数学分析发现，基本情绪有恐惧、惊讶、悲伤、厌恶、生气、期待、快乐和信任8种（见图2-5），每一种基本情绪都可以根据强度变化细分，如高强度的愤怒是狂怒，强度很低的愤怒可能是生气。

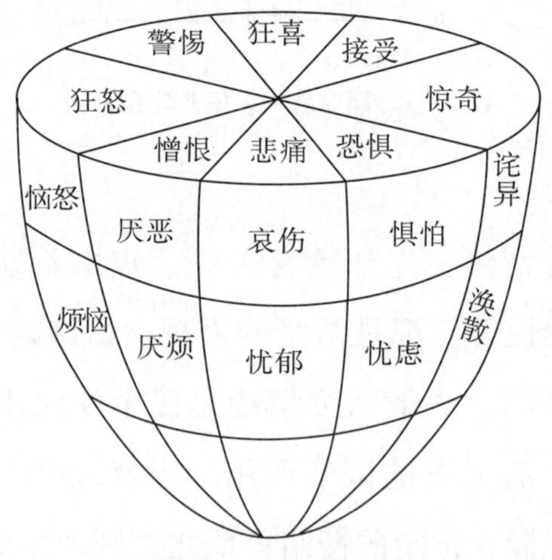

图2-5 罗伯特·普拉切克情绪三维模型

情绪状态指在某种事件或情境的影响下，在一定时间内所产生的某种情绪。其中，较为典型的情绪状态有心境、激情和应激三种。心境指个体比较平静而持久的情绪状态，具有弥漫性；激情是强烈的、爆发性的、为时短促的情绪状态；应激是个体对某种意外的环境刺激所做出的适应性反应。

人们管理和改变自己和他人情绪的过程，称为情绪调节。根据不同的标准，情绪调节可以分为内部调节和外部调节，修正调节、维持调节和增强调节，原因调节和反应调节，良好调节和不良调节，等等。当个体处于不良情绪状态时，可供采取的情绪调整策略包括：回避和接近策略、控制和修正策略、注意转移策略、认知重评策略、表情抑制策略和合理表情策略等。

研究表明，老年人的情绪发展具有以下五大特征：第一，年龄不影响情绪的强度；第二，易怒的情绪状态随年龄的增加而减少；第三，老年人厌恶情绪的出现频率低于年轻人；第四，情绪调整能力在中年之后随着年龄增长表现越佳；第五，年龄越大，情绪幸福感和情绪功能的表现越好。

三、个体心理特征

心理特征指心理过程进行时，经常表现出来的稳定特点。例如，有人观察敏锐，有人粗枝大叶；有人记得快且牢，有人记得慢且易忘；有人思维灵活，有人思维呆板；有人意志果断、坚韧不拔，有人优柔寡断、朝三暮四。正是这些心理特征，使人们的心理活动彼此区别开来。一般认为，心理特征包括能力和人格两方面。

（一）能力

在日常生活中，人们经常提到“能力”一词，但能力的概念很复杂。一般认为，能力是一种心理特征，是顺利实现某种活动的心理条件。例如，一位画家所具有的色彩鉴别力、形象记忆力都叫能力，而这些能力是保证画家顺利完成绘画活动的心理条件。

在英语中，“能力”通常用两个意义相近，但不完全相同的词来表示：ability 和 aptitude。ability 指对某项任务或活动的现有成就水平，即人们已经学会的知识和技能；aptitude 指容纳、接受或保留事物的可能性。我们平时所说的能力，同时包含了这两方面的内容。

能力与知识、技能具有密切联系，然而，能力不等于知识、技能。知识是客观事物的主观表征，技能是人们通过练习而获得的动作方式和动作系统。只有能够广泛应用和迁移的知识和技能，才能转化为能力。能力既是掌握知识、技能的前提，也是知识、技能的结果，它们之间相互促进、相互转化。根据不同的划分标准，能力可以分为：一般能力和特殊能力，模仿能力和创造能力，流体能力和晶体能力，认知能力、操作能力和社交能力。

智力作为一种从经验中学习、解决问题、运用知识适应新情境的能力，是能力研究领域中最受瞩目的内容。在20世纪80年代的一项研究中，研究者将20~89岁不同年龄段的人的智力做比较，发现凡是与知识经验积累有关的智力成分都减退得较晚、较慢，直到七八十岁才减退，有的甚至还随年龄增长有所提高，如常识、词汇等。这类智力称为“晶体智力”，它是后天获得的，在老化过程中比较稳定。而另一些与神经系统以及感觉、运动器官的生理结构和功能有关的智力成分则随年龄增长减退得较早、较快，一般约40岁开始减退，60岁减退明显，如近事记忆、思维敏捷度、注意力、反应速度等，这类智力称为“流体智力”，它容易变化，较为不稳定。

人到老年，当流体智力减退时，晶体智力仍然保持较好。晶体智力可以作为补偿，使老年人智力基本保持正常。传统观念认为随着年龄增长，个体的记忆力会减退，智力也随之衰减。当前的众多研究表明，“老而无用”的观念是片面的、错误的，老年期也应该是有作为、有快乐的人生阶段。

（二）人格

当留心观察时不难发现，我们周围有许多性格迥异的人，如有人泼辣开朗，有人性情温柔；有人冲动莽撞，有人畏惧退缩；有人公而忘私，有人自私自利；有人思维灵活，有人思维呆板……所有这些心理差异都是人格差异的表现。

人格也称个性，是一种心理特征。人格在遗传与环境的交互作用下逐渐形成，其影响因素包括生物遗传、社会文化、家庭环境、早期童年经验、学校教育、自然环境、自我调控等。不同人格使每个人在心理活动过程中，表现出各自独特的风格。心理学家将人格的概念界定为：人格是构成一个人的思想、情感及行为的独特模式，这个独特模式包含了一个人区别于他人稳定而统一的心理品质，具有独特性、稳定性、统合性和功能性四个特征。

人格的结构包括气质、性格和自我调控系统，它们之间相互影响、相互制约，使人格成为一个整体。气质是表现在心理活动的强度、速度、灵活性与指向性等方面相对稳定的心理特征，它反映人格的自然属性，说明人格并无好坏之分；性格是表现在对待现实的态度与行为方式中的心理特征，它反映了人格的社会属性，性格有好坏之分；自我调控系统是人格中的内控系统或自控系统，具有自我认识、自我体验、自我控制三个子系统，它调控人格的各种成分，以保证人格的完整、统一与和谐。

老年期人格特征的稳定性和变化性问题尚无明确的定论。但大多研究者倾向于认为，老年人的人格特征既有稳定的一面，又有变化的一面。老年人控制感下降与神经质增加、责任感减少之间存在显著的相关性。这可能是因为，当老年人意识到自己的身体和认知机能下降后，他们会在生活中变得谨慎起来，以躲避危险并保持健康，这使得他们变得神经质；同时，他们在社会交往中会变得挑剔，不再像原来那么外向和易相处；而在文化生活和智力活动上，老年人的开放性水平降低，不再像年轻时那么积极主动；他们也不再按部就班，尽职尽责地完成每一件事，这就降低了他们的责任感。总之，老年人的人格发展轨迹为神经质上升，外向性、开放性、宜人性和责任感下降，这是对自身身体状况恶化和认知能力下降的补偿策略，反映了老年期的自适应机制。

参考文献

[1] 2.49 亿老年人、4 000 万失能半失能老年人谁来护理［EB/OL］.（2019－11－24）［2020－10－05］. https://baijiahao.baidu.com/s?id=1651060303694018599&wfr=spider&for=pc.

[2] ATKINSON R C, SHIFFRIN R M. Human memory: a proposed system and its control processes［J］. Psychology of Learning and Motivation, 1968（2）: 89－195.

[3] KANDLER C, KORNADT A E, HAGEMEYER B, et al. Patterns and sources of personality development in old age［J］. Journal of Personality and Social Psychology, 2015, 109（1）: 175－191.

［4］陈虹，张婷婷．美国积极心理学倡导的“优秀品质和美德”［J］．中小学心理健康教育，2009（5）：18－21.
［5］人到老年，性情大变？［EB/OL］.（2015－01－10）［2020－05－01］. https://www.guokr.com/article/439795/.
［6］黄富顺．高龄心理学［M］．台北：师大书苑有限公司，2012.
［7］黄希庭，郑涌．心理学导论［M］．3版．北京：人民教育出版社，2015.
［8］梁祖霞．启蒙教育定终生：狼孩告诉我们的知识［J］．科技潮，2002（12）：54.
［9］彭聃龄．普通心理学［M］．4版．北京：北京师范大学出版社，2012.
［10］吴振云．如何改善老年智力［J］．中老年保健，2001（1）：4－5.

第三章
老年心理健康

本章提要

在积极老龄化背景下关注老年人的心理健康，是当代社会提升老年群体主观幸福感和积极心理品质的重要内容。身体健康不等于心理健康，老年人心理健康的内涵和标准有其独特性。本章第一节介绍关于健康、心理健康界定和确定的标准；第二节探讨老年人心理健康的内涵和标准，并简要介绍老年人心理健康常见的问题；第三节分析影响老年人心理健康的各种因素，以及促进老年人心理健康的策略。

第一节　心理健康

个体进入老年阶段，其生理、心理都会出现一系列变化。生理变化体现在组织和器官功能逐渐衰退，而心理变化则体现为感知觉、记忆、思维等更为复杂的改变。心理健康是界定个体健康状况的重要方面，本节介绍健康、心理健康的概念及标准，帮助老年人摒弃“健康就是没有病，有病就是不健康”的不科学观念，树立科学的心理健康理念。

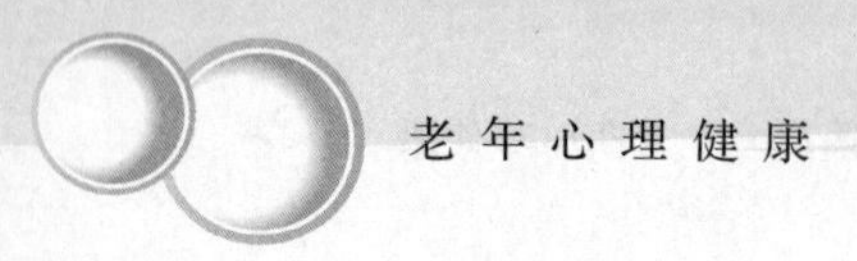

一、健康

健康不仅指身体健康，还包括心理健康。随着社会文明不断进步，人们对幸福和健康有了更高的追求。良好的心理状态是促进个体成功和幸福的保障，个体健康是社会进步的重要标志和潜在动力。因此，促进健康不仅是卫生保健机构的责任，更是政府和社会成员应当共同承担的责任。

1992 年，世界卫生组织提出衡量健康的 10 个标准，具体阐述健康的定义及其所包含的个体、心理和社会三方面的内容。第一，阐明健康的目的。健康的个体能保持充沛的精力承担社会责任，并对繁重的工作不感到过多的紧张和疲劳。第二，强调心理健康。个体处世表现出乐观主义精神以及积极的态度，对社会有责任感。第三，具备较强的应变能力。对外界环境（包括自然环境与社会环境）具有较强的适应能力，保持与各种变化不断趋于平衡完美的状态。第四，明显符合体格康强的标准，诸如体重（适当的体重可说明营养结构良好）、身材、眼睛、牙齿、肌肉等。

具体标准如下：

（1）充沛的精力，能从容不迫地担负日常生活和工作。

（2）处世乐观，态度积极，勇于承担责任，事无大小，不挑剔。

（3）善于休息，睡眠良好。

（4）应变能力强，能适应外界环境的各种变化。

（5）能抵御一般感冒和传染病。

（6）体重适当，身材匀称，并且身姿挺拔。

（7）眼睛明亮，反应敏锐，眼睑不发炎。

（8）牙齿清洁无龋齿，颜色正常，无牙龈出血现象。

（9）头发有光泽而少头屑。

（10）肌肤富有弹性。

二、心理健康

自1992年世界卫生组织把心理健康列入健康标准，心理健康成为界定现代人健康与否的重要方面。掌握衡量心理健康的标准，对照自己的情况，进行自我评估。当发现自己的心理在某些方面与心理健康标准有一定距离时，可以有针对性地加强心理锻炼，以达到心理健康的标准。国家卫计委等22部门《关于加强心理健康服务的指导意见》（国卫疾控发〔2016〕77号）提出，心理健康是个体在成长和发展过程中，认知合理、情绪稳定、行为适当、人际和谐、适应变化的完好状态。因此，了解与掌握心理健康的定义对维护个体健康具有重要意义。

（一）心理健康的含义

心理健康的概念是由心理卫生的概念延伸而来，二者有其不同点。心理健康是积极的心理状态，而心理卫生则是一切维护心理健康的活动及研究心理健康的学问。然而，由于人们所处的社会文化背景不同，心理健康的动态性与谱系性，研究问题的立场、观点和方法各异，难以明确划分心理健康与不健康。

心理健康可以从广义和狭义两方面来下定义。广义的心理健康指高效且令人满意的、持续的心理状态；狭义的心理健康指个体的基本心理活动过程内容完整、协调一致，即认知、情感、意志、行为、人格完整且协调，个体在适应环境的过程中，生理、心理和社会性达到协调一致，心理状态保持良好。

纵观心理健康概念的发展，人们对心理健康有以下三个层次的认识。

（1）没有精神疾病。

（2）能有效地应对各种心理压力，保持精神上的愉悦。

（3）提高心理效能，使人们在智力、道德方面最大限度地发展心理潜能。

（二）界定心理健康的标准

心理健康标准是心理健康概念的具体化和操作化，是评价心理健康的一系列准则。心理健康量表的制定、心理健康的诊断、心理健康教育目标和内容体系的建构以及心理健康的维护与促进等，都以心理健康的标准为前提。目前，学界在心理健康的标准问题上仍存在一些分歧，原因在于：心理健康的判别不仅受社会环境、主观经验、文化风俗、宗教信仰等因素的制约，还受个体的思想方式以及看待问题角度的影响，判别者会对心理健康标准做出不同的解释；此外，心理健康不像生理疾病，后者可通过检查脉搏、体温、血压、肝功能等各项指标，综合结果即可做出诊断。

以下简要介绍几种常用的界定心理健康的标准。

1. 生活经验标准

根据日常生活经验进行判断，如是否出现离奇古怪的言谈、思想和行为，是否有过度的情绪体验和表现，自身社会功能是否完整，其言行是否影响他人的正常生活等。判断者凭借自己的经验对当事人的心理健康进行判定。然而，经验判断较少考虑个别差异以及社会时代背景的影响，例如，由于先天遗传及后天环境不同，同样的生活事件，评判者的认知不同、自我体验不同，其评价也不尽相同；评判者主观心理感受不同，对行为表现的评判自然有偏差，评判的结果缺乏一定的科学性。

2. 统计学标准

利用统计学的方法，找出正常行为的数值分布。如果一个人接近数值分布的平均状态，则被认为是健康的；如果其行为偏离平均状态，则被认为是不健康的，偏离越远，异常程度越大。这里正常与异常的界限是以统计数据为依据人为划定的，较为客观简便，但也存在明显的缺陷——有些心理特征和行为并非呈正态分布。因此，统计学标准没有被普遍采用。

3. 社会学标准

以社会规范作为标准，行为符合公认的行为规范为健康、正常；反之，明显偏离社会行为规范则被视为异常。这种方法只适用于对异常现象的鉴别，而且有明显的社会文化特征。需要指出的是，在社会规范标准中存在着一个内隐的前提假设，即社会是正常的。事实上，并非只有少数人会发生心理病态，因为社会系统本身也会发生病态。在社会系统已然病态的情况下，如纳粹德国时期，遵从社会规范不能算是心理健康的表现。

4. 医学标准

没有心理疾病症状者被认为是健康的，表现出心理疾病症状被视为心理不健康。尽管医学上的标准较为客观，争议较少，却由于其偏重病因症状而显得使用范围狭窄。实际上，无医学病因与症状者不能被视为心理健康。尤其从学校心理辅导与教育领域来看，其服务的主要对象——学生，有严重心理疾病者终究是少数，但对学生心理健康评估和预防心理问题尤为重要。因此，医学标准对于解决该领域问题的帮助有限。

综上所述，在界定心理健康标准时应注意以下内容。

第一，心理健康是一个发展的、相对的概念。个体心理健康或不健康是相对于常模（或是标准）来说的。由于各个国家、民族、地域等的政治、经济、宗教、文化存在极大的差异，且个体心理健康与否并非一成不变，而是在不断发展、修复和变化，这就要求我们用发展、动态的眼光去衡量心理健康。特别是老年人正处于生理功能下降的阶段，社会、亲人及其自身应更多地关注老年期的心理健康问题。

第二，心理健康与心理不健康之间没有清晰的界限。若将健康比作白色，不健康比作黑色，在白色与黑色之间存在着一个巨大的缓冲区域——灰色区，灰色区域又可以进一步分为浅灰色区与深灰色区，浅灰色区的个体只有心理冲突而无人格变态，表现为诸如因失恋、丧亲、夫妻纠纷、家庭不和、工作不顺心、人际关系不佳等生活矛盾而带来的心理不平衡与精神压抑。深灰色区的个体则患有各种异常人格和神经症，如强迫症等。浅灰色区与深灰色区之间也无明确界限，是一个渐进的演变过程。世间纯白的心理完美和纯黑的精神疾病的人极少，大多数人的精神状况都散落在灰色区域内（如图 3－1 所示）。

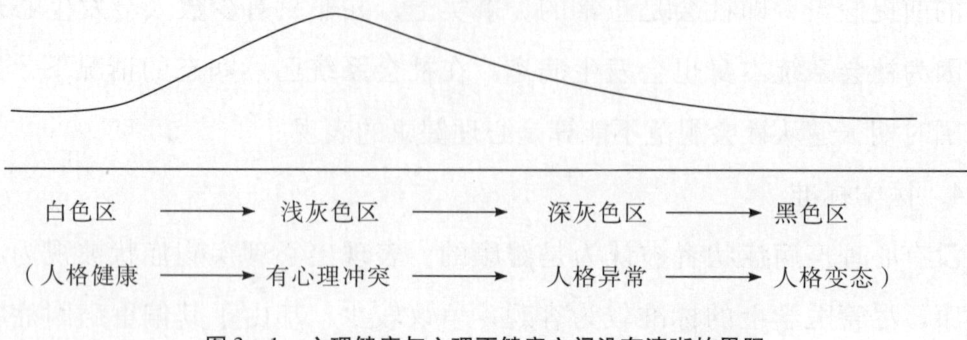

图3-1　心理健康与心理不健康之间没有清晰的界限

第二节　老年心理健康

老年人由于身体机能衰退，容易出现体力下降、记忆力减退、睡眠需求降低等变化，加上生活环境、身体疾病等因素的影响，更容易出现不良情绪，从而影响老年人的心理健康。本节介绍老年心理健康的内涵、标准及主要问题、影响老年人心理健康的因素以及养老模式。

一、老年心理健康的内涵及标准

（一）老年人的健康

传统的健康观认为，老年人体格健壮、没有疾病即为健康。然而，心理问题、心理疾病对个体生活质量的影响却日益突出。传统的健康观难以很好地解释越来越多的现象，例如，有些人身体没有器质性损伤、检查后诊断为没有疾病，但身体机能却出现问题。随着医学发展、心理学日渐成熟及社会生态学观点的提出，人们开始意识到疾病病因的复杂性（如遗传因素、生物因素、心理因素、社会因素等），特别是社会环境对健康的影响，从而使健康的概念延伸到心理、社会和个人行为，逐渐形成综合性的健康概念。

吴振云（2003）从五方面提出老年心理健康的理论框架：情绪稳定、善于调适；性格健全，开朗乐观；交往能力、人际关系和谐；社会适应良好，能应对应激事件；认知功能基本正常。其研究指出，老年心理健康是心理状态和心理活动正常，包括个体心理过程和心理特征正常。老年群体的心理健康有其自身特点，其中最值得关注的是认知能力和适应能力。

（二）衡量老年人心理健康的标准

2016 年习近平总书记在中共中央政治局第 32 次集体学习时强调，要积极看待老龄社会，积极看待老年人和老年生活，老年期是个体生命的重要阶段，是仍然可以有作为、有进步、有快乐的重要人生阶段。老年心理健康关系到个体、家庭甚至是国家的和谐稳定，我们可以从以下几方面衡量老年人的心理健康水平。

1. 能积极面对现实，适应老年新生活

退休是个体必须面对的人生转折，退休后，老年人的社会身份和地位、生活环境和方式、人际圈等都会发生一系列变化。能否从心理上积极面对现实，适应老年新生活成为衡量老年人心理健康的重要标准。

2. 能客观分析自己的能力，并做出恰如其分的判断

能否对自己的能力做出客观正确的判断，对自身的情绪有很大影响：如果高估自己的能力，勉强去做超出自身能力范围的事情，常常会得不到预期结果，并遭受失败的打击；如果低估自己的能力，自我评价过低，缺乏自信心，则会产生抑郁情绪。心理健康的老年人，必然能客观地分析自己，正确地看待并悦纳自己。

3. 热爱生活，发展兴趣爱好

心理健康的老年人更热爱生活，每天都过得充满快乐，他们活得越来越精神。在老年期继续参与社会活动或老年大学的学习，发展兴趣爱好。不管是花鸟鱼虫、诗词书画，还是唱歌跳舞，都能让老年期的生活变得丰富多彩。

4. 保持良好的人际关系，建立新朋友圈

有无良好的人际关系，是老年人心理健康与否的重要标志。老年人建立新朋友圈的途径有：参与老年大学的学习、加入志愿团队、参与社区活动、与亲朋好友保持联系等。他们的人际关系不受金钱、权力和地位的影响，不用看人脸色，不用趋炎附势，只管做真实的自己，和志趣相投的朋友一起学习、活动、交流，生活愉快而轻松。

5. 能适度表达与控制自己的情绪

有不愉快的情绪可适当宣泄，但不能发泄过度，否则，既影响自己的生活，又加剧人际矛盾。另外，客观事物不是决定情绪的主要因素，情绪通过个体对事物的评价而产生，不同的评价结果会引起不同的情绪反应。正如以下的故事：有一位老太太，大儿子是晒盐的，小儿子是卖伞的。老太太阴天为大儿子担心，晴天为小儿子发愁。一位心理医生对老太太说："您真有福气，晴天您的大儿子赚钱，雨天您的小儿子赚钱。"老太太一想很有道理，便高兴起来。

6. 乐于接受新事物，具备一定的学习能力

在现代社会中，无论是青少年还是老年人，都必须不断学习以适应新的生活方式。对于老年人来说，不断学习可以锻炼记忆和思维能力，有利于减缓脑功能衰退，预防老年痴呆。老年人乐于认识、学习和理解新事物，不断更新自己的知识储备，保持良好的心态，可使心理上永远年轻。

7. 智力健全，个性完整与和谐

老年人智力健全主要表现为：感觉、知觉良好，能对事物做出符合逻辑的判断，能够记住必须要记的事情；在日常生活、休闲娱乐活动中有创造和表现的欲望；等等。个性中的能力、兴趣、性格与气质等心理特征和谐而统一，在生活中体验到幸福感和满足感。如果一个人的能力很强，但对其所从事的工作并无兴趣，该工作也不适合他的性格，那么他未必能体验到成功感和满足感。相反，如果他对自己的工作感兴趣，但其能力不足，力不从心，也

会感到烦恼。

8. 与外界环境保持接触

老年人退休在家，如果经常处于独处状态，容易产生抑郁或焦虑情绪。因此，老年人需要更多地与外界接触，老年活动中心、老年文化活动站以及老年大学的课程活动或学习，为老年人接触外界环境提供了条件，老年人参与其中，一方面可以丰富精神生活，另一方面可以及时调整行为，以便更好地适应社会和环境。

老年人可以做一些自己喜欢且力所能及的事情，比如经常锻炼身体、参加社交活动，从中找到志同道合的朋友，让自己保持愉快的心情，以超然的心态面对老年生活。

二、老年心理健康的主要问题

（一）衰老与疾病

随着年龄的增长，个体身体器官会出现生理性衰老，如精力不足、记忆力减退、视力下降、听力减弱、反应迟钝、适应能力减退、运动能力降低等。机体衰老是自然发展的规律，不可抗拒，但衰老与疾病并非存在必然的联系。随着科学的发展和医学水平的提高，人类寿命将逐渐延长，对于“老”的传统观念应当转变。过去认为“老→病→死”，只有一条发展路径，这往往使老年人消极悲观，丧失自信；现代观点认为“老≠衰≠病”，其中的“老”“衰”“病”之间的关联可以被打破，最终产生不同结果。

1996年世界卫生组织提出“积极老龄化”的概念，其被视为一个维持最佳身体（包括健康）和心理（认知、情绪动机）机能的适应过程以及高水平的社会参与。从心理角度看，积极老龄化涵盖老年人的身心健康、认知功能以及社会参与。实现积极老龄化首先要转变老年人对其身体变化的认知，以积极的态度面对老年生活。要在心理老化过程中寻找心理变异的原因，挖掘潜力，力争向好的方向发展，就需要做到：健身与健脑并重，这不但可以预防老年疾病，还可延缓衰老；健心与健身并重，重视自我心理保健，善于心理调适，若能以积极的心态应对各种事件，许多问题都可以迎刃而解。

（二）离退休的心理反应与适应

我国过亿离退休老年人已形成一个庞大的社会群体。退休后老年人面临社会角色、活动范围等重大转折，如果没有做好充分的引导和思想准备，会使其心理健康受到损害。研究表明，离退休后约有三分之一老年人不适应退休生活，出现孤独、寂寞、失落、焦虑、抑郁和烦躁等负性情绪，甚至有些老年人出现血压波动、食欲不佳、睡眠不宁和容易疲劳等症状，这些被统称为“离退休综合征”，若能合理调适可以得到缓解。

老年人在离退休之前应做好充分心理准备，规划离退休后的生活，找到适合自己的位置，做自己喜欢的事情，调适情绪。老年人离退休后可以走向社区、上老年大学，参加文体活动、旅游、养花、钓鱼等活动，养身修心，从新的社会生活中寻找新的朋友和精神慰藉，正视现实，以平衡的心态尽快适应新的生活方式，顺利度过角色转换期。

（三）婚姻与家庭变化

老年人离退休后主要的活动圈子在家庭，家庭关系对老年人的身心健康影响很大。研究表明，家庭和睦、夫妻恩爱、婚姻美满、子女孝顺、人际关系和谐，均是老年人心情愉快、健康长寿的重要因素。在养老问题上，由于家庭结构小型化，由主干型向核心型转变，空巢家庭和独居老人逐渐增多，家庭养老功能逐渐减弱，养老模式也将发生变化，这些都会影响老年人的身心健康。

老年人与家庭成员之间相互理解、相互适应，子女尊重老人，多关心老人的生活起居、身心健康，能有效减少老年人的孤独感。若儿女工作生活的区域离老人较远，可以经常电话联系，关心、安慰老人；老年人也应采取豁达、乐观的态度，将生活重心放到寻找自己喜欢的生活方式、朋友圈上。这样，儿女、老人各有自己的生活和精彩，有利于营造其乐融融的家庭氛围。

鉴于我国国情和传统，老年人的养老以居家养老为主、社区服务为辅。街道、社区、老年大学等可通过积极宣传心理健康与保健知识，使老年人自身、家属、社会共同关注老年人的心理健康问题，引导他们正视心理问题。如有需要，可及时求助心理咨询师解答心理困惑和疏导心理不适，帮助老年人保持良好的心理健康水平。

随着人类寿命的延长，21 世纪我国人口老龄化程度不断加剧，老年人群将成为一个庞大的群体。随着人民生活水平的提高，对老年群体的关怀不仅要关注其物质生活和身体健康方面，更要重视精神慰藉，满足老年人的心理需求，将物质养老与精神养老相结合。

（四）脱离与活动

老年人离退休后应如何安排生活才会获得最高的满意度，学者对此有以下两种观点。

1．脱离说

个体的能力不可避免地随着年龄的增长而下降，老年人因活动能力下降和生活角色改变，希望脱离社会竞争性生产活动，自愿扮演比较次要的社会角色。老年人从社会竞争中脱离表现为接受退休的事实，更多地关心自己，更少地关注他人和外部世界。例如，退休老人多阅读、经常约几位好友谈心，更多地关注自己的身体健康和心理保健。“脱离”是他们的内在需求，满足这样的需求后他们将会对生活感到满意。

2．活动说

老年人参加各种活动（如体育、家庭、社会活动等），可以使生活充实、精神愉快、身心健康、生活满意。目前，老年人离退休后大多忙于家务，为子女当好“后勤”，这也是参与活动的方式，老年人可以从中延续自身价值；部分老年人“退而不休”，继续工作，实现“老有所为”。根据活动学说，老年人应积极参与社会活动、增加人际交往，争取做一些力所能及的有意义的事情。这些活动的参与不分大小，均能使老年人生活充实，生活质量提高，也有益于其身心健康发展，延续人生价值。活动说符合积极老龄化理论中“健康、参与、保障”的内涵。

其实，脱离和活动是老年生活的两个方面，可以融为一体。脱离是从竞争性的工作中退出，活动是参与力所能及的社会活动。部分老年人仍然与年轻时一样，从事高强度的竞争性、创造性工作，并参与各种社会活动。

三、国外老年心理健康研究和服务实践

老年心理健康服务是运用心理学、社区学、咨询学、伦理学等知识，根据老年人的心理特点及心理需求，为他们开展有针对性、人性化的专业服务，以提高其身心健康水平、幸福感和生活满意度。许多西方发达国家的老年心理健康事业起步较早，已具备一定的系统和规模，如各种老年娱乐、福利措施比较健全，老年人整体健康水平比较高等。从总体上看，这些国家老年心理健康研究范围较为广泛，涉及日常生活、家庭护理、临床心理健康等方面。

美国从20世纪60年代开始发展社区心理健康服务，建设历史较长，因此体系发展也较为完善，其社区服务具有途径多样化、内容多样化、服务效果显著的特点。在美国现行养老服务体系中，国家公办的养老机构较少，养老机构大部分以私人运营和管理的方式存在。美国养老机构的类型可以分为传统的护理院、各州和当地政府监管的老年护理中心和老年公寓。

美国社区心理健康服务开创了由志愿工作者、中级专业人员和高级专业人员组成的、用于实践的、面向社区老年人的综合服务模式。在西方国家，社区心理健康服务不仅在整个社区服务业中具有一定的影响，而且在应用心理学研究领域中也颇受重视。就实践的分布情况而言，社区心理服务与社区卫生服务一样普遍；就其理论研究而言，在社区背景中探讨心理学的应用是西方心理学近年来的重要研究领域之一。

英国于1993年开始推行社区照顾模式。目前，英国的养老院也开始向多元化发展的方向发展。公立养老院由地方政府负责并接收老年人；私立养老院根据市场规律经营，以满足不同老年人的需要。除此之外，英国政府还为缺乏亲人照顾，但有生活自理能力的老年人提供收费低廉的公寓。

2001年，英国正式成立专门负责老龄化问题的国家老年人服务机构，并出台一套国家标准以提高服务质量，消除英国国民医疗服务的年龄歧视。此机构的服务目标是：促进老年人拥有良好的心理健康，治疗和支持患有抑郁和痴呆的老年人，希望有心理健康问题的老年人可以得到由英国国民医疗服务和委员会机构提供的完整的心理健康服务，以确保患者及其照顾者得到有效的诊断、治疗和支持。在多年的研究基础上，英国政府还在2007年8月发表一份政府性声明：将老年痴呆列为国家健康优先发展的研究项目。

加拿大非常重视老年人的精神需求，设立大型老年中心为老年人提供长期住所和护理，并建立以社区为基础的小型护理网络，包括护理室、老人之家、送餐和家政服务等。为满足老年人的精神需求，加拿大还特别建立应对心理疾病的服务计划，建立社区心理康复机构。

第三节　影响老年人心理健康的因素

老年期由于生理、家庭、环境、社会支持、身体状况等的变化，老年人的心理健康在一定程度上会受到积极或消极的影响。此外，养老模式、退休、继续学习、空巢、慢性病和失能是影响老年人晚年主观幸福感的重要因素。本节分析以上因素对老年人实现“快乐晚年”的影响，并提出一些促进策略帮助老年人提升心理幸福感和生活质量。

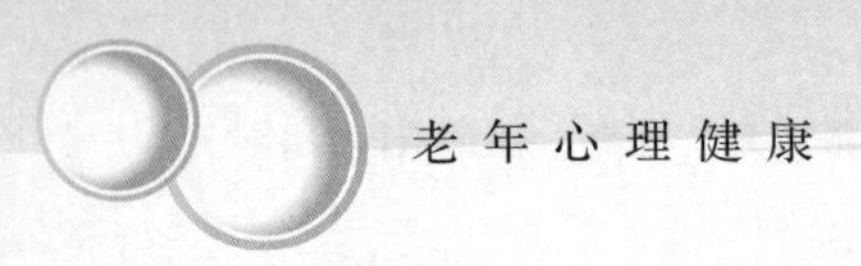

一、影响老年人心理健康的因素

随着我国人口老龄化的进一步发展，老年群体不断壮大，老年人的心理健康问题也随之增多。老年人的心理健康会直接影响其生活质量，也给其家庭甚至社会带来负担及危害。一般来说，影响老年人心理健康的因素有以下几方面。

（一）生理因素

影响老年人心理健康的生理因素包括年龄增长、疾病增多、自理能力下降、视听功能障碍、认知老化、适应不良等。进入老年期，大脑和其他生理机能开始退化，如果此时能有效延缓大脑衰老，无疑能提高老年人的心理健康水平。如果大脑衰老过快，而老年人不能很好地调适自身情绪以积极配合治疗或者接受这个生理变化的现实，则可能导致心理失常。

（二）家庭因素

有研究者从家庭生命周期与社会角色转变的角度对女性空巢老人的心理状况进行调查，在女性老年人看来，“空巢”即代表母亲角色的丧失，其社会角色转变更强调女性角色的转变。如果女性对这种变化不能尽快做出调整，则容易出现适应不良。相反，另有研究发现男性空巢老人的生活满意度较高，他们觉得单独居住不仅有利于自身独立，获得自由，而且能促进自我成长。

（三）环境因素

个体的心理健康与否，与环境有直接的关系。靳永爱、周峰和翟振武（2017）指出，在社区公共服务完善的环境下，老年人的抑郁倾向得分要低于社区不提供公共服务的老年人，且社区环境对独居老年人抑郁倾向的改善作用最为明显。这说明，和谐的社会环境和稳定的人际关系是心理健康的良好养分。

（四）社会支持

社会支持从性质上分为客观支持和主观支持。客观支持指个体在社会中获得的实际支持；主观支持指受到尊重、支持和理解的主观经验，是将社会网络和生活质量相结合的重要方面，与个体的主观感受密切相关。社会支持会影响个体的认知评价，从而提高个体对环境的适应性。得到更多的社会支持有助于帮助个体相信自己被关心和接受，提高对未来的希望。研究发现，主观支持和对支持的利用度与老年心理健康显著相关，主观支持与老年心理健康的相关性最高，这说明主观情感方面的支持对老年人的心理健康影响较大，而提高社会支持对提高老年人的幸福感以及改善其抑郁倾向尤为重要。

（五）体育锻炼

老年人参与体育锻炼的形式多样，如广场歌舞、太极拳、散步等。坚持广场歌舞锻炼有助于增进老年人的心理健康，经常参加集体性体育锻炼项目的老年人心理健康状况要优于单独进行体育锻炼的老年人。刘建国和周直模（2013）指出，练习太极拳是一个情绪调节的过程。老年人练习太极拳可以改善心血管、呼吸和消化系统功能，以生理健康促进心理健康。情绪是心理结构中对健康影响最大的因素，老年人参加体育锻炼能够缓解焦虑和抑郁，改善情绪、延缓认知功能受损，而身心疾病减少自然能促进心理健康、提高主观幸福感。

随着年龄的增长，老年人身体各器官逐渐老化，适度的体育锻炼可以使老年人保持活力、延缓衰老，并在拥有强健身体的同时结交新朋友，扩大交际范围，改善人际关系；在进行体育锻炼期间与周围人和谐融洽、轻松愉快的气氛可以提升老年人的心理健康水平。

二、心理健康与幸福感

随着老年人口数量不断增长，社会老龄化的进程加快，关注老年人心理健康愈发重要。老年人基本需要和权益的满足对提升其幸福感具有重要作用。主观幸福感水平是衡量老年人心理健康水平和生活质量高低的重要指标。主观幸福感包含生活满意度、消极情绪体验和积极情绪体验等成分，是个体对生活的评价与感受以及衡量个体生活质量的综合性心理指标。影响老年人主观幸福感的因素很多，以下介绍几种常见的因素。

（一）养老模式

当前，我国的养老模式主要有机构养老、居家养老和居家式社区养老三种。中国长期以来形成了“家庭养老”的传统模式，养儿防老、家长的主导地位、几代同堂等传统观念根深蒂固。选择家庭养老的老年人，他们生活在家庭中，感到“熟悉”和“自由”，经济上也比较划算。从社会的角度考虑，家庭养老的社会硬件设施成本几乎为零。但家庭养老在新形势下的脆弱性显示出其历史的局限性。现代社会的人际竞争加剧，生活节奏加快，工作负担加重，致使家庭养老的人力成本剧增，一般家庭难以承受，赡养者疲惫不堪；加上“421 型”家庭的增多、空巢家庭等问题的出现，家庭养老这一传统养老方式必将随家庭结构的变化而逐步向机构养老过渡。

机构养老是指由专门的养老机构（包括福利院、养老院、托老所、老年公寓、临终关怀医院等）将老人集中起来，进行全方位的照顾。正规的养老机构，其日常管理均要求严格。机构养老是我国重要的养老模式之一，但不能满足众多拥有其他需求的老年人。

居家式社区养老是在城市各个社区建立养老护理服务中心，老人仍然居住在自己的家里，享受服务中心提供的营养和医疗护理以及心理咨询，并由服务中心派出经过训练的养老护理员按约定定时到老人家中为老人提供做饭、清扫、整理房间等家务服务和陪护老人、倾听老人诉说的亲情服务。社区居家养老好比是一个没有围墙的养老院。开展居家养老服务相对于机构养老，更为适应我国老年人的生活习惯和心理特征、满足老年人的心理需求、有助于他们安度晚年，也更为符合中国实际，符合大城市中心城区发展的社区为老服务的新路子。

目前，关于养老模式的研究，主要针对机构养老和居家养老两种模式下老年人心理健康状况的比较和分析。大部分研究结果表明，在心理健康方面，居家养老模式下的老年人优于机构养老模式下的老年人。导致这种情况的原因主要包括以下三方面。

第一，机构养老者离开了家庭，缺少与子女的情感交流和心灵沟通，亲情纽带的力量减弱。

第二，部分老年人难以适应新的生活环境，不愿主动与他人交流，人际交往贫乏，遇到心理困惑无法得到有效缓解，易形成不健康的心理。

第三，养老机构主要满足老年人的基本生活需求，帮助老年人丰富精神文化生活，注重帮助老年人提高心理健康水平。但也有个别研究结果显示，机构养老模式下的老年人心理健康状况优于居家养老模式下的老年人，这可能与其调查的养老机构均为全国示范性单位有关，这些养老机构在居住环境及配套设施、餐饮安排、医疗服务、护理水平等方面对老年人进行全方位的照料，因此这些老年人心理健康状况相对较好。

已有研究结果总体上表明，社区养老模式优于居家养老和机构养老。随着养老模式定位明确和养老服务质量提升，社区养老不仅能满足老年人在熟悉的环境中养老，享受天伦之乐，还能获得专业化养老服务，兼具机构养老和居家养老的优点，弥补机构养老由于环境陌生易使老年人产生不适应感和孤独感，以及居家养老缺少专业化服务等缺点。

（二）退休

随着社会老龄化程度的加深，空巢老人越来越多。由于独生子女的普遍化，我国老人家庭的空巢率还将进一步上升。“出门一把锁，进门一盏灯”的寂寥生活，是多数空巢老人的真实生活写照。他们中许多人深居简出，很少与社会交往，也缺乏生活兴趣，没有信心重新设计晚年生活，不少人心情郁闷、沮丧，食欲降低，睡眠失调，严重影响他们的身心健康。

老年人的心理健康研究表明，高校退休老年人的心理健康水平高于一般人群，可能与其生活条件较好，社会地位、经济收入、生活质量较高有关

（李贝，2015）。但有个别研究显示，退休干部心理健康水平低于一般人群，可能与其退休前有一定的地位，退休后不能适应新的社会角色、生活方式和生活环境的变化有关（夏彦君，戚亚伦，2013）。这都说明退休作为人生的重要转折，对老年人心理健康的影响应当引起重视。

（三）继续学习

进入老年期，没有做好规划的老年人容易产生无价值感，情绪变得消极，导致心理健康水平下降。离退休后参与老年大学的兴趣班，可以结交新朋友以扩大人际交往范围，有助于老年人减少孤独感和空虚感，保持心理健康。陈天勇等（2003）的研究表明，相比较于未参与老年大学的老年人，老年大学学员的主观幸福感水平较高，心理健康水平总体良好。由此可见，老年大学不仅为老年人提供学习新知识的机会，还能够为老年人的学习生活提供优良的内部和外部环境。

（四）代际关系

在家庭生活中，老年父母和成年子女的关系是影响老年父母心理健康的关键因素。对于老年父母而言，随着社会交往范围逐渐缩小，亲情对他们的影响变得更为重要。积极的代际关系有助于老年人提高生活满意度，提升自尊和幸福感；而消极的代际关系会使老年人心理痛苦和孤独，甚至会提升老年人的自杀率。

（五）空巢

空巢老人指身边无子女共同生活的老人，既包括无子女的老人，也包括与子女分开居住的老人。随着我国老年人口占总人口比重不断增长，空巢老人的身心健康已成为社会普遍关注的问题。郭燕青等（2017）和郑德伟等（2017）的研究显示，社区空巢老人心理健康水平低于非空巢老人。其中，患有慢性病的空巢老人出现心理问题的概率会增大。空巢老人最常见的心理问题是抑郁（15%～15.3%）和焦虑（6.3%～29.3%），这主要受老年人与子女的关系、躯体疾病、文娱活动及宗教信仰的影响（谢姣、高艳斌，2009）。

相比于非空巢老人，空巢老人的心理健康状况较差，其中绝对空巢老人的心理状况尤其需要被关注。绝对空巢老人子女都不在身边，难以及时得到子女的精神慰藉和生活照顾；而与子女住在同一个城市的空巢老人（又称“相对空巢老人”），他们与子女的联系较为便利，可以经常相聚，这在一定程度上减弱了空巢的消极作用。

（六）慢性病

罹患慢性病是影响老年人心理健康的重要因素，常见的慢性病有高血压、冠心病、糖尿病等。据卫生部统计，我国60岁以上老年人近半数患有慢性病。研究表明，患有慢性病的老年人心理健康状况低于健康老年人，其原因为患病需打针吃药，注意饮食，生活处处受到限制，不能像健康老年人那样悠闲自得。此外，身体疾病会导致老年人产生低落、烦躁等情绪，降低幸福感，进而影响心理健康。

（七）失能

目前，我国失能半失能老年人约4 000万，并且有逐年递增的趋势。居家不出的老年人更有可能出现卧床状态，并进一步影响其心理健康状况，导致老年人产生焦虑、抑郁等心理问题。此外，养老护理员短缺，专业技能不足，使失能老年人无法得到很好的照顾，随之而来的是失能老年人的身心健康问题增多，并且心理健康问题尤为突出。研究表明，失能老年人总体的心理健康水平低于一般老年人群，而且失能老人获得的社会支持少于健康老年人。造成这种情况的主要原因是，失能老年人的机体活动能力下降，社会交往范围缩小，加之日常生活受限，因此对自身健康的评价较低，容易产生抑郁、自卑等负性情绪；漫长的功能恢复过程给家庭成员带来沉重的经济和心理负担，随着时间的推移，失能老人获得的社会支持可能逐渐减少。

三、促进老年人心理健康的策略

进入老年期，老年人的身体老化和机能衰退加快，心理不适感更加明显。

老年人减轻心理压力、促进心理健康应做到：首先，老年人要转变过去传统的看法，以新的观念看待生老病死。老，不等于衰，也不等于病，老年期也可以积极、幸福。其次，正确认识退休的意义。退休只是离开工作岗位，而不是退出社会。主动适应社会角色变化，仍然参与社会活动，有助于排除失落、焦虑、抑郁、孤独等负面情绪。再次，夫妻恩爱、家庭和睦是老年人健康长寿的重要因素，应提倡尊老、敬老、关注老年人，重视精神慰藉。最后，老年人要积极参加各种活动、与人交往，多做力所能及的事情，这些都有益于实现人生价值，保障身心健康。

关于老年人心理健康的促进，防范胜于治疗。也就是说，应该以预防为主，尽量避免或减少心理失常现象的发生。除了上面所提到的，我们还可以通过下列8个策略，让心理健康者得以保持，已有心理困惑者获得持续改善，从而进一步促进全体老年人的心理健康，乐享幸福晚年。

（一）以运动维持身体健康

身心健康相互影响，要维护心理健康，就要有健康的身体。这虽然属老生常谈，却是亘古不变的真理。然而，老年人要如何运动呢？首先，要选择适合自己体力及兴趣的项目。适合老年人的运动，包括慢跑、快步走、徒手操、步行、打太极拳、游泳、骑自行车等，可以根据自己的体能及兴趣进行选择。其次，每一种运动都有其正确的实施方式，要了解进行该项运动的正确方式。最后，运动贵在坚持，要适量适度，且持之以恒。

一般经常提到的老年运动准则为“357”，即每周至少5次，每次至少30分钟（可分次进行累积），每次的运动心跳强度计算方法为“心跳数=170-年龄”。例如，70岁者，运动的心跳数应达到100为宜（170减去70即为100）。

（二）激发积极情绪，提升心理健康

研究表明，积极情绪有助于生理健康和提升幸福感；长期处于消极情绪状态，则容易导致免疫力和幸福指数下降。保持良好的情绪状态，是老年人心理健康的关键要素。以下三种途径可以有效增进老年人的积极情绪。①加强与社会的网络连接：在对象上，可以先从家人开始，再扩及亲友，再扩展至社会层面，如做义工、加入新团体等；在方式上，直接接触效果最佳，其次为间接互动，如采用电话、电脑、微信等网络科技。②维持独立与控制感：凡是能做的事情，不依赖他人，尽量独立完成。已经衰退的功能，宜采取补偿措施，如配戴眼镜、耳机或辅助设备协助步行等。家人和看护也要有这种意识，凡是老年人能做的事尽量让他去做，并多鼓励，使其乐意为之。③从事正向的活动：担任志愿者、参加兴趣班、阅读书报、致电友人问候、聊天、散步或听自己喜欢的音乐等正向的活动会引发积极的情绪。也就是说，凡是足以令自己产生积极情绪体验的活动，就是有效的、可行的、正向的活动。

（三）营造积极的生活状态

积极的生活状态，能带来奋发进取、接受挑战的勇气，丰富生活的内容。面对老年期的各种功能衰退，要有应对的策略，有接受挑战的勇气，才能将丧失化为转机。采取积极的生活方式，如做义工、培养兴趣爱好、进行有挑战性的休闲活动，如下棋、打牌、数独、拼图比赛，能够维护心智功能，从而达到老年期的潜能开发及自我实现。此外，有研究发现，老年人多下厨有助于长寿。每周自己烹饪 5 次以上的老年人，比起从不做菜者，死亡危险降低达四成。老年人自己下厨，选择食材、设计菜品，涉及认知、运动及饮食健康，也是一种积极的生活状态。

（四）养成良好的睡眠习惯

老年人每天至少要有 5 个小时的睡眠时间，睡眠习惯严重影响老年人的睡眠质量。那么，如何养成睡眠好习惯呢？大致有以下方法可以养成这个好习惯。①忌眼对灯光而睡；②忌睡前太饿或太饱；③忌睡前说太多话；④适当开窗通气，保持空气新鲜；⑤适当午睡能益寿；⑥忌睡前情绪激动；⑦忌睡前饮浓茶、咖啡；⑧忌蒙头而睡；⑨睡前喝杯加蜜的温牛奶；⑩枕头高度要适中，约一个拳头的高度即可。此外，值得注意的是，尽管老年人可以通过午睡（30 分钟左右的午睡时间为宜）弥补夜间睡眠不足，为下午的活动补充能量，但有些老年人午间习惯坐着，开着电视机打盹，这容易引起大脑供血不足，是不可取的。

（五）及时处理心理困扰

对于有心理困扰的老年人，可以采取适当的处理办法，使其心理健康得以恢复。否则，心理困扰可能越来越严重，甚至出现心理失常症状。例如，可以通过改变认知观念，减少压力源，学习放松技巧，寻求社会支持和专业协助等方法，缓解老年人压力过大的问题。对于已出现心理失常的老年人，宜采取适当的治疗介入，包括环境设计与感官再训练、现实定向和复忆治疗、家庭治疗及个别心理治疗等，来协助老年人恢复心理健康。

（六）培养积极心理品质

人是社会性的动物，如果能够拥有更多的积极心理品质和人类社会所共同依循的美德，则越能提升生活满意度，使生活更有意义，更能获得社会的敬重与尊崇，使晚年更加福乐安适。心理品质对个人的影响无所不在，是个体幸福感的重要影响因素。虽然心理特质具有稳定性，但这并不意味着心理特质不可改变。毕生发展观认为，人生在老年阶段仍然有学习能力，仍然有可塑性，具有改变和发展的可能性。积极的心理品质包括以下内容：性格良好、情绪积极、信念正向、自我接纳等。这些心理特质在人生的各个阶段均可以培养或提升。积极心理学家通过研究，总结归纳出人类的六大美德 24 项积极心理品质（见第四章表 4－1），并提出培养积极心理的方法。例如，“节制”的培养，就是鼓励老年人努力自我控制，更谦虚，更懂得感恩、宽容。

（七）培养豁达、悠然的心胸

豁达指能够舒展胸襟、开阔视野、展现宽容，能专心于自己的事物，并能够帮助别人，这是老年期人格的充实与丰富，也是人生修为的更高境界。悠然指对老化所带来的消极、负面影响，能够坦然面对，并将负面影响转化为正向的态度，这是老年期面对各种丧失的重要适应手段。

进入老年期的人，都走过了人生相当长的岁月。如果时常缅怀过去，沉溺于无尽懊悔之中，势必痛苦不堪；如果总是对往日的欢乐心驰神往，则容易陷入过往的虚幻岁月中无法自拔，从而认为现实的老年生活，是没有乐趣的、愁苦的。这两种形态都会使自己陷入往昔的回忆中，与社会脱节。老年人若能活在当下，珍惜眼前生活，凡事处之泰然，宽容以对，涵养乐观心境，则能够延年益寿。

（八）体验生命的意义与价值

老年期最重要的发展任务之一在于发现生命的意义与价值。若能够深切体悟生命的意义所在，了解生命的价值，凡事处之泰然，则自然身心健康愉悦，这就是心理学家艾里克森所说的晚年期达到完善圆满的阶段，这也是人生发展的最高境界。那么，如何才能让老年人能够持续成长，体验和感受生命的意义与价值，达到自我实现？研究发现，开展生命回顾的方式，包括生命绘本的制作、回忆及事件的重新体悟与诠释等，引导老年人对过往经验进行检视，将个人知识与经验做较高层次的了解，并赋予经验意义、感受经验价值，是有效帮助老年人体验生命意义与价值的途径。

参考文献

[1] SPENCE D, LONNER T. The “empty nest”: a transition within motherhood [J]. The Family Coordinator, 1971 (10): 369－375.

[2] YETTER L S. The experience of older men living alone [J]. Geriatric Nursing, 2010, 31 (6): 412－418.

[3] 安颖. 退休老年人心理健康问题分析 [J]. 大家健康（下旬版），2013, 7 (10): 39.

[4] 陈彬，罗维武，施光铸，等. 福州市老年人抑郁症状检出率及相关因素分析 [J]. 福建医药杂志，2010, 32 (1): 24－27.

[5] 陈立新. 中西方老年心理健康标准的比较 [C]. 首届中国老年学家前沿论坛，2005.

[6] 陈天勇，李德明，李贵芸．高学历老年人心理健康状况及其相关因素［J］．中国心理卫生杂志，2003，17（11）：742－744.

[7] 笪素娟．影响老年人心理健康的主要因素及干预措施［J］．中国初级卫生保健，2006，20（4）：64－65.

[8] 傅宏，陈庆荣．积极老龄化：全球视野下的老年心理健康研究和实践探索［J］．心理与行为研究，2015，13（5）：713－720.

[9] 郭燕青，郑晓，潘晓洁，等．空巢老人心理健康状况及影响因素［J］．中国老年学杂志，2017，37（4）：967－970.

[10] 黄富顺．高龄心理学［M］．台北：师大书苑有限公司，2012.

[11] 家庭养老、机构养老和社区居家养老是我国三种基本的养老模式［EB/OL］. http://lnlm.bcsa.edu.cn/info/1053/2941.htm.

[12] 靳永爱，周峰，翟振武．居住方式对老年人心理健康的影响：社区环境的调节作用［J］．人口学刊，2017（3）：66－77.

[13] 李贝．广东省高校离退休老人心理健康状况及相关影响因素［J］．公共卫生与预防医学，2015，26（3）：30－32.

[14] 李群，方双虎．学校心理健康教育［M］．芜湖：安徽师范大学出版社，2016.

[15] 梁小利，杨玲娜，曹俊，等．老年人心理健康评估研究进展［J］．中国中医药现代远程教育，2018，16（5）：147－149.

[16] 林立涛．关于完善高校心理健康教育评估标准的思考［J］．思想理论教育，2015（3）：86－89.

[17] 刘建国，周直模．太极拳和交谊舞对中老年人心理健康的对比研究［J］．当代体育科技，2013，3（12）：17－18.

[18] 刘胜江，张大均．论研究生心理健康教育［J］．学位与研究生教育，2003（8）：12－15.

[19] 刘仕飞，李佳音．浅谈老年人的心理问题及应对措施［J］．中国初级卫生保健，2007，21（9）：64.

[20] 卢慕雪，郭成．空巢老人心理健康的现状及研究评述［J］．心理科学进展，2013，21（2）：263－271.

[21] 卢琰. 高校心理健康教育服务体系建立与完善［J］. 现代商贸工业，2015（14）：137－139.

[22] 佟月华. 创建中国学校心理教育体系的设想［J］. 济南大学学报（社会科学版），2001（2）：45－49.

[23] 王燕，高健，石秀梅，等. 日常锻炼对老年人心理健康和主观幸福感的影响［J］. 护理学杂志，2010，25（1）：18－20.

[24] 吴振云. 老年心理健康的内涵、评估和研究概况［J］. 中国老年学杂志，2003（12）：799－801.

[25] 夏彦君，戚亚伦. 陕西省某高校离休干部心理障碍状况分析［J］. 医学与社会，2013，26（1）：83－85.

[26] 谢姣，高艳斌. 城市空巢老人焦虑抑郁发生率与社会支持的相关性［J］. 中国老年学杂志，2009，29（21）：2785－2786.

[27] 杨璟，张洪兵，张临凤，等. 老年人心理问题探析［J］. 实用医技杂志，2013，20（5）：521－522.

[28] 杨秀婷，王春昕，王桂茹，等. 我国空巢老人焦虑抑郁现状及相关因素研究进展［J］. 中国老年学杂志，2010，30（18）：2712－2713.

[29] 姚若松，韩红静，王卫东，等. 老年人应对方式与主观幸福感的关系研究：社会支持的中介作用［J］. 广州大学学报（社会科学版），2017，16（2）：66－73.

[30] 姚若松，郭梦诗. 社会支持对大学生社会幸福感的影响：希望的中介作用［J］. 心理学探新，2018，38（2）：164－170.

[31] 殷华西，刘莎莎，宋广文. 我国老年人心理健康的研究现状及其展望［J］. 中国健康心理学杂志，2014，22（10）：1566－1569.

[32] 游丽琴，金冬，周志坚，等. 深圳市老年外来人口心理健康和抑郁状况影响因素［J］. 中国老年学杂志，2017，37（10）：2534－2536.

[33] 于普林，孟丽，王建业，等. 对《健康老年人标准》的再认识［J］. 中华老年医学杂志，2013，32（8）：802－803.

[34] 俞海侠. 完善高校心理健康教育服务体系的策略分析［J］. 辽宁医学院学报（社会科学版），2012，10（3）：48－50.

[35] 张璞，郭嘉平．老龄化背景下积极心理对老年人心理健康的影响［J］．运动，2018（4）：139－140.

[36] 赵雪莲．大学生心理健康教育实务［M］．北京：清华大学出版社，2017.

[37] 郑德伟，刘晓芹．空巢老人心理健康状况及其影响因素［J］．中国老年学杂志，2017，37（20）：5174－5175.

第四章
老年期常见心理感受

本章提要

不同的心理活动体现不同人对“老”的态度，这种态度会对人的身心产生不同程度的影响。老年人对“老”持有乐观积极的态度，以乐观心态面对生活，能体验到更多老年期的乐趣；老年人对“老”持有悲观消极的态度，遇事总往坏处想，伴随他们的往往是不良情绪。本章第一节介绍老年期常见的积极心理感受，如快乐感、轻松感与完善感；第二节介绍老年期常见的消极心理感受，如焦虑、抑郁、孤独、依赖、固执、失眠以及空巢综合征等，分析其产生的原因，并提出相应的预防方法。

第一节　老年期常见积极心理感受

幸福的人生需要自己努力去建构，建构的过程也是一个学习的过程。那么，如何判断自己是否幸福？幸福的关键是什么？老年人如何获得快乐感、轻松感和完善感？通过本节的阅读，了解老年人常见的积极心理感受，掌握度过快乐老年期的方法。

一、快乐感

快乐不仅仅是一个值得追求的强烈目标，实际上也是一种资源，老年人可以将此资源用于追求其他的目标。老年期经常回想生命中快乐积极的时刻，会发现当时的自己充满创造力、精力充沛、踌躇满志且社交圈很广，更有利于增加现在的愉悦感受。研究表明，快乐的人寿命更长，身体抵抗力更强，婚姻更长久，能提出更多有创意的想法，并能更多地帮助他人。

老年人退休以后，从工作场所回归家庭，远离了职场压力和繁杂的工作事务，自然感到轻松快乐。研究指出，能够在老年期感到轻松愉悦的老年人多属于愉快积极类型的老年人。这类人热爱生活、工作，对老年生活充满信心，他们会在自身健康条件允许的情况下，探寻更有趣的生活。有些老年人还会继续关心自己从事多年的事业，不断努力去获取新的经验。他们性格开朗，心情愉快，尽管他们生理活动水平明显衰退，有时会出现“心有余而力不足”的情况，但其心理活动水平仍然旺盛。

有快乐感的老年人面对退休时心态更加积极，能够提前做好退休计划，提前安排好退休后的娱乐活动，确保自己在退休后能够过得舒心愉快。同时，他们也更容易受到家庭与社会的尊重和关心，拥有良好的家庭关系、朋友关系及其他社会支持。

（一）快乐的来源——社会支持

人的一生中，只有关心自己、爱自己，珍惜能够与自己分享经历的人，我们的生活才会更加美满和有意义。社会支持是个体自我实现必不可少的部分，分为情感支持、陪伴支持、信息支持、娱乐性支持四类。

1. 情感支持

情感支持指个体被他人尊重和接纳，或者说个体身处困境时所得到的情感安慰和帮助，又称尊重性支持、表现性支持、自尊支持。老年人有几位知心好友，与他们一起分享家庭压力、身体变化感受等，获得朋友的安慰和理解，能够提升幸福感。

2．陪伴支持

陪伴支持指提供财力帮助、物资资源或所需要服务等，或者直接提供解决问题的工具，又称工具性支持、物资支持或实在的支持。研究发现，独处是快乐程度最低的时候（比如独自逛街），而快乐程度最高的时候是与他人在一起的时光（比如和家人、朋友用餐）。当然，我们不会时时刻刻都希望身边围满了人，但当我们有他人的陪伴时，往往会感觉较好。

3．信息支持

信息支持指有助于他人解决问题的建议或指导，又称建议支持、评价支持。老年人的信息支持更多来自配偶、子女和朋友。配偶与自己生活多年，是自己最亲密的亲人，也是自己的朋友，配偶的建议和指导往往更多考虑与自己的相符程度。子女已长大成人，子女一代接触的事物和视野定是与自身不同，不妨多听取孩子的建议，紧跟社会的步伐。

4．娱乐性支持

娱乐性支持指能够与他人共度时光，参与娱乐活动，或者提供个体得以放松或娱乐的时间来减轻压力的支持。老年人退休后可以根据自身具体情况，适当参与户外集体活动、参与老年大学的学习，多接触社会、扩大朋友圈，这些都能有效排解离退休的不适感和孤独感。

（二）快乐的来源——社会联系

1．婚姻状况

配偶是老年人重要的社会联系。有稳定婚姻关系的老年人，能够获得来自配偶的社会支持。相对于普通人群，老年人的婚姻相对稳定，离婚率相对较低；丧偶是老年人婚姻关系解除的重要因素。

配偶的缺失，会使老年人得到的社会支持显著下降，导致产生情绪问题的危险性增加。对爱尔兰和瑞士的丧偶老年人随访发现，丧偶老年人接受精神专科治疗的概率显著高于配偶在世的老人，死亡率是有配偶老年人的2倍，且死因以自杀和意外死亡为主。

2. 居住状况

居住状况包括是否与配偶和子女共同居住。子女能够为老年人提供基本的生活照料、经济支持，是老年人的情感依靠以及归属感来源。子女与老年父母一起居住，能够显著地提高老年人的健康水平。一项日本与美国老年人社会联系的比较研究发现，配偶健在与抑郁症发生率在美国相关显著，而子女支持与抑郁症的关系在日本较为显著；且当无婚姻关系时，子女支持与抑郁的相关性更大。

3. 朋友数量、邻里关系

朋友和邻居属于非亲属社会联系，在老年人社会联系中占据重要位置，尤其是在配偶过世、子女离家的情况下，朋友和邻居是老年人更依赖的社会联系。

对社区老年人的研究发现，配偶和子女都不是老年人主要的支持来源。尽管有无子女与得到实际帮助有较强的相关，但情感支持更多来自亲密朋友。对于没有子女的老年人，朋友间支持的影响将更为突出。此外，对瑞士社区老年人随访发现，随着老年人年龄的增长，配偶的影响逐渐下降，朋友支持的影响更为突出。

4. 社会参与

社会参与通常是指个体参与社会集体活动的程度。相对于城市人群，农村群体参与社会活动的机会较少，而农村老年人参与社会活动的机会则更少。社会参与对情绪问题的影响通过两方面起作用：第一，提高社会交往频率可以增加社会支持；第二，通过社会角色提供自尊、生活控制感、归属感等心理需要。研究者对美国老年人随访发现，参与志愿活动对老年人的健康有很大影响。社区提供志愿性活动的机会能够提高老年人的社会参与，提升心理健康水平。

（三）金钱等于快乐吗

当你思考金钱与快乐之间的关系时，你可能会想到所有钱能买到的东西，比如漂亮的房子和汽车、愉快的假期，给孩子良好的教育，更好的医疗服务与更舒适的晚年。除此之外，有钱人往往还会得到一些无形资产，如社会地位。因此，我们会自然地以为，有钱人会比其他人更快乐。

然而，金钱只是精神财富的一部分，其中的影响因素和现实情况较为复杂。有钱人可能会牺牲其他精神财富来获得金钱，而且在赚钱的过程中有时会出现消极态度。金钱确实能够帮助人们获得精神财富，但我们必须先了解让人真正富有的原因，以及金钱是否有助于达成真正富有的目标。

金钱能提高幸福感并非意味着快乐只属于那些拥有私人飞机和豪宅的人。研究发现，人们的生活满意度随着收入的增加而提升，一旦个体的收入达到其所处环境的中等水平时，收入增加对其提升幸福感的影响降低。

有研究者与印度加尔各答露宿街头的无业游民、居住在简陋棚屋的人、人力车夫、麻风患者交谈，尽管他们的生活相当艰苦，但是结果显示他们的生活满意度既有消极的一面，也有积极的一面，这说明穷人对生活的态度并不是完全悲观的。整体而言，极端贫穷对个体的快乐感有负面影响，但也有很多贫穷的人对生活比较满足，甚至一些极端贫穷的人并不为当前的处境感到悲伤。总而言之，影响快乐的因素有多方面，比如有人天性乐观，或有些人有亲密关系的支持，这些人虽然失去部分金钱，但他们还有其他的“财富”。

二、轻松感

老年人退休后可自主安排的时间增多，可以做一些因工作忙而没时间做的事，这让他们备感轻松。这类老年人会在退休以后继续参加社会活动，他们对外界事物保持兴趣，从以往的人际关系中撤离出来以后，减少与以前工作伙伴的来往，远离嘈杂的工作场所。没有了工作上的压力，老年人做起事来更加舒心、畅快。以下介绍几种影响老年人轻松感的因素。

（一）心理与身体老化

一般而言，老年人心理老化的速度要慢于身体老化的速度。老年人的身体老化一般是外观上的，主要表现为头发变白、老年斑和皱纹增多等，这种变化是明显的，而心理老化则不太明显。老年人的身体老化与心理老化有一定关系，如果能够正确对待、接受自己的变化，则会感到身心轻松，积极地享受老年期的生活。

（二）心理老化与心理特点

通常情况下，懒于用脑，经常不思考问题的人，智力衰退的速度较快；而勤于用脑，喜欢思考的人，智力衰退的速度较慢。情绪不稳定、抑郁、没有进取心、意志不坚定的人，往往未老先衰；而情绪稳定、乐观开朗、意志坚定、有积极进取心的人，即便是到了老年，依然有旺盛的创造力。老年人思维灵活，有着很好的记忆力，精力充沛，能够去完成自己想做的事情，自然感觉轻松。

（三）社会因素

社会不断对老年人提出新要求，这会成为老年人积极提高自身素质，不断进步的促进因素。社会对老年人的心理影响，还表现在老年人社会角色的转变以及对这种转变的适应情况。如果老年人能够适应社会需要、达到社会的要求，则能加强自信心和存在感，激发自身不断参与社会以实现自身价值，这类老年人能够掌控自己的生活，自然觉得身心轻松。

退休后没有了职场竞争，人际关系较为简单，老年人可以通过发展自己的兴趣爱好结交新朋友，从精神上给自己减压，学会轻松地生活。老年人的生活常以“休”为主，科学合理安排自己的生活。有些老年人会想要继续工作，选择做能力范围之内的事情，做起来更加得心应手，比起退休后坐享“清福”，他们更加愿意用忙碌的工作来证明自己的价值。

三、完善感

研究表明，个体在五六十岁时的完善感和幸福感会增加。这一阶段的个体度过了难熬的中年危机，职业、社会关系和家庭都稳定下来，焦虑情绪也减少了许多。几十年的生活、工作经验，让他们在处理各种问题时更有自己的智慧，且心理承受能力更强，看待事物更加全面客观，考虑问题更加周到。

除此之外，这一年龄阶段的人心态更加平和，对财富、地位和成功的渴望没有青壮年期强烈，回顾自己一生的事业与家庭时有成就感和满足感，更容易体验到生活的乐趣。他们管理情绪的能力更强，对未来不那么担忧，更愿意活在当下。

简而言之，对于老年人来说，其完善感来自对生理需求、安全需求、情感需求、适应需求、独立需求和自我实现需求的满足。

（一）生理需求

在生理需求中，良好的睡眠和休息对于缓解疲劳和保持精力非常重要。性需求也是老年人心理健康非常重要的一个方面，但却往往被忽视。另外，老年人由于机体功能的老化，会有牙齿缺失或松动、肠胃不好等情况。因此，老年人要注意饮食的科学、合理和卫生，满足生理需求。

（二）安全需求

“老有所养”是老年人晚年幸福感的基础。对于老年人来说，其安全感最主要来自子女和社会的关心和照顾，以及家庭是否和睦、社会是否稳定。另外，老年人的身体是否健康，财产是否会保值增值，退休金的发放是否准时等，都是关乎老年人安全感的重要因素。

（三）情感需求

很多人认为，老年人衣食无忧就是幸福。其实，这是错误的观点，它把人的情感狭隘化，忽略了精神层面的满足对老年人的重要作用。对老年人的访谈发现，他们最渴望得到亲情和友情，而不是物质的满足。

（四）适应需求

事物总是处于不断的发展变化中，这是一条亘古不变的客观规律。对个体来说，首先要面对身体的变化，再者还有人际关系和生活环境的变化。对于老年人来说，他们的适应能力开始下降，不得不面对这些变化，因此适应的需求就显得至关重要。老年人为了拥有健康的身体和良好的心态必须积极地调整自身，以适应变化的环境。

（五）独立需求

大多数人认为人到老年依赖感会增强，而事实是，更多的当代老年人不愿意依靠子女，他们更愿意独立生活。一项关于老年人是否愿意与子女同住的调查显示：只要经济独立，大多数老年人不愿意与子女同住。在调查中还发现，老年人是否选择与子女同住与其自身的文化程度有关。不识字的老年人有80%愿意与子女同住，高中学历的老年人选择与子女同住的约有50%，而受过高等教育的老年人愿意与子女同住的只有40%。在调查中发现，独立要求和独立意识越强的老年人心理越健康，晚年生活更幸福。在许多老人看来，向子女要钱是很没面子的事，“怎么好张口跟孩子们要钱啊!”还有老年人与儿媳妇的关系很敏感，“我去看孙子，儿媳妇一句话也没和我说，走的时候连送都没送”，由此很容易受到伤害，也会使老年人的独立需求增强。

（六）自我实现的需求

离开了自己从事多年的工作岗位，离开了自己为之奋斗和挥洒过青春热血的事业，老年人难免感到无所事事、若有所失，进而陷入无聊和寂寞之中。但这并不意味着老年人没有实现人生价值的需求。部分老年人退休后，选择创造自己的第二职业，他们或是投身公益事业，或是专注于因工作而搁置的业余爱好，充分调动自身潜能，发挥特长和优势，充分享受退休后的快乐生活。有些老年人感到空虚和寂寞也正是其自身价值不被实现的体现，这更加说明老年人有着较强的实现自身价值的需求。

第二节 老年期常见消极心理感受

进入老年期，面对突然发生、改变生活环境或身体机能衰退的事件，容易使老年人感到不适应，进而产生焦虑、抑郁、孤独、依赖等消极心理。本节主要介绍老年期常见的消极心理感受，以及它们的表现、影响因素和缓解措施。

一、焦虑

（一）焦虑是什么

焦虑是对自身的内在想法与感受或外部事件的不愉快体验，涉及性质相同但由轻到重过渡的一系列情绪，主要包括不安、担心、着急、挂念、忧愁、紧张、恐慌等。有些个体并无客观原因而长期处于焦虑状态，常常无缘无故害怕大祸临头，担心患有严重疾病，以致出现坐卧不宁、惶惶不安等症状。老年期是人生发展的特定时期，生理、认知等功能出现变化，老年人若不能适应这些变化，便会出现焦虑情绪。

（二）老年焦虑的来源

1. 生理因素

人到老年，身体免疫力、抵抗力下降，更容易受到疾病的侵袭。由于老年人的躯体、器官功能老化，会出现各类躯体疾病，而躯体疾病造成生活能力下降又会影响老年人的情绪。因此，老年焦虑更多发生在患有疾病，尤其是慢性疾病的老年人身上。有相关研究表明，40%有残疾或慢性疾病的老年个体存在焦虑症状。躯体症状与焦虑密切相关，这些症状包括体力下降、身体活动受限、健康感减退、记忆困难以及依赖性增加等。

除此之外，老年人的睡眠觉醒节律会随着年龄的增加而改变，更易出现入睡困难、易惊醒、早醒等睡眠问题，有效睡眠时间明显缩短。睡眠质量差致使老年人精力缺乏、烦躁等负性情绪增多，生活质量下降，更容易产生焦虑情绪。

2. 心理因素

部分老年人会有“人老则无用”的消极心态，产生消极悲观的心理。他们无法接受身体衰老的事实，并为此感到担忧、沮丧和焦虑。此外，随着年龄的增长，老年人易受到丧偶或亲友死亡等重大生活事件的打击，容易造成重大心理压力和创伤，甚至因此产生死亡焦虑。

而认知功能下降也会加重老年人的焦虑程度。有研究表明，老年人焦虑情绪受认知功能的影响。伴随着年龄的增长，老年人全身器官开始出现衰退，大脑合成与分解代谢能力以及清除毒素的能力下降，导致脑神经细胞死亡加速，认知功能下降。

3. 环境变化因素

老年人退休以后，由工作场所退居家庭，身边的人不再是同事、上司、朋友等，这些变化会让一些老年人感到无所适从。他们短期内无法从工作角色转变到家庭角色，随着人际交往范围和时间减少，他们会产生孤独、落寞甚至焦虑的消极情绪。

4. 经济因素

部分老年人主要生活费用来自子女而不是配偶或自己，这些老年人便存在对他人的经济依赖。有研究表明，经济依赖影响老年人的日常活动能力，这两者也有可能互为因果。老年人日常活动能力受限，无法再像年轻人那样工作和生活，这会造成他们的经济依赖；同时，经济依赖也会增大贫困和低收入的可能性，降低健康的物质保障水平。经济收入低、社会地位不高的老年人，其精神生活大多比较贫乏，难以自行释放心理压力。

（三）老年焦虑的表现及危害

1. 老年焦虑的表现

一般而言，焦虑可以分为慢性焦虑（广泛性焦虑）和急性焦虑（惊恐发作）。

慢性焦虑主要表现为以下三种症状。

（1）在无明显诱因的情况下，个体经常出现与现实情境不符的担心、紧张、害怕，但这种紧张、害怕常常没有明确的对象和内容，只是个体无缘由地一直处于紧张不安、提心吊胆、恐惧、害怕、忧虑的内心体验中。

（2）植物神经紊乱。个体会出现头晕、胸闷、心慌、呼吸急促、口干、尿频、尿急、出汗、震颤等躯体症状。

（3）运动性不安。坐立不安，坐卧不宁，烦躁，很难静下心来。

急性焦虑主要表现为以下三种症状。

（1）濒死感或失控感。在日常生活中，急性焦虑的个体几乎跟正常人一样。然而，一旦开始焦虑（特定触发情境，如封闭空间等），个体突然极度恐惧，濒死感或失控感萦绕心间。

（2）植物神经紊乱的症状同时出现。如胸闷、心慌、呼吸困难、出汗、全身发抖等。

（3）一般持续几分钟到数小时。发作得比较突然，但意识清楚。

而急性焦虑发作后个体仍极度恐惧，担心自身病情，辗转于各大医院各个科室，做各种各样的检查，但不能确诊，这既耽误了治疗也造成了医疗资源的浪费。

小故事

焦虑的吴大妈

吴大妈今年68岁了，身体一直硬朗。某一天，吴大妈被查出患有高血压。从那一天开始，吴大妈开始茶饭不思，精神不振，睡眠质量也越来越差，整天唉声叹气，感觉心里像压了块石头。周围亲戚朋友有人关心她，问起她的病况，她就会忍不住哭泣。就这样，一个月不到，她就瘦了十几斤。儿女们看在眼里急在心里，不停地轮流请假回来照看她。可是几个月过去了，儿女们带着吴大妈把当地、外省的各大医院跑了个遍，做各种检查，吃各类药，但吴大妈的症状一直不见好转。

大启示

以上故事中的吴大妈这是典型的广泛性焦虑的表现。高血压是中老年人的常见病症，只要遵从医嘱、按时吃药、饮食清淡、适当锻炼，一般不会出现严重问题。但吴大妈平时就是一个心态悲观的人，在得知自己患病以后，产生过大的心理压力，总认为自己得了不治之症，认为子女都对她隐瞒真实病情，整天郁郁寡欢、焦虑不安。在医生的建议下，吴大妈接受了心理咨询治疗，一段时间以后，吴大妈能够接受自己患有高血压这一事实，焦虑症状基本消失。

2. 老年焦虑的危害

一项针对中国老年焦虑障碍患病率的研究表明，我国老年人焦虑症的患病率为16.8%～27.2%。但由于研究工具及研究样本等多方面的限制，该结果可能低估了我国老年群体的实际焦虑症患病率。焦虑对老年人在情绪上的影响主要表现为不安、担心、着急、挂念、紧张等，进而影响老年人的睡眠状况。

焦虑不仅会给个体带来一系列不良情绪反应，还会引发躯体疾病。长期处于焦虑状态下的老年人会出现食欲不振、消瘦等躯体症状。研究者普遍认为焦虑与多种心脑血管疾病密切相关，是心脑血管疾病发病的独立危险因素，并且可能增加心脑血管疾病的死亡风险。

焦虑会增加冠心病的发病风险，同时也会增加冠心病的死亡风险，持久的焦虑使高血压死亡风险增加4倍。另外，焦虑会加重心脑血管疾病的发病率，不利于控制病情。

（四）老年焦虑的预防及应对策略

由于老年人特殊的生理和心理状况，焦虑是老年群体中常见的症状，它由多种因素叠加而成。焦虑给老年人带来诸多不适体验，且由焦虑引发的一系列心理、躯体症状严重影响老年人的正常生活，应该引起人们足够的重视，并采取有效措施积极预防。

1. 焦虑的预防

（1）通过老年大学、社区的宣传，让老年人充分认识和正视焦虑，让老年人了解焦虑是常见的症状，不需要回避和掩饰它们的存在。

（2）通过参加户外活动、参加老年大学、加入老年俱乐部等，及时适应社会环境的变化，融入社会，可以减少焦虑的发生，缓解焦虑症状。当注意力转移到新事物上，产生新的心理体验有可能逐渐减轻焦虑心理。

（3）多交朋友。老年人需要有知心的朋友，在闲暇时间能够一起聊天、分解忧愁。

（4）勇于接触新鲜事物。老年人可以在儿女的帮助下，适当接触新鲜事物，如学习上网观看视频、学习使用手机进行视频通话等，这样既可以享受新科技带来的便捷，又可以避免在面对新科技产品时产生挫败感。

（5）养宠物。有研究表明，宠物对老年人焦虑情绪和幸福感有调节作用，可以通过饲养宠物来降低老年人的焦虑情绪，提高老年人的生活幸福感。

（6）预防焦虑症还需要亲人的配合。配偶或者子女应该多陪伴老人，多与老人交流，提供情感上的支持。可以鼓励老年人做些力所能及的家务或手工活，无须对老年人过于担心和包办过多。此外，还要帮助老年人走出家庭，培养兴趣爱好，融入社会，多参加集体活动。

2. 焦虑的应对策略

焦虑不安是老年人常见而且较为强烈的情绪，但不是老年人特有的情绪。青少年也要为很多事情烦忧，他们的父母也会因种种琐事而焦虑，人人都有苦恼的事情，焦虑可能会一直伴随个体由少年、盛年一直进入老年，所以个体应随时做好准备，尽可能缓解焦虑。以下介绍几种应对焦虑的方法。

（1）针对问题的应对方法。这种方法是直接面对问题本身。比如丈夫对正在做饭的你指手画脚，那么你只要直接地告诉他“请你离开厨房”，就可以消除这种压力。

（2）针对情绪的处理方法。这种方法是通过舒解内心的压力，来消除焦虑不安的情绪。个体在面对焦虑事件时要学会自己劝解自己，从此次事件中看到积极的一面。

（3）除了有意识地自我控制焦虑情绪，还可以通过锻炼、祈祷、冥想、娱乐、沉思等方式转移对焦虑事件的注意力，从而达到缓解情绪的目的。

（4）分散注意力法。老年人可以通过读书或观看电视节目、饭后散步、与朋友一起品茶、打扑克、下象棋、欣赏邮票或钱币收藏、商场购物来分散注意力。

（5）倾诉法。可以向亲人、伴侣、朋友等倾诉自己的烦恼，从他们那里得到支持和关心，听取他们不一样的看法和观点，进而缓解焦虑情绪。

二、抑郁

（一）老年抑郁

抑郁是老年群体中常见的心境障碍，可由各种原因引起，以显著而持久的心境低落为主要特征，严重者可能出现自杀念头和行为，且有反复发作的倾向。

老年人退休以后，与外界的交往逐渐减少，此时子女的态度和关心程度对老年人的情绪影响作用明显。近年来随着经济、住房状况的改善，家庭趋向小型化，老年人多与子女分开居住，这可能使老年人感觉子女的关心不够，导致产生抑郁情绪。

（二）老年抑郁的表现

当个体情绪处于抑郁状态时，思维往往缺乏逻辑性，出现消极情绪或异常行为。总的来说，有抑郁情绪的老年人会有以下几种表现。

1. 极端心理

这种现象表现为思想极端，非此即彼，非黑即白。这种状态下的老年个体一旦遇到挫折，便有彻底失败的感觉，进而觉得自身已不具任何价值，对生活失去自信。例如，生病时会觉得自己"离死亡不远了""快要死了"，并且不接受家人的解释和劝解。

2. 抑郁状态公式化

这种状态下的老年人会认为事情只要发生一次，便会不断重复出现。例如，洗碗时不小心打碎盘子，便认定自己今后一定会打碎更多的盘子。生活中遇到其他的困难与不幸，便认为困难、不幸会重复出现。

3. 消极悲观

这一类老年人遇事总会想到消极的一面，自动过滤事物积极的一面。在他们眼中，整个世界看起来暗淡无光，没有事情能够让他们开心，也没有事情能够燃起他们的希望。另外，有些老年人还会终日担心自己将患大病，遇事往往自我断论、主观猜疑、杞人忧天。

4. 抑郁状态消极化

有些老年人把自己的不良感受当作事实的证据，如"我有负罪感，那么我一定是干了什么坏事"，"我觉得力不从心，那么我一定很没用"。尤其当个体情绪低落时，这种不合理推理特别活跃。

5. 自卑

有些老年人总是主动承担别人的责任，并且妄下结论，认为一切不好的结果都是自己的过失和无能所致。这种自卑、内疚心理，大多来源于过多的责任感及义务感。

6. 心境低落

主要表现为显著而持久的情感低落、抑郁、悲观。轻度心境低落者闷闷不乐、无愉快感、兴趣减退，重者痛不欲生、悲观绝望、度日如年、生不如死。在心境低落时，部分人会出现自我评价降低，产生无用感、无望感、无助感和无价值感。

（三）老年抑郁的危害

人到老年，因生理和心理变化，对周围环境较为敏感，容易产生抑郁、悲观等情绪，影响老年期的生活满意度。抑郁对老年人自身和家人都会带来不利影响，其危害主要有以下几方面。

1. 老年抑郁对自身的危害

（1）睡眠障碍。

有抑郁情绪的老年人常有顽固性睡眠障碍，发生率高达98%，表现为失眠、入睡困难、早醒、睡眠节律紊乱、睡眠质量差等。抑郁症患者更容易早醒，例如会在清晨3点至5点醒来，并伴随低落的情绪。

（2）劳动能力受限。

抑郁症患者身体功能差，劳动能力受到影响。在患有抑郁症的个体中，有一半以上的人完全丧失了工作和生活能力，他们无法专注于工作，甚至不能自理。

（3）消极思想。

抑郁症还会导致思维消极、悲观和自责、自卑，犹如戴着有色眼镜看世界，觉得生活中做任何事情都困难重重，对未来悲观绝望。抑郁的人会把自己看得一无是处，无限夸大微不足道的过失和缺点。

2. 老年抑郁对家庭的危害

老年抑郁患者常伴有胸闷气短、心慌、腹胀、头痛、尿频尿急等躯体疾病。在医院诊疗过程中，如果医生疏忽患者抑郁情绪的存在，未能给予妥当的抗抑郁治疗，会使病情久治不愈。反复就诊会增加家庭经济负担，家庭中的其他成员也会因此感到担忧与焦虑。

（四）老年抑郁的原因

老年抑郁的发生，主要受到生理、心理和社会环境因素的影响。

1. 生理因素的影响

相关研究表明，老年抑郁主要与机体老化（特别是脑细胞的老年退行性改变）以及老年人频繁遭受精神挫折有关。老年期是人生发展阶段中的特殊时期，由于生理上发生变化，老年人的适应能力减弱，对躯体疾病的耐受力减弱，生活中的一些突发事件容易成为老年抑郁的诱发因素。

此外，老年抑郁与遗传因素有关，遗传也是重要的发病机制之一。研究表明，患有抑郁症的人群，其子女患抑郁症的风险比正常人高很多，且女性受遗传因素影响患病的概率更高。

2. 心理因素的影响

心理社会因素是老年人抑郁的重要原因。老年人的应激能力减弱，当遭遇打击性的负面事件时，很容易诱发低落的情绪。加之老年人的社交圈子相对较小，长此以往，很容易性格孤僻。在这种情况下，如果家庭和朋友不能给予老年人恰当的支持和安慰，更容易诱发抑郁。

3. 社会环境因素的影响

人类需要社会交往，每个人都生活在特定的社会群体之中，不可能脱离群体或社会而离群索居。退休后的老年人若长期在家，不外出与人交往，没有良好的人际互动，与他人的心理距离疏远，社会适应能力会越来越差。

此外，随着科技的发展，出现了越来越多的新型电子产品，人们的交流、通信、购物、出行等方式发生了巨大改变，老年人在面对这些变化时会感到不适应。

（五）老年抑郁的预防

抑郁会让老年人的情感、兴趣、睡眠、食欲明显紊乱，心理功能整体受损，严重干扰正常生活。因此，老年抑郁的预防和治疗要尽早进行。

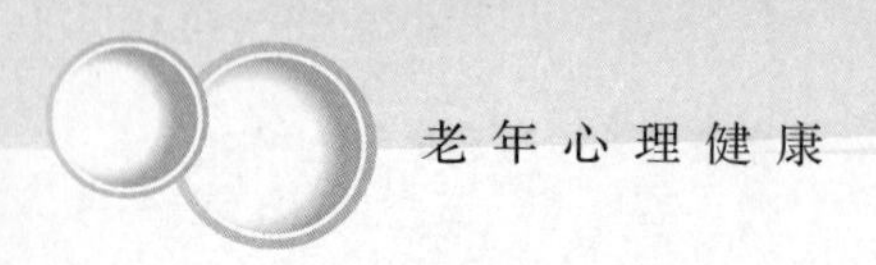

预防老年抑郁症可以从个人、家庭和社区三方面着手。

1. 个人方面

(1) 饮食均衡。

进入老年期后，应在饮食方面做适量的调整，尽量配合自身的营养需求，讲究营养均衡。多吃牛奶、瘦肉、豆制品、水果、蔬菜等高蛋白、富含维生素的食物，少食用高热量、难消化的东西，同时注意低盐、低脂。

(2) 作息规律。

在日常活动和作息时间方面，保持规律的作息时间，不宜长时间或者熬夜做一件事情。可以在白天参加感兴趣的活动，中午适当午休，晚上在安静、避光的室内休息。

(3) 广交朋友。

退休后老年人要多交朋友、参与集体活动，从丰富多彩的集体活动中寻求温暖、友谊和支持。避免长时间独自在家，不与外界交流。遇到不愉快的事情可以向朋友、家里人诉说，寻求大家的支持和帮助，也让自己的不良情绪通过这种方式得到宣泄。

(4) 找到自己的兴趣，做感兴趣的事。

老年人应该丰富自己的日常生活，主动学习新知识，培养兴趣爱好，根据自身特长，有计划地参加能够获得快乐和自信的活动，譬如收拾整理房间、养花、种草、骑车、阅读、摄影、听音乐、下棋等。此外，还可以根据自身情况，每周进行几次体育锻炼。

(5) 保持好心情。

人生不顺心之事十之八九，失意几乎不可避免。想要常保持好心情，就要在遇到不愉快的事情时换个角度思考问题，从积极的角度看待，保持豁达的胸怀。学会直率、坦诚地待人，不要过分自责、自卑、自怜。

2. 家庭方面

在家庭方面，家人尤其是子女要尽量多陪伴老人，不要让老人长时间独处。可阅读相关书籍，了解老年期的生理、心理特征，理解老年人的性格特点，多倾听，多给予支持、温暖和安慰。即使不能经常回家也要多与老人联系，表达对他们的关心和爱护。家庭成员之间要互相支持与爱护，营造和谐的家庭氛围。

3．社区方面

社区服务在预防老年抑郁方面起引导和帮助的作用。社区可定期开展有关老年抑郁的专题讲座，进行相关知识的普及，帮助老年人了解老年抑郁的特征以及相应的防治方法。

社区还可以加强老年文化建设，丰富老年人的精神生活。根据老年人的娱乐特点，开展相应活动，挖掘和培养老年人的兴趣爱好，让他们做自己想做的事情，放松心情。特别是要举办一些适合老年人的体育赛事、文化娱乐活动等增强与他人配合、协作的活动，在这些活动中扩展老年人的交际圈。这样的参与过程能有效减少孤独感，增加老年人参与社会交际的机会，改善人际关系，调节生活压力，降低患老年抑郁症的风险。

老年人能否拥有健康幸福的晚年生活，关系到整个社会的文明发展的好坏。预防老年抑郁，提升老年人的主观幸福感，需要社会各方面力量的共同努力。而社区作为城市的基层服务机构，应尽可能为老年人提供良好的社会支持，丰富他们的退休生活。

三、孤独

（一）老年孤独的内涵

孤独是由个体人际关系缺失而产生的情感，是具有消极作用的主观体验。孤独可分为情感孤独和社交孤独。情感孤独与丧失亲密依恋（如丧偶、离婚、失去最亲密的朋友）相关，常伴有孤寂感和缺乏安全感。社交孤独则与归属感、友谊、成员身份等广泛的社交网络缺乏有关。

老年孤独是老年人与社会隔离而产生的孤单、寂寞、不愉快的情感，它是人际交往中因交流的需要没有得到满足而产生的消极心理体验，主要包含以下三方面的内容。

第一，孤独是主观体验和心理感受而非客观的社交孤立状态。例如，有些老年人独处时没有感到孤独，在人群中反而深感孤独，这体现老年人产生不同的主观体验并非取决于周围的环境。

第二，孤独体验是消极的，令人心里难以承受。

第三，孤独感源于社会交往不足或人际关系的缺陷。

孤独感会严重损害老年人的心理健康，降低老年人的生活质量和主观幸福感。因此，在老龄化不断加快的今天，关注老年孤独问题并采取有效措施降低老年人的孤独体验，对提高老年人心理健康水平具有重要的理论和实践意义。

（二）老年孤独的表现

与病痛等肉体上的伤害相比，老年人更害怕孤独，缺乏精神慰藉对许多老年人来说是更大的伤害。经常独处、很少与人交流的老年人容易产生悲观想法，有的人甚至会出现厌世念头。有孤独心理的老年人往往会出现错误的认知，他们在认知、情感、行为交往和思维方式上都与他人不同，且情绪消极。

1. 认知表现

在认知方面，随着感知器官和记忆、思维能力的衰减，老年人的主观无用感会越来越强烈。他们较少感觉到自我价值，在人际交往的过程中，对无足轻重的问题过于敏感，对他人和自己的评价都较为消极，对他人的行为和意图常加以歪曲或曲解。例如，有些老年人强烈要求保持现状，不肯改变其所在的环境、生活习惯和行为方式。他们会反复要求吃同样的食物，穿同样的衣服，做同样的事情；吃饭用具的位置固定不变，如有变动，他们会立即表现出明显的焦虑。

2. 情感表现

在情感上，有孤独心理的老年人常常精神不佳，内心十分脆弱，情绪往往持续低落或容易激动。睹物思旧，多愁善感，他们总感到自己被孤立、感到没有希望和不幸福。

3. 行为交往

在行为交往上，存在孤独心理的老年人交际比较被动，在交往中容易受到他人的影响和控制。他们对周围事物兴趣索然、很少参与社会活动，严重者连户外活动也不愿进行；他们在朋友身上花费的时间很少，没有亲密的朋友；他们平时不愿与人交往，长期待在家里，对周围事物很少关注；他们很难建立有助于发展社交技能的人际关系，难以摆脱孤独感。

4. 思维方式

在思维上，存在孤独心理的老年人对非言语信号的理解变差，在内心的需求得不到满足时，会产生非理性信念，这些非理性的信念反过来又加深老年人的孤独感受。

（三）老年孤独感的来源

随着年龄的增长，老年人的生理、心理以及社交网络会发生很大的变化，而这些变化会导致老年人的社会交往发生变化，使老年人感到孤独。影响老年人孤独感的因素主要集中在个体因素（如性别、年龄、健康状况、婚姻状况、居住方式、受教育程度）、职业因素、家庭因素、文化因素等方面。

1. 个体因素

人到老年，生理机能衰退，抵抗力下降，容易患各类慢性病，这些生理变化引起了老年人的心理变化。此外，老年人自身的性格特点也会对其孤独感的产生有所影响。有些老年人喜爱安静、沉默，情绪不常外露，外部动作少而缓慢，做事不够灵活，不易转移自己的注意力，多愁善感、敏感多疑、行动迟缓、优柔寡断。这类老年人如果身边没有人陪伴和开导或者经常遇事不顺，更易感到孤独。

2. 职业因素

个体职业生涯的不同时期，在发展任务、心理与行为或社会关系等方面，表现出阶段性特征。个体到了退休年龄以后，开始逐渐淡化职业角色，脱离工作岗位。脱离岗位的过程的难易程度，主要取决于个体对已有职业的认同感。个体越是认同已有职业，脱离过程就越难。有些老年人的社会角色一时转变不过来，无法适应退休之后的闲适生活，时常感到空虚与孤独。此外，老年人退休后，脱离了原来的集体，生活节奏减慢，活动范围缩小，与人交往也相对减少。对于这一变化，许多老年人不能立即适应，在心理上产生被社会抛弃的孤独感和无能感。

3. 家庭因素

在我国传统大家庭中，老年人是一家之主，在家庭中承担重要角色。身为父母、长辈，他们受小辈的尊重，很有权威。随着子女逐渐长大，老年人与子女的生活理念、生活方式和价值观逐渐产生分歧。且子女由于工作等原因，照顾老人的时间、精力有限，亲子之间的互动减少，这些因素都会让老年人产生孤独感。此外，亲人或配偶的离世也会给老年人带来打击，若沉浸其中无法走出悲伤，会对身体和心理造成伤害。

4. 文化因素

随着社会迅猛发展，科技日新月异，年轻一代所接受的信息、学习的知识、对新电子产品掌握的熟练程度等远远超过老年人。在现代化的社会环境中，年轻人的价值观也与老年人大不相同，这使得年轻人与老年人之间的代沟越来越大。例如，很多年轻人不懂京剧的魅力、国画的博深，而一些老年人却不懂时尚的精彩、网络的便利；很多年轻人婚后不愿与父母在一起居住，想要拥有属于自己的独立空间，而老年人在传统家庭观的影响下，大多希望能儿孙绕膝，享受天伦之乐。

在时代文化的影响之下，年轻人的很多思想和老年人有所差异，甚至截然相反。在这种情况下，即使双方有交流沟通的机会，但由于缺乏共同的话题，他们的交流也会越来越少。老年人退休以后和同事的联系逐渐减少，人际交往也局限在周围亲友的范围内，这使他们容易产生孤独感。此外，归因方式、人际信任、福利保障、城乡差异等因素也会导致老年人孤独心理的产生和加剧。

（四）老年孤独的预防

老年孤独如果不加以防范，会对老年人带来伤害，不利于家庭和睦。对这方面的预防，有以下几个建议。

1. 老年人自身的防范

老年人自身要建立合理的信念，调整好心态，孤独症状自然有所减轻。需要了解的是，孤独是老年人常见的心理感受，这是一个不可回避的事实，是人生过程中必经的体验。在这种体验中，老年人可以有更多时间去回味生命的历程和探寻生命的意义。

孤独感由多种因素导致，发现自身出现相应症状的时候，不必惊慌，也不必将其视作严重疾病，而是要积极与家人、朋友沟通，从他们那里得到支持、理解和帮助。有积极开放心态的老年人，可以在交流的过程中逐渐接受和重新认识这种情感。老年人对待孤独的体验，要做到不回避、不否认、主动交流、寻求帮助与支持，这样才能够获得子女以及亲友们的理解。

此外，老年人还应该及时调整心态，学会接受孤独，并寻找满足自我的生活方式。比如，在照顾孙辈的过程中寻找幸福感；参加志愿活动，为他人和社会做贡献；也可以参加体育锻炼、游戏娱乐、学习琴棋书画，充实晚年生活。

最后，老年人可以在不断学习的过程中寻找乐趣，增强信心，克服孤独感。要有主动学习的心态，对新事物保持好奇心，愿意接触和尝试新事物。

2. 家人的支持与关爱

和谐美满的家庭氛围，对预防或降低老年人的孤独感，具有重要意义。子女对老年人不仅要确保物质上的赡养，还要给老年人精神上的支持与关怀。

子女应尽赡养、孝顺老人的义务，身在外地时更要常打电话问候，多关心老人，让他们感受到晚辈嘘寒问暖的关心，不致产生被冷落、被遗弃的感受。

离退休后老年人活动范围往往缩小，人际交往较为简单，内心难免感到孤独，他们精神上的这些苦恼、烦闷、忧虑需要向外宣泄，因此配偶或子女要常与老人谈心。儿女如果能抽时间常和老人谈心聊家常，能使他们得到心理上的满足、体验到家人对自己的关爱，有利于营造和谐的家庭氛围。

3. 社区的帮助

老年孤独不仅仅是单个家庭应该关注的问题，更是社区大家庭应该密切关注的问题。社区照顾是一种新型的养老模式，它更加注重老年人的心理与情感方面的需求，能够帮助离退休老年人实现真正的老有所医、老有所乐、老有所为。社区可以定期组织一些活动，如画画、手工编织、剪贴、书法、绘画比赛等，鼓励老年人学习使用电脑、多看报刊去了解最新资讯，这样不仅可以让老年人有事可做，也可以促进同社区老年人之间的交流。这样的社区活动不仅为老年人提供生活照顾，还会在日常生活和家庭琐事中予以帮助，满足老年人特殊的心理和生理需求。

另外，社区也可以定期举行老年心理健康知识普及讲座，宣讲有关老年生理、心理特点的知识，常见的不适症状等，让老年人及其家人对这些症状有所了解，并学会处理和应对的方法。

四、依赖

（一）老年依赖

老年依赖是指老年人做事信心不足、被动顺从、感情脆弱、犹豫不决、畏缩不前，事事依赖别人去做，行动依靠别人决定。随着年龄的增长，人们身体各项机能减弱或者丧失的风险越来越大。老年人会对自身身体机能老化产生恐惧感，担心自己或身边人离去。当老年人日常生活某方面的能力缺失而需要外部协助时，会对身边的人产生依赖。老年人在逐渐老去的过程中，对子女、伴侣的依赖表现得尤为明显。

依赖心理过重容易导致老年人心理衰老，对未来失去信心，把生活和健康的希望寄托于家人和社会。这类老年人缺乏安全感，全身机能处于抑制状态，应急能力也有所下降。进入老年期，出现一定程度的依赖心理是正常现象。但如果这种依赖心理太严重，依赖的对象一旦消失，老年人的精神支柱就会倒塌，很容易对心理和生理健康造成损害。老年人的依赖主要有以下几种表现。

1．经济依赖

老年人退休以后，经济收入来源较少、结构单一、群体分化明显、社会保障及经济自养能力不足。老年人收入来源的群体差异较大，弱势群体的经济压力更加繁重。家庭资源减少，以及家庭养老方式的快速转变，对老年人造成众多不利影响。而针对中国高龄老年人社会经济与健康状况的研究发现，与男性高龄老人相比，女性高龄老人在经济上对家人的依赖更强。

2．照料依赖

老年人容易罹患各类慢性疾病，身边需要有人照料，并且女性对照护的需求比男性更大。长此以往，老年人对身边人的依赖会越来越严重。对生病和死亡的担忧会打击老年人自主生活的信心，使他们不相信自己能够照顾自己，变得更加依赖他人。一旦身体有所好转，照料者离开以后，他们又会感到孤独、无所适从，甚至陷入无尽的焦虑情绪之中。

3．情感依赖

老年人心智功能明显减退，需给予更多照料和精神慰藉。他们需要别人在情感上支持他们、在生活中帮助他们，以达到心理上的满足。正常的情感依赖家人都会主动给予、尽量满足，但是严重的情感依赖会使老年人完全丧失自我，一切听从他人安排，放弃自己的想法。

（二）老年人产生依赖的原因

1. 老年人产生经济依赖的原因

老年人在退休后，主要的经济来源减少了。由于工作类型不同，一些老年人甚至没有退休金，这一类老年人在退休后彻底没有收入，对子女的经济依赖较大；更有一部分老年人会拿出自己的养老储蓄来帮助子女，剩下的积蓄无法支撑治病费用。若老年人事先没有做好详尽的退休资金准备与规划，在遇到突发事件时，他们更有可能在经济上依赖子女。

2. 老年人产生照料依赖的原因

受社会变化、个人习惯、生活压力等因素的影响，现代有很大一部分年轻人不愿意在婚后继续与父母生活在一起。而子女们需要在兼顾工作的同时照料家庭，这样快速的生活节奏也让子女探望老人的次数和机会越来越少。因此，没与子女共同居住，是产生老年照料依赖的重要原因。

老年人随着年龄的增长，其自理能力和身体状况都在变差，因此年龄对照料依赖有直接影响。除此之外，有无配偶也是影响老年人照料依赖强弱的原因之一。对于有配偶的老年人而言，其生活有配偶的互相照顾陪伴，而丧偶或者独居的老年人则需要更多的陪伴与照料。

3. 老年人产生情感依赖的原因

老年人的社交活动减少，与外界的接触减少，造成对社会的认识减少，而且社会活动范围受到限制。尤其是刚刚离退休的老年人，从忙碌到清闲，短时间内突然角色转换，如果没有找到新的兴趣爱好，会感觉生活枯燥、无聊。子女是他们老年期的主要依靠，因此老年人会对子女产生更多情感上的依赖。

认知功能的变化。随着年龄的增长，老年人会出现感知觉能力降低、意识差、反应迟钝、注意力不集中等现象。有些老年人还会出现健忘等症状，这些变化也会让老年人在情感上更加依赖子女。

消极的心理暗示。老年人大多面临经济能力减弱，人际交往减少，随之自信心、安全感和控制感降低，这些变化会给老年人明显的消极心理暗示：

我老了。有了这种心理背景，老年人会更多地依赖身边的孩子，需要更多的陪伴和情感上的支持。

（三）过度依赖的预防

预防老年人过度依赖，可以从老年人自身和家人两方面着手。

1．培养兴趣爱好

老年人要避免过分依赖他人，独立自主地安排自己的生活。其实，离退休生活不仅是让身体得到休息，还可以根据自身的兴趣爱好，把退休生活安排得丰富多彩，充实而有意义，让自己心理上也能得到休息和放松。因此，老年人在离退休后可以继续学习新知识，有条件者可进入老年大学继续学习，充实生活，延缓大脑衰老，预防老年痴呆。

老年人还可以根据自己的身体状况，适当参加体育锻炼，如散步、慢跑、打太极拳等。保持和培养有益身心健康的爱好，如养花、养鸟、下棋、打牌、跳舞、唱戏等，享受离退休后的欢乐。老年人不妨把离退休以后的生活看作人生的新起点，看作进入老年生活的新开始，用热情去适应新生活。

老年人应该保持积极乐观的心态，当面对生活的烦恼和不如意时，不能耿耿于怀，更不能郁郁寡欢，可以通过找好朋友倾诉、找子女商量、找专业机构或社区服务机构咨询等途径，及时释放不良情绪；要积极参加各项集体活动，在人际交往中取长补短，汲取生活营养。老年人要善于摆脱外界干扰，不过度操劳，积极培养健康的生活情趣，保持好心情；还要建立自主、自强、自信的信念，摆脱老化刻板印象，保持积极乐观的心态。

2．家人和朋友的支持

家人和朋友的支持，对老年人来说非常重要。子女在工作之余，要关心老人的身体，在提供日常生活用品的同时，也要多关注他们的情绪。多与老人沟通，倾听他们的担忧及烦恼。比起生活、物质上的享受，老年人更需要朋友和家人在情感上的支持和关怀。老年夫妻之间要互相体谅、互相照顾，共度晚年。

五、其他导致老年人消极心理的因素

（一）固执

1. 老年固执的内涵及原因

固执就是顽固坚持自己的想法，一般来说，老年人易有这种表现，主要特征为自满自信、思维刻板、敏感多疑、嫉妒苛刻、情绪异常冲动等。一些老年人个性要强，遇事时不听别人劝告，坚持己见；情绪也很不稳定，有时无缘由地感伤或叹气，有时表现得很烦躁，会因为一点小事而发怒。

老年人更容易固执己见的原因主要有以下三个。

第一，社会心理因素的影响。老年人都有自己的社会经历，在不同的生活方式中，各自积累了不少有用的经验或失败的教训，由此产生对客观事物的主观态度。当这种主观态度不能适应客观环境时，便表现为明显的固执。另外，老年人对变换环境的适应能力相对较差，更容易表现出固执。

第二，老年人接受新鲜事物的能力变差。老年人经常会感到自己与周围环境格格不入，对社会出现的新事物感到陌生，如出行、购物、消费方式的改变，会让他们觉得无所适从。此外，老年人与晚辈之间的代沟增多，晚辈很多做事方式让他们无法理解，进而与家庭成员出现分歧，甚至出现脱节和紧张状态。当老年人自身的原有观念与家庭成员的观念发生冲突时，老年人会觉得自己得不到家庭成员的同情、理解和尊重，这会让他们变得更加固执。

第三，受病理原因的影响。某些病理性原因会导致老年人出现思维狭窄、焦虑、注意转移困难等问题。过分固执则是这些病理性症状的表现之一，这种情况需要结合临床其他症状并由专业医生加以鉴别。

2. 老年固执的化解方法

面对固执的老年人时，不要与之相对峙，而应在了解老年人心理的基础上，耐心地向他们做正面的解释，让老年人意识到自己的不合理信念和观点。

以下几点可以帮助化解老年人的固执思想。

（1）善于接受新事物。

固执常与思想狭隘、不喜欢接受新事物有关。因此，老年人需要不断学习新知识，接触新人、新事物，尽可能地去尝试新事物带来的不同体验，丰富自己的生活。

老年人会习惯性地认为自己比年轻人阅历丰富、能力强，这大概和他们过去的生活经验有关。老年人有着丰富的人生阅历和生活经验，这些阅历和生活经验是极为宝贵的财富，但如果它们不经常接受实践的考验，不发展、不更新，则会变成僵硬的教条。

（2）加强学习，提高自身修养。

丰富的知识使人思路开阔，提高修养和见识，对不同事物的包容性会更强。需要注意的是：越有知识越要谦虚，越应该尊敬和信任别人；要严于律己，宽以待人；不议论他人的不足；不要计较微不足道的小事；多与勤奋好学、谦虚谨慎、灵活性强、随和的人交往，少与固执的人交往，以免双方发生矛盾。

（3）加强自我调控，善于克制自己。

对不良情绪需要善于自我控制、自我调解，不要顽固地坚持自己的观点。谁都会有缺点和错误，老年人也不例外，这是事实，不需要隐瞒和掩饰，要敢于承认自己的错误。

（二）失眠

失眠在老年群体中很常见。随着年龄的增长，神经系统退行性改变会使老年人睡眠节律紊乱、夜间片断性睡眠以及白天睡意增加。研究表明，失眠症会降低老年人对自身健康的评价、增加患抑郁症风险，引起认知功能减退。因此，对老年失眠现象需要得到进一步的认识，对严重的失眠问题更要重视。

1．老年人失眠的原因

首先，随着年龄的增长，中枢神经系统会发生退行性改变，使老年人出现睡眠节律紊乱和夜间片断睡眠等症状，还会导致睡眠调节功能的下降。其次，精神和心理因素也是影响老年人失眠的重要因素。与年轻人相比，老年人往往会感觉寂寞和孤独，更容易感到脆弱和无助。随着年龄的增长，老年人容易产生悲观和伤感等负性情绪。过于担心家庭、子女的事务，但又力不从心，这容易使老年人抑郁和焦虑。此外，丧偶、家庭关系不和谐、儿女不孝顺、经济压力过大也会使老年人心情不好，出现失眠症状。最后，老年人容易患慢性疾病，这些躯体疾病多种多样，会加剧老年人躯体不适，进而引发失眠。

2. 老年失眠的预防

面对老年生活，老年人自身要保持积极乐观的心态，接受退休、衰老的事实，放松心情、调整心态，充分规划老年生活。对老年生活抱有期待，用积极的态度看待当前的生活。

老年人要保证规律的作息时间和饮食。有些老年人闲来无事，长时间打牌、下棋、看电视，长时间进行这些活动不利于正常休息。老年人可以在白天进行适当的体育锻炼，在晚饭后散步，睡前用温水泡脚或喝一杯热牛奶的方法来帮助提高睡眠质量；或者在光线较暗或者遮光好、隔音好的房间睡觉，睡前不做影响情绪的事情。老年人情绪不宜波动过大，遇事多和家人商量，不轻易动怒。子女的事情交由子女解决，不要过多参与子女的家庭琐事。

老年人需要调整对失眠的看法，因为睡眠质量的好坏，关键在于睡得怎么样，而不是睡眠时间的长短。在失眠时过分在意睡眠时长，会加重失眠状况。因此，老年人无须过分计较睡眠时间是否足够长，而是要保证较高的睡眠质量。

（三）空巢综合征

随着社会的快速发展，空巢老人已经成为当今社会重要的老龄问题之一。随着独生子女的父母辈步入老龄阶段，空巢家庭将成为中国家庭的主要形式。由于孤单寂寞、缺乏精神慰藉，空巢老人会罹患“空巢综合征”。

中国传统文化重视天伦之乐，认为有儿孙跟随左右，是人生莫大的幸福。

然而，随着中国的社会文化变迁，大家庭解体，年轻人受到工作调动、人口流动、住房紧张、追求自由的生活方式等因素的影响，大多不能或不愿与父母住在一起。老年人晚年盼望的理想落空，容易出现孤独、伤感、精神萎靡等症状，如果身体有其他不适时，这些消极情感便会更加严重。

预防空巢综合征的首要有效方法是儿女多回家陪伴父母，给他们关心和爱护；其次，老年人也要找到自己的兴趣爱好，多结交朋友，多与人沟通、互动，寻找生活的乐趣。需要注意的是，预防空巢综合征，不能采用赌博、不正当的娱乐活动等消极的应对方法。

参考文献

[1] 迪纳 E，迪纳 R．改变人生的快乐实验［M］．江舒，译．北京：中国人民大学出版社，2010.

[2] 倡泰．老年焦虑症的防治［J］．科普天地，2017（9）：5.

[3] 陈灵泉，杨凯丽．国外老年孤独感防御的经验借鉴［J］．重庆科技学院学报（社会科学版），2014（2）：52－54.

[4] 陈淑燕，谢稚鹃，黄薛冰，等．集体认知行为治疗对广泛性焦虑障碍疗效的随机对照研究［J］．中国心理卫生杂志，2017（3）：177－182.

[5] 陈新国，张芳，徐理．老年孤独心理问题及其防治对策探究［J］．心理技术与应用，2014（3）：37－40.

[6] 鲍威尔．控制老年焦虑的诀窍［J］．健身科学，2015（8）：14－15.

[7] 董芳．人到老年过分依赖老得快［J］．现代养生，2017（3）：30.

[8] 董薇．为什么老年人容易固执己见［J］．中老年保健，2016（3）：44.

[9] 董香丽，孙伟铭，袁也丰．江西省社区老年人焦虑情绪状况及影响因素分析［J］．现代预防医学，2016，43（13）：2378－2381.

[10] 符佳．城乡老年人群依赖状况性别差异及其影响因素研究［D］．成都：西南财经大学，2016.

[11] 巩凤芹．固执的老人［J］．心理与健康，2014（6）：32.

[12] 郭伟，韩刚亚，涂哲明，等．生物反馈治疗老年焦虑症的疗效观察［J］．中国康复，2013，28（3）：181－183.

[13] 蒋建英，孙平辉，李文玲，等．吉林省老年人日常活动能力和焦虑沮丧状况分析［J］．中国公共卫生，2014，30（2）：131－134.

[14] 蒋晓江，郝凤仪，陈南西，等．慢性失眠症的团体认知行为疗法［J］．中国临床神经科学，2017，25（1）：112－118.

[15] 赖运成．不与老年孤独为伴［J］．健康指南：医疗保健服务，2016（6）：53－54.

[16] 李娜．怎样改变老年人的固执［J］．老年健康，2008（7）：34.

[17] 刘援朝．老年心理活动类型与心理健康［J］．开卷有益：求医问药，2003（2）：55.

[18] 罗明宇．济南市部分城市社区老年人焦虑、抑郁状态影响因素回归树分析［D］．济南：山东大学，2016.

[19] 柳博米尔斯基．幸福有方法［M］．周芳芳，译．北京：中信出版社，2014.

[20] 本－沙哈尔．幸福的方法：哈佛大学最受欢迎的幸福课［M］．汪冰，刘骏杰，译．北京：中信出版社，2013.

[21] 许晓燕．浅谈老年抑郁症的病因分析及对策［J］．中国高新区，2017（11）：47.

[22] 杨艳辉．浅析老年人常见的心理问题与对策［J］．老年人，2015（12）：43.

[23] 张峻弓，冯威，陆峥．老年失眠症的病因和治疗研究进展［J］．世界临床药物，2018，39（4）：229－234.

[24] 张盛，杨盛力．老年抑郁症的病因及预防［J］．家庭医学（下月刊），2014（7）：49.

[25] 张爽．中国城市老年抑郁症患者心理社会病因与社区辅助治疗［J］．中国老年学杂志，2017，37（24）：6277－6279.

[26] 郑立群，曹赟洁．论伴侣动物对老年人焦虑情绪和幸福度的作用［J］．社会心理科学，2015，30（3－4）：18－20.

[27] 朱本浩．老年焦虑症关键在预防［N］．大众卫生报，2015－01－27（16）.

第五章
退休后适应

本章提要

退休是人生的重要转折，是前半生积极工作后的休息。退休意味着繁忙工作生活的结束和闲逸生活的开始，它不应该是一个时间点，而应该是一个过程。这一过程包括退休前的心理准备、对退休后生活的规划、退休后的心理调整和对新生活的适应等。提前做好详尽的退休规划，使退休后的生活有新的目标，能帮助老年人顺利度过退休期，以平静、享受的心态面对退休后的新生活。本章首先介绍退休的相关心理理论、影响退休的因素等；其次探讨退休前的准备工作；最后介绍退休综合征及相应的心理适应措施。

小故事

老木匠退休

有个老木匠准备退休，他告诉老板，说要离开建筑行业，回家与妻子儿女享受天伦之乐。

老板舍不得他的好工人走，问他是否能帮忙再建一座房子，老木匠说可以。但是大家后来都看得出来，他的心思已不在工作上，出的是粗活。房子建好的时候，老板把大门的钥匙递给他。

“这是你的房子，”他说，“我送给你的礼物。”

老木匠震惊得目瞪口呆，羞愧得无地自容。如果他早知道是在给自己建房子，他怎么会这样呢？现在他得住在一幢粗制滥造的房子里！

大启示

如果我们漫不经心地营造自己的生活，凡事消极应付，不肯精益求精，在关键时刻不尽最大努力，等我们惊觉自己的处境，早已深困在自己建造的房子里了。面对退休也是如此，如果退休前做好心理准备，尽责地完成自己的工作，安排好退休后的生活，那么在真正退休的时候就可以更快地适应。

把你当成那个木匠吧，想想你的房子，每天你敲进去一颗钉，加上去一块板，或者竖起一面墙，用你的智慧好好建构生活的“房子”，自己的一生由自己创造，不能抹平重建，即使是退休后也要积极地建构生活，做到“老有所为”。

第一节 退休的心理理论

退休是指根据国家有关规定，劳动者因年老或因工、因病致残，完全丧失劳动能力而退出工作岗位休息养老的行为或制度，这由生命和劳动过程的自然规律所决定，也与国家的经济社会发展水平有关。退休一直是老年心理学和人力资源管理等多个学科的研究主题，近年来随着全球老龄化加快，退休成为心理学、社会学、经济学等领域研究的热点。在心理学研究领域，退休是一个多阶段的动态过程，在这一过程中，个体工作量逐渐减少直至完全退出工作岗位。当前，随着退休返聘现象的出现和增多，退休不再意味着完全不参与工作。

目前，研究者更多从个体层面关注影响个体退休的心理因素、退休过程以及退休给个体带来的心理变化。依据退休的心理学研究成果，本节简要介绍解释个体退休心理与行为的影响因素。

一、影响退休决策的因素

对影响退休的前因进行梳理和分类后发现，影响个人做出退休决策的因素可以用两个理论模型来解释：一个是退休的前因变量模型；另外一个是退休的多水平模型，从多个层面归纳退休的影响因素（如图 5－1 所示）。

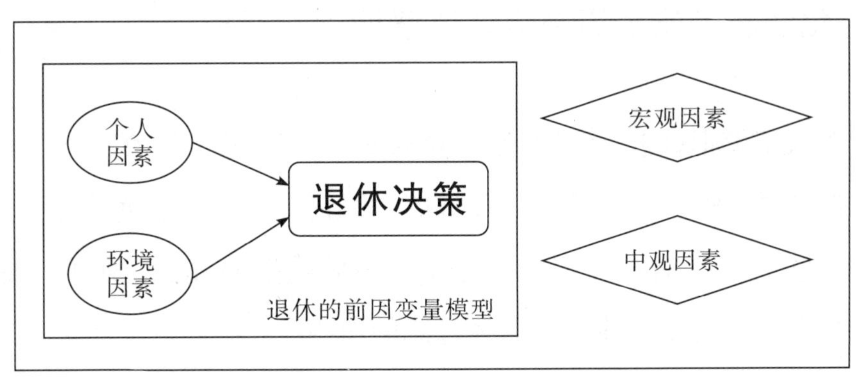

图 5－1　影响退休决策的因素

退休的前因变量模型认为，退休的关键问题是退休决策，因此要重点分析影响退休决策的因素。前因变量模型区分了影响个体退休决策的个人因素和环境因素。具体来说，在以下情况中，个体更可能做出退休决策：个体感知到自己的工作能力开始下降，身体健康问题恢复得越来越慢，有一种或多种慢性病，已达成或感知到自己难以达成职业目标，更多地希望回归家庭，以及开始期待和规划退休后的休闲生活，等等。

退休是复杂的行为过程，受到多种因素的综合影响，单方面的研究不能完全解释其复杂性。老年人在退休过程中所表现出来的行为不仅受到自身因素的影响，也会受到外部大环境的影响。因此，退休的多水平模型提出在研究个体变量对退休的影响时，也应该将宏观和中观因素考虑在内，因为这些因素会通过潜在或直接的方式对退休行为产生影响。

宏观因素包括国家层面的因素（如生产方式、退休制度等），比如，养老金制度与经济状况都会影响个体的退休决策；中观因素包括组织退休政策、组织文化等，比如，较低的工作满意度会加速个体的退休；微观因素包括退休计划、退休决策、退休前的活动量等，比如，已经有完善的退休计划，迫不及待地想去完成多年来想做却一直没时间做的事情，这样的老年人会选择退休。

二、生活、工作经历与退休过渡期

为了深入了解退休相关决策和经验的变化，不同学科的研究在很大程度上集中在退休结果的解释因素上，如健康、财富、工作和家庭状况。然而，随着“生命历程观点”对于理解社会老年学领域成果的普及，研究开始越来越多地关注早期经验对于个体理解退休过渡的作用。

（一）生活经历

家庭在过去几十年中发生了很大的变化，探讨这些早期生活经历对于理解退休过渡的适应结果具有重要意义。例如，女性的平均子女数（即完成的生育率）都在下降，有更多孩子的女性会更迟离开工作岗位。生育模式变化的同时，伴侣关系的形成和解散也发生了变化。亲密关系在当代变得更加多样化，越来越多的年轻人选择结婚以外的方式建立亲密关系，比如推迟结婚、不结婚、临时同居等。此外，中年后期才离婚的个体有更低的退休意愿，他们更喜欢继续工作。

一般而言，较早的生活经历会影响个人的退休决策。无论是积极（累积的优势）还是消极（累积的劣势）的生活经历，其影响都会随着时间的推移而积累，加之老年人财务不平等程度较高，导致退休行为和经历变化个体差异较大，而那些拥有更有利的财务状况的人会相对较早地选择退休。

早期的生活经历不仅可以通过影响晚年的财务状况来影响退休过渡，还可以通过影响晚期职业机会结构的其他方面来影响退休过渡，如老年人的健康状况、工作环境或家庭状况。例如，在中年遭受健康问题困扰的个人，更有可能在职业生涯晚期遇到健康问题，而健康问题会增加提前退休的可能性。那些在教育方面投入更多的人，更有可能在他们已结束的职业生涯中，具有高水平和具有广泛的认知挑战的工作，因而继续工作对于他们而言更具吸引力。过渡到父母身份相对较晚的老年人更有可能接受养育子女更长时间，延迟退休。因此，早期的生活经历可能与退休决策有关。

（二）工作经历

老年人对早期生活经历与退休之间关系的理解能够预测他们生命历程的变化。以前社会所认为的“标准生活历程”是：有偿工作是男性生活的中心，家务和护理任务是女性生活的核心，夫妻一直待在一起，直到死亡让他们分开。这个标准生活历程在如今似乎已经变得不那么普遍，就像当前年轻的一辈几乎不会在一个单位工作一辈子那样。伴随着女性的就业率不断上升，传统上被认为在劳动力市场上更受青睐的群体，如男性白领和更有经验的工人，越来越多地遭受失业。在整个生命历程中不断工作的女性，更有可能在退休后接受返聘再度参与工作。

此外，当个体在工作岗位中感到幸福、满足，他们更有可能接受退休后再工作或继续积极参与和工作相关的活动。例如，教师退休后仍然对教育事业满怀热情，他们可能会参加志愿活动、支教活动等，继续运用自己多年积累的技能和经验发挥余热。

三、过渡就业

过渡就业（Bridge Employment）是一种延长工作时间的退休方式。过渡就业的特征转变既发生在个体的职业内，也发生在其他职业中。过渡就业的形式多样，包括采取（全职或兼职）带薪就业、长期或临时工作以及自营业的形式。年龄较大的老年人可以从一份工作中退休，然后选择从事第二份工作，他们可以不完全退出劳动力市场。在这种情况下，过渡就业是通向新的职业阶段的桥梁。此外，有些人在退休后（早退休或法定退休年龄），根据健康、个人或家庭因素，多次进入和离开工作岗位（Beehr & Bennett，2015）。

（一）过渡就业六阶段理论

老年人从充分就业到永久或确定退休过渡过程的六个时期，包含从完全就业到完全退休过程中的多个工作选项（Cahill et al.，2013）。它包括工作时间的减少，或其他灵活的工作条件，如压缩一周工作时间、不连续上班期等。第一阶段指全日制职业就业，可延续至50岁以上。第二阶段为从职业工作中分阶段退休，包括工作时数逐渐减少，与第一阶段的情况一样，此阶段可能会持续数年。第三阶段为过渡工作，个体开始一项或多项新工作，但与前一项工作相比，工作时数在数年内会有不同程度减少。第四阶段为临时退休，在此阶段个人可以“休息”一段时间。第五阶段为重返工作岗位，无论是在同一岗位还是在一份新工作中，工作时长都是可变可控制的，这个阶段可能会持续几年。第六阶段是完全退出劳动力队伍（即“退休”）。

在以上阶段所产生的选择和机会将取决于宏观经济因素（如劳动力市场的情况）、组织因素（如招聘和雇用提前退休人员的政策）、与工作有关的因素（如工作条件、工作压力、工作满意度）和个人因素（如健康状况、收入水平、家庭状况），这些因素决定了老年员工可能经历的职业转型的数量和时间。

（二）过渡就业的分类

根据常见的四种“二分法”，可以将过渡就业的进行如表5-1所示的分类（Beehr & Bennett，2015）。

表 5－1　过渡就业的分类

	二分法	
过渡就业的分类	1. 职业工作	非职业工作
	2. 灵活但可预测的工作	临时工作
	3. 职业工作	组织工作
	4. 自雇工作	他雇工作

除了这些分类，过渡就业可以用不同的方式来概念化，应用于其他退休理论。Feldman 和 Beehr（2011）对角色理论、连贯理论、生命历程视角和理性选择理论进行了概述，发现这些理论可以通过三阶段模型应用于退休决策。

第一阶段，“想象未来退休的可能性”，这时候老年人往往没有明确的退休计划，而是以普遍的、抽象的方式思考退休的可能性，例如，“我退休后可能经常和朋友去旅游”“我退休后可能学画画”。

第二阶段，“评估过去，决定放手的时间”，研究人员通常更倾向于采取过渡的方式，将退休视为个人生活和职业生涯的“正常”阶段，而不是将其视为在人们生活中造成重大中断的破坏性事件。以此来解释个体如何决定退休的最佳时间，即什么时候他们可以带着积极成就感进入退休状态，并揭示个体在真正退休前，产生留恋职场的感受的原因。

第三阶段，“过渡到退休，将计划付诸行动”，老员工做出退休的承诺，并制订详细、现实的计划来成功地完成这一过程。

第二节　退休前的准备工作

对于退休的前景，每个人的感受和期待都不同。有人会感到快乐并充满信心；有人会觉得退休是卸下肩头重担，因此备感轻松；有人会感到焦虑，不知应该如何度过和适应退休生活。也正是由于退休生活的各种不确定性，人们才可以根据自己的需要做出不同的选择。人们可能会对退休抱有复杂的感情，且伴有一定程度的忧虑。这种忧虑可能是对衰老或其他不确定事件的担忧，也可能是对如何安排好一个崭新人生阶段的担忧。

退休生活的质量取决于当前的生活环境和个人的生活态度（如为未来新生活投入的热情、精力和智慧等）。退休从某种意义上说是一个机会，把握好这个机会，可以重新绘制自己未来的生活蓝图。

退休对大多数人来说，意味着生活方式的改变，有人乐在其中，有人却无法适应。而退休前的规划，会让退休后的生活更有目的性，对提高退休后的生活质量有很大帮助。退休规划应提早做，越早制定退休后的规划，越有利于适应退休生活。

退休后生活方式的改变，对老年人的健康产生一定影响。离开工作岗位、减少与社会的接触，会产生孤独感；规律的工作、学习、劳动变为松散的无聊生活，会产生无意义感。对于追求更高水平生活的人，会把即将到来的退休生活看作一块空白的画布，他们可以画出自己想要的作品。

离开工作岗位，老年人有更多的时间投身于自己喜欢却没有时间做的事情。退休人员可以好好利用这一时期，规划退休生活，打造一份灵活且丰富的退休计划，并付诸实践。假如没有详尽的计划，想象中的退休生活实践起来会出现很多操作上的困难。例如，兴趣爱好太多，追求梦想的花费过高；没能预计退休后的日常开销；没有充分计划医疗成本；等等。因此，提前做好退休计划有其重要意义。

退休大可不必刻意一次性完成，而是在做计划的时候可以考虑分阶段退休，做到延续职业的同时还有空余时间。有相关研究证实，分阶段退休可能会延缓认知能力下降。此外，分阶段退休将会让个体慢慢适应生活中的变化，并且在与社会保持联系的情况下尝试新的活动。通过保留生活中可靠和熟悉的活动，能让个体更加关注那些美好的新体验，忘记不美好的体验。分阶段退休的方法还会让个体从心理上感到放松，更有利于顺利渡过整个退休阶段。

一、退休前两年的准备工作

在退休的前两年，可以做一份粗略的退休计划，列出需要规划的大致事件，在随后的时间里慢慢将这份规划填充完整。即将退休的老年人可以适当想象退休后的生活，包括可代替的工作以及人际关系等，对未来的退休生活充满期盼。在退休前阶段，要调整好自己的心态和期望，制定包括健康与安乐、感情关系、家庭生活、友谊、财务、娱乐时光等在内的系列目标，让退休后的生活也丰富多彩。

（一）思想上的准备

在退休前两年，应该对退休以后的生活有初步的心理准备。主动与已退休的朋友多交流感受，对自己以后的退休生活有大致展望。即将退休时可以有意识地将工作节奏慢下来，逐渐适应清闲的状态，将工作表现机会留给新人。在工作之余，思考退休后的生活应如何进行。例如，退休后短期计划是什么？长期计划是什么？实施计划需要哪些条件？自己是否具备这些条件？还有哪些问题需要解决？这些问题可以自己先想清楚，制定好目标，后期逐步按照这些目标去实施。

（二）感情上的准备

在社会角色形成过程中，每位从业者都在自觉或不自觉地形成与职业千丝万缕的联系，蕴含着与职业风雨同舟的认知与感情。这既反映从业者与社会、他人的关系，也凝练了在这个关系中所沉淀的认同感、归属感、价值感和成就感。这些心理感受即为从业者的心理环境（主观上的相对独立状态）。退休会打破这种稳定的心理环境，使退休人员出现认知失调，例如，即使他们承认自己到了退休年龄，但主观上不情愿离开熟悉的工作岗位。当退休人员面对这一事实时，“无可奈何花落去”的感受便会影响他们的生活。

因此，想要在退休后过得轻松舒心，个体需要在情感上做好准备。相信自己有足够的能力将退休以后的生活安排得井井有条，相信退休后的生活也会很充实、很快乐。从在岗到退休的过渡，实际上是一种积极的改变，这意味着个体将会有更多的时间来做他们真正喜欢的事情。即将退休的人员要试着发现自己除了工作以外还擅长做的事情，找到自己的独特优势并将其运用到退休后的生活中，可以为退休生活增添乐趣。

（三）资金准备

为保证将来有自尊、自立、高水准的退休生活，即将退休人员还要开始考虑退休以后的资金储备问题。因此，提前准备好退休后的资金并做好打算也是必要的。从计划之初就可以开始规划财务方案。这些规划主要包括：退休后的日常花销、额外消费、其他需求以及如何在不工作的情况下满足这些需求。退休之后没有工作，但花销或许并不会减少。无论是日常开销，还是外出旅行散心，或是生病需要医治，都需要有足够的资金作为保障。单纯靠政府的社会养老保险，只能满足一般意义上的养老生活。要想退休后生活得舒适、独立，可以在有工作能力时积累一笔退休基金作为补充，也可以在退休后选择适当的业余工作为自己谋得收入。足够的资金储备会让老年人更有安全感，更安心去做自己想做的事情。

二、退休前一年的准备工作

在退休的前一年，应该开始适当减少工作，更多地回归家庭，提前适应退休生活。此时，可以提前“演练”退休后的生活安排，根据自己的体验感适当调整退休规划，尽可能地减少不适感。这一年的主要内容为减少工作，开始寻求自己感兴趣的娱乐活动，为退休做准备。

（一）工作的安排与处理

在退休前一年，可以适当地缩短工作时间、逐步减轻工作职责。虽然不能够立即停止工作，但对于工作上无关紧要的事情可以有意识地做个旁观者，少参加应酬，在利益分配上也无须过分计较。以平缓的心态处理好与上司和同事的关系，在最后的任职期给大家留一个好印象。还可以有意了解身边人的退休生活，思考自己想要的退休生活、退休带来的人际关系变化等。老年人主观上相信退休后能感受到幸福和自由，相信自由和闲适的生活能给自己带来新收获，其感受到的幸福感更强。

退休的好处在于个体可以认真做那些能够反映自己价值观的事情。随着退休时间的临近，提前处理好自己负责的工作，做好规划与交接。个体可以评估自己的才能和技能，列一份最让自己感到有意义的活动清单。此外，进行创造性或志愿性的活动或许能够给退休人员带来新的成就感，帮助老年人认识退休生活中值得探索的新途径。

（二）娱乐计划

可以为自己的退休提前计划一场旅行。退休是让自己踏上规划已久旅行的大好机会，这一阶段时间充足，精力充沛，适合进行一段长途旅行。有些人喜欢冒险刺激的旅行，有些人喜欢去宽阔人少的地方旅行，有人喜欢独自旅行，也有人喜欢结伴而行。每个人可以根据自己的兴趣爱好规划自己的行程，选择让自己感到舒适的方式即可。旅行既可以看作是从工作到退休的过渡，也是一次心灵的放松，更是休闲生活的乐趣。

如果经济允许，还可以结伴旅游或参加钓鱼、爬山等活动。另外，家人的体谅和帮助也很重要。伴侣的支持和理解是退休人员的重要精神支撑，比如可以互相商量退休后去做什么，使对方在心理上彻底放松，自如应对退休。子女需要多安慰和陪伴老人，经常与老人谈心。如果老人喜欢运动就给他们买一些运动器材和杂志，鼓励他们发展兴趣爱好，帮助他们尽快适应退休后的新生活。

除了旅行以外，个体还可以根据自己的兴趣爱好，提前规划退休以后的娱乐活动，这样才能将退休后的生活过得更加充实，比如有些老年人会根据自己的需要，进入老年大学继续学习感兴趣的课程，充实自己。

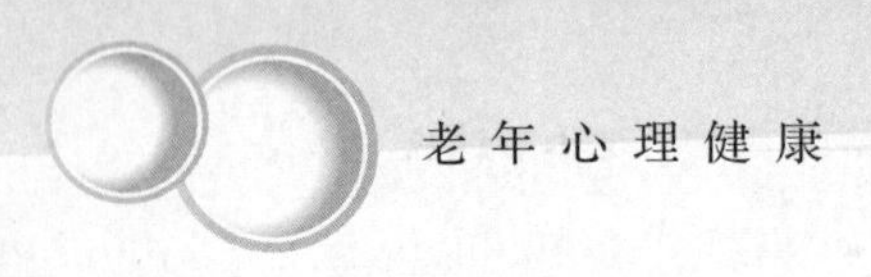

三、退休前半年的准备工作

大多数老年人在退休前半年已经从身体到心理上接受自己即将退休这一事实，开始以积极的心态规划并逐渐进入退休生活。退休与工作是截然不同的生活状态，老年人需要做好心理调整，与朋友保持联系，有仪式感地宣布退休使自己更好地进入退休状态。

（一）心态的调整

这一阶段要再次调整自己的心态，正确认识退休，明白不管职位高下，人总有退休的一天，这是生命必然经历的过程，要用轻松愉悦的心态来迎接即将到来的退休生活。即将退休的老年人应该发挥自己的余热和特长，善于学习，以老有所用、老有所学的态度多观察社会现象，多参加社会志愿活动。

以积极的心态看待退休，就是充分利用新的机会，对接下来的退休生活充满期待。可以从有更多时间来陪伴朋友和家人，能够追求新的生活目标的角度，畅想退休后的自由舒适生活。

（二）与朋友保持联系

退休前半年，与以前的老同学、老同事，或有共同爱好的同龄人建立起联系，寻找退休后新的人际圈子和社会支持系统。在退休前做好充分的适应和准备，到真正退休时，就不会有过多的失落和焦虑。简而言之，老年人要先想明白，退休后自己扮演的角色，需要做什么事情来充实退休后的生活，如何一步步按计划完成设定的目标。

（三）正式宣布退休

跟相处多年的同事们告别，不仅仅是一句话，更是一个重要仪式。如果同事中有特别重要的朋友，在退休之后仍然想要保持联系，告诉他退休后可以经常相约见面聊天，继续彼此倾听和陪伴。对于曾经合作的同事，告诉他们与他们合作是很快乐的事情，并且祝愿他们以后工作顺利。对于自己仰慕的人，要感谢他们给过的启发、帮助和支持。而对于那些曾经在工作中产生冲突的同事，在离职的时候大方告别要比撂下几句狠话更好，这不仅体现了自己的风度，也是为了培养自己的良好心态。最后，可以和同事们一起吃饭，拍照留念，为自己的职业生涯画上圆满的句号。

第三节　退休综合征

退休是个体毕生发展的必经阶段，进入老年期个体生理机能开始衰退，体力和注意力都不及过去，故到了法定年龄，便退出职场。然而，部分老年人无法适应突然转变的生活环境、生活方式、社会角色等，产生孤独、抑郁、多疑、急躁等不适症状。本节分析退休综合征的表现、产生原因，并就预防退休综合征、帮助退休老年人适应生活提出一些建议。

小故事

渔王的儿子

有个渔人有着一流的捕鱼技术，被人们尊称为“渔王”。然而，渔王年老的时候非常苦恼，因为他的三个儿子的渔技都很平庸。

于是，他经常向人诉说心中的苦恼：“我真不明白，我捕鱼的技术这么好，我的儿子们为什么这么差？我从他们懂事起就传授捕鱼技术给他们，从最基本的东西教起，告诉他们怎样织网最容易捕捉到鱼，怎样划船最不会惊动鱼，怎样下网最容易请鱼入瓮。他们长大了，我又教他们怎样识潮汐、辨鱼汛……凡是我长年辛辛苦苦总结出来的经验，我都毫无保留地传授给了他们，可他们的捕鱼技术竟然赶不上技术比我差的渔民的儿子!”

一位路人听了他的诉说后，问：“你一直手把手地教他们吗?”

“是的，为了让他们得到一流的捕鱼技术，我教得很仔细、很耐心。”

“他们一直跟随着你吗？”

“是的，为了让他们少走弯路，我一直让他们跟着我学。”

路人说：“你的错误在于，你只传授给了他们技术，却没传授给他们教训。”

大启示

作为父母、祖父母、领导，不能为后辈安排一切，总是为后辈担忧除了使自己无法安下心来度过晚年，其他并无帮助，不如放下心来，过好现在。

一、退休综合征的概念

退休综合征是指老年人由于退休后不能适应新的社会角色、生活环境和生活方式的变化而出现的焦虑、抑郁、悲哀、恐惧等生理、心理功能失调的状态，或因此产生偏离常态行为的适应性心理障碍。这种心理障碍往往还会引发其他生理疾病，影响身体健康。退休是生活的重大变动，个体在生活内容、生活节奏、社会地位、人际交往等各个方面都会发生很大变化。如果适应不了环境的突然改变，出现情绪消沉和偏离常态的行为或疾病，则是患上了“退休综合征”。

二、退休综合征的表现

老年人退休以后，社会角色发生较大的变化，容易受到其他因素的影响，难免会发生情绪波动，加上生活中难免发生不顺心的事，更可能导致心理问题。远离工作和朋友，日复一日的单调生活是大家对退休生活的第一印象，这使得衰老和退休往往被描述成一个令人压抑的灰色场景。据统计，约有四分之一的退休人员出现不同程度的退休综合征。虽然个人的具体表现有所差异，但总体来说，退休综合征的表现主要有以下几点。

（一）孤独感

退休之前，个体每天与上司、同事以及客户打交道，每天都有要做的事情和需要解决的问题，虽然忙碌但也会让人对每天的生活有所期待，个人价值得以发挥，带来归属感及成就感。而且，在工作中做出的贡献还会使其获得尊重。这种尊重包括下属的顺从、同事的接受和认可，以及上级的肯定。退休后，个体离开了工作多年的工作岗位，一时间可能无法找到自己的价值。因此，退休老年人需要重新建立生活圈子，但这一过程无法在短时期内完成，导致部分老年人在退休之初常常感到孤独。

（二）情绪难以自控

有些人虽然接受了“岁月不饶人”的现实，但工作时他们的职务重要并受人尊敬，退休后更多与家人进行日常活动，退休前后难免出现心理落差，感到内心空虚、情绪忧郁甚至烦躁。患有退休综合征的老年人不仅体力和精力减退，性格变化也明显，难以控制自己的情绪，时常沉湎于过去而看不到当下生活的快乐，且此情绪还会反复出现。

（三）身体不适

离开工作岗位后，心态消极的老年人会产生无望感，加之对生活方式变化不适应，对新生活不满意，容易怀旧，导致部分老年人因此感到不舒心。然而，出现不良情绪后会带来身体不适，进而加剧不良情绪，循环往复，严重影响老年人的身心健康。

（四）多疑

有些老年人退休后，听到他人议论工作的事情会感到烦躁不安，猜疑其有意刺激自己。平时颇有修养的人，这时候也会一反常态，行为举止明显不同于以往。此外，还有些老年人会对自己的健康状况产生怀疑，即使只得了平常的小病，也会经常怀疑自己得了不治之症，反复求医，既害怕自己生病

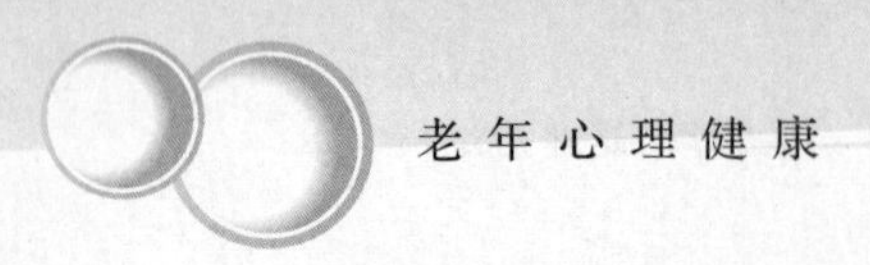

给家庭带来压力和负担，也担心疾病带来痛苦，对疾病产生恐惧心理。还有些老年人轻信保健品推销人员的宣传，散尽积蓄买回许多不必要的昂贵药品，甚至因此引起家庭矛盾。

（五）急躁

退休后老年人的生活环境和方式难免发生变化，由生理、心理原因造成的孤独感和自卑感增强。未能适应老化带来的变化容易导致老年人自控能力变差，脾气变得更加急躁，对不顺从自己意愿的生活小事也容易大发脾气。此外，部分老年人以老自居，不接受任何人的批评，甚至将后辈的关心和建议当作不尊重老年人，这往往导致家庭、社会关系紧张，烦恼增多。

三、罹患退休综合征的原因

世界卫生组织关于健康的定义是：“健康是一种在身体上、精神上的完满状态，以及具有良好的适应力，而不仅仅是没有疾病和衰弱的状态。”总的来说，个人和社会是罹患退休综合征的关键诱因。

（一）个人因素

1. 认知方式

退休是人生发展的必然结果，这是不可避免的客观规律，然而从感情上说，部分老年人不愿意接受这一事实。这种“理通情不通”的认知冲突，往往让老年人感到困扰。如果老年人不善于用理性思考问题，采取幻想与退避来对待这些困扰，容易产生不良情绪。

2. 思维方式

退休人员社会经验丰富，都有各自的辉煌人生，积累了较为丰富的社会经验，他们对人、对事、对家庭、对社会都有固定的思维模式。而这种固定的思维模式既有其积极的一面，也有消极的一面。在社会瞬息万变的今天，如果老年人思维方式固定，容易与社会脱节，导致心情不舒畅进而产生抑郁情绪。

3. 个性特点

性格影响个人的学习、工作和生活。性格内向孤僻的人比外向开朗的人更敏感，自我调节能力更弱，遇事的反应也更为悲观，因此性格内向的人比外向的人更容易出现退休综合征。此外，平时工作繁忙、事业心强、好胜、严谨和固执的人也易患退休综合征。老年人从参与紧张忙碌的工作转变为清闲的退休生活，这种转变会让他们在短时间内无法适应。相反，那些平时工作比较清闲、个性比较散漫的人，退休前后的生活节奏变化不大，不易表现出适应不良问题。

4. 生理健康程度

个人的生理健康程度会影响心理感受，特别是对于退休人员而言，他们无论是在生理还是心理上都十分敏感，身体逐渐出现的问题会引起心理上的恐惧和忧郁。所以，生理上越健康的个体，患有退休综合征的概率就越低。

5. 个人爱好

退休前除工作以外无特殊爱好的老年人退休后失去了“工作”这个精神寄托，容易患有心理障碍。若对工作以外的事情没有兴趣，找不到自己的定位，难以向他人敞开心扉，生活会变得枯燥乏味、缺乏情趣，长此以往容易患上退休综合征。而那些退休前就有广泛爱好的老年人则不同，工作重担卸下后，他们反而有更多时间去发展自己的爱好，广泛的兴趣爱好有助于塑造乐观积极的心态和扩大社交圈，这类老年人往往不会患退休综合征。

6. 个人能力

个人能力包括处理工作和生活问题的能力。若老年人在工作上具备很强的能力但处理不好生活琐事，则其在退休后会很难适应闲暇生活，他们往往想要做些事情打发时间，但却不知该做些什么，容易产生失落、焦虑等负面情绪。而具备较强生活能力的个体，其退休后能更快找到自己新的定位，发现退休生活的新乐趣，更好地适应新生活。

7. 受教育程度

目前的退休人员大多属于“50后”“60后”，这批人的受教育程度普遍高于上一辈，思想观念和生活方式较之以往的退休人员更加开放和年轻化。此外，他们大多接触过现代电子科技产品，享受过现代科技的便利，他们对服务的需求和产品的认知水平更高且更多样化，但是目前社会上的产品和服务还不能完全满足他们的需求，这样的矛盾也加大了他们罹患退休综合征的概率。

8. 职业性质

离退休前拥有实权的领导干部易患退休综合征，他们需要经历更大的生活方式变化所造成的心理落差。另外，退休前没有一技之长的人也易患此症，由于没有技术，他们再就业比较困难，因此更容易心情抑郁。相比较之下，普通职员或者工作相对轻松的个体，退休前后反而不会产生过大的心理落差，患退休综合征的概率更低。

（二）社会环境因素

影响退休综合征的社会环境因素，主要是工作和生活环境以及整体社会环境的变化。在职场工作时，个体身边大多是同事，每天都有工作任务需要处理，生活比较规律。而退休以后，整体的生活节奏相对变慢，空闲时间增多，这样的差距会让老年人感到不适。再者，社会在不断发展进步，新科技及相应产品层出不穷，老年人退休后若与外界接触减少，不能及时了解和使用这些新产品，会产生落后于社会的感觉，久而久之，无用感、无能感、衰老感便油然而生。

研究表明，社会联系减少对退休人员的心理健康既有直接影响，又会通过幻想与退避间接影响心理健康；职务地位丧失与经济收入降低，也会间接影响老年人的心理健康。这是因为退休人员对社会联系减少的感受最敏感、最直接、最具体。因此，当他们面临原有社会角色丧失时，这些因素会直接影响其心理健康。这也启发我们，要更加关注良好的退休人员社区活动环境的营造、人际活动关系改善及人际资源投入等，以维护和提高他们的心理健康水平。

四、退休综合征的预防

（一）调整心态，迎接退休

虽然离开了工作岗位，但是生活还要继续。前期的心理准备会让退休人员更好地适应退休初期的各种不适。退休不是人生的最后阶段，而是新生活的开始，接下来的生活还需要继续用心经营。要把退休看作完全由自己把握新生活的开始，这一新生活还有很多美好的事物等待被发现。

退休与年龄增长并非是衰老与无用的标志。老年人想要继续保持良好的状态，无论是在脑力还是体力上，都需要保持锻炼。随着年龄的增长，个体会在一定程度上出现认知能力（如记忆、思维处理速度、多任务处理的能力、高级别的推理、部分执行能力等）下降，但是有些技能持续的时间通常比其他技能更长，坚持进行锻炼可以有效维持个体良好的精神状态，持续学习并保持身体机能正常工作。

小故事

心若年轻，人生才不会老去

当你觉得为时已晚时，恰恰是最合适的时机。山东老人赵慕鹤，75 岁当背包客游欧洲，87 岁和孙子一起考入大学，4 年后顺利拿到学士学位。后来，他又和朋友的儿子一起考研究所，3 个月后考入南华大学哲学研究所。

93 岁，他到医院当义工，直到医院认为他年纪太大，不准他再做。98 岁，他成为全球最老的硕士；105 岁，他到台湾清华大学旁听。

世界上还有很多像赵慕鹤这样的老年人，他们或许年纪大，但还在体验年轻人的生活。

大启示

人活着不是靠身体，而是靠心。阻止人生老去的最好办法，是做一个年轻态的人，精神不老，老当益壮。在生活中始终保持活力与斗志，对事物充满好奇并勇于尝试，追求老得漂亮，活得精彩。心年轻，人生才不会老去。只要心年轻，即使满头银发，也依旧神采奕奕，是个“年轻人”。

退休后，忘记年龄，体验年轻人的生活；有一个年轻心态，这样才永远年轻。

（二）坚持锻炼，保持活力

忙于工作时，人们没有多余时间来进行体育锻炼，更多时候是心有余而力不足。一天繁忙的工作结束以后，他们可能已经筋疲力尽，即使看到自己微微发福的身材，也没有勇气再出门健身。退休后的生活节奏较慢，老年人可以抽出相当多的时间用于健身。如果老年人平时锻炼多，身体比较强壮，那么在退休后继续保持锻炼即可。没有锻炼习惯的老年人如果有健康问题，也可以通过调养和适当地坚持体育锻炼来提升健康水平。从心理学的角度看，锻炼后体验到的成就感，尤其是在怀疑自己的能力时，能大大提升自尊。老年人可以约上三五好友，定期进行身体锻炼，保持身体健康的同时，结交志同道合的朋友。

（三）发挥余热，重归社会

退休老年人如果身体健康状况良好、精力旺盛，又有一技之长，可以积极寻找机会，做一些力所能及的工作。一方面发挥余热，为社会继续做贡献，实现自我价值；另一方面使自己精神上有所寄托，使生活充实起来，增进身体健康。当然，工作必须量力而行，不可勉强，要讲求实效，不图虚名。

（四）培养兴趣，热爱生活

老年人在退休后可以有更多的时间培养自己的兴趣爱好，做感兴趣的事，既能愉悦身心，又能益智健脑。例如，午休后下棋、聊天、练书法、欣赏音乐、研究园艺等，也可以在自己家读书看报。喜欢外出旅游的老年人可以约上朋友，带上家人去感受祖国的大好河山之美。

第四节　退休后的心理适应

退休后生活圈子变小，远离了原来朝夕相处的同事和朋友，社交活动减少，很容易引起一系列适应不良问题。年龄、社会角色的改变、空巢家庭、家庭氛围不和谐都会加剧这种反应。老年人应坦然接受退休的事实，客观地对待和了解身体发展规律，面对现实并主动迎接现实，积极适应人生的新变化。

一、顺应角色

老年期是个体社会角色转变较大的时期。角色的变化需要老年人对自己有清晰的认知，缓解适应不良所带来的心理紧张。老年人可以采取以下的积极措施来顺应角色改变。

（一）适应角色

个体由于处在多层次的社会关系中，往往扮演多种角色，在家里是丈夫、父亲、儿子，在公司里则是上司、同事和员工等，且这几种角色可以相互转化。角色变化的根本原因是社会环境和社会关系的重新组合。例如，原来的领导在退休以后，如果还是用领导的态度与其他人说话，可能不受欢迎；如果还用领导的想法去办事，难免惹恼他人。角色发生改变，行为也需要随之改变，这是适应社会的关键一步。

（二）延缓心理活动的衰退

有些老年人不适应社会，是由心理活动衰退所致，而体育锻炼能帮助老年人保持较高水平的心理活动，有效延缓心理衰退。例如，老年人可以通过下棋来锻炼大脑的灵活性；通过做一些简单的手工活动来保持手指的灵活性；也可以通过跳舞、打球、跑步来提高腿脚的灵活度。

（三）心态乐观

老年人的心态要乐观。有些老年人由于性格特点，无法很好地适应社会。例如，退休之后，由于周围人际关系的改变，老年人在性格上有不同程度的变化，有时会多愁善感、不愿与人交往、固执己见、以我为中心、胆小怕事、遇事暴躁、情绪不稳、怀疑他人、不满子女等。这些老年人需要在退休后及时调整心态，接受退休的事实，努力控制脾气、平复心情。这样才能使其晚年生活更愉快，反之，受到老年人情绪不稳定影响最大的，往往是他们的亲人和朋友，不利于家庭和谐。

乐观是指人们对未来充满了希望，特别当有病痛和处于困难之中更应该保持积极心态。任何人在社会中生活都不可能事事如意，生活中总有不尽如人意之处。巴甫洛夫曾说过："愉快可以使你对生命的每一跳动，对于生活的每一印象易于感受，不管躯体和精神上的愉快都是如此，它可以使你身心健康。"在对百岁老人的调查结果表明，他们大多性格直率，有乐观的态度，尽管他们的境遇不同，但他们能笑对生活。所以，乐观不但是健康的标志，也是健康的必要条件。

二、适应新生活

（一）适当娱乐

所谓独乐乐不如众乐乐，适当进行娱乐活动可以帮助老年人宣泄情绪、陶冶情操、忘却烦恼，让他们处于身心愉悦的状态。有些老年人在退休前就有许多业余爱好，只因工作繁忙而无暇顾及。退休后，大可利用闲暇时间充分享受这一乐趣。他们或重新拿起画笔，临摹心仪已久的画作；或背上行囊，欣赏祖国山河美景，在祖国的青山绿水中留下足迹；或进入学校，学习感兴趣的课程。即使原来没有特殊爱好，也可以在退休后有意识地培养，每天坚持用两个小时去做喜欢的事情，丰富晚年生活。

（二）继续学习

俗话说："活到老，学到老。"学习不仅可以延缓大脑衰老，而且还可以帮助老年人在学习中找到乐趣，摆脱孤独和焦虑等不良情绪。退休老年人可以通过继续学习跟上社会发展的步伐。现代社会在不断地向前发展，如果老年人的思想和心理活动跟不上这种变化，就无法适应社会。若老年人总是用过去的观念和思维模式看待事物，则会显得与社会格格不入。

有人认为，退休后就要在家安度晚年。但在晚年仅仅是"安度"是不够的，即使是退休在家也要对生活要有积极的追求。这样可以保持身心放松，也让身心得到适当休息。学习能充实生活，使老年人的精神有所寄托，这也是一种"养心"法，使人们获得满足感，使生活充满乐趣。

老年人可以选择多种方式继续学习，充实老年生活。一些老年人会选择去上老年大学，挑选自己感兴趣的课程，进行系统和相对专业的知识学习。在老年大学，老年人不仅可以学习新知识，还可以结识一群和自己有相同爱好的同伴，这让他们的学习生活更加轻松愉悦。部分老年人会去参加社区组织的活动，在活动中学习新知识；还有一些老年人选择在家自学上网，让子女教会自己使用电脑、智能手机等电子产品，使他们可以在网上自由浏览感兴趣的内容。新技能的掌握不仅能帮助老年人学到新知识，更能增强他们的成就感。此外，老年人还要学习一些卫生保健知识，认真参加有关老年人保健知识的学习，学会防病抗老的保健知识，为自己的生活做指导，做到无病早预防，有病早治疗。

（三）继续"工作"

退休后的老年人可以继续发挥他们的社会功能，充实生活。许多人退休后身心没有寄托，社会联系减少，容易产生消极情绪，而消极情绪是个体衰老的加速剂。个体的心理和生理都遵从"用进废退"规律，适当参加社会工作，发挥社会功能，能够减缓身心老化速度。例如，可以协助社区宣传教育知识，关心青少年的成长；也可以关注老年人的心理健康，宣传老年心理健康教育和服务的相关知识，在工作中寻找自己的价值，获得成就感。

部分老年人会通过返聘的方式，重返工作岗位。此外，老年人可以帮助儿女料理部分家务，如带孩子、种花、收拾房间等，这些都是参与社会活动的方式。这些事情实施起来难度不大，却可以让退休人员的感情有所寄托，让每天的生活有所期待。老年人不完全退出社会生活，从社会参与中找到安慰和乐趣，是老年心理保健的重要举措。

（四）锻炼身体

老年人需要适度的体育锻炼。生命在于运动，运动帮助个体延缓衰老。从心理角度看，运动可以减轻个体的不良情绪。在遇到不开心的事情，或是内心的烦恼无法排解的时候，运动是较好的情绪调节方法。老年人可以结合自己的身体状况与兴趣制订锻炼计划。锻炼身体须做到科学适量，老年人可以根据季节和时令适时地调整健身计划，还要注意运动的均衡性和适中的运动量。老年人各器官功能较弱，对运动负荷的适应能力较差，因此，运动时的活动量应缓慢增加，逐步适应，切忌操之过急。简单几次的锻炼不会有明显的效果，真正达到强身健体的效果需要靠日积月累，在不断承受运动负荷情况下使各器官系统在结构和功能上适应性增强。

有规律地生活，是保持身心健康的前提。老年人要早睡早起，饮食定量，不抽烟、不嗜酒、不熬夜、讲卫生。早睡早起有助于大脑得到必要的休息；饮食定时定量能使肠胃正常工作，稳定地为大脑和全身提供必要的营养；讲卫生包括勤洗澡、勤洗头、勤洗手等。养成良好的生活习惯，对于保持生理活动正常化和维持心理活动长久不衰具有积极作用。

（五）帮助他人

当面临压力事件时，大部分人的反应是像蜗牛一样，蜷缩回自己的安全小壳里面，把世界留在背后，把他人关在门外，放纵自己沉溺在负面情绪的漩涡之中。大部分人在一段时间之后，能够走出这个阴影，虽然过程漫长而痛苦。但也有一些人，会完全被负面情绪的漩涡所吞没，再也无法挣脱出来，逐渐抑郁甚至自杀。

帮助他人，能舒缓压力和负面情绪。助人是快乐之本，我们在给他人带来快乐的同时，也会不经意间得到快乐。快乐与幸福，就好比阳光无处不在。一个人无论身处怎样的境遇，只要怀揣两块糖，一块慷慨送人，一块留下自己慢慢品尝，自然会有真实的快乐如泉水般涌来。

三、退休生活里的“加减乘除”

小时候，我们学习加减乘除运算法则，是为了掌握基本的运算法则做算术题。退休后，善于对生活使用加减乘除运算法则，有助于老年人过上更舒心的退休生活。

（一）加法

1．增加生活的情趣

良好的心态是健康的基础。老年人要做到精神饱满，心境开朗，顺其自然，努力让晚年生活过得更有意义，将自己的兴趣融入稳定和谐的家庭和社会生活，从日常生活中发现生活处处有情趣。

2．增加老年的童趣

保持童心，也是老年智慧的体现。人生难免遇到不顺心的事，但遇事要学会自我调节、不钻牛角尖。个体虽然无法抗拒生命的衰老，但老年人可以保持心态年轻。童心不老能乐而忘忧，不知老之将至，无形中延长生命的宽度和广度。老年人保持一颗童心，不仅能增强自身与晚辈的感情，还能使自己活得轻松愉快，对保持生理和心理健康具有重要意义。

现代医学研究表明，保持童心，在生活中无忧无虑、笑口常开，可使人体分泌多种有益的激素，如酶、乙酰胆碱等。这些物质可以将生命活动调节至最佳状态，从而促进新陈代谢，增强抗病能力，达到延年益寿的目的。

3. 增加说话的谐趣

幽默是一门独特的艺术，是生活中的“去忧剂”，说话幽默有谐趣更是高情商的表现。说话幽默的人往往心态乐观。当遇到烦恼、沉闷或尴尬的情境时，他们会机智地使用幽默和风趣的话语来化解。周围的人也能从中吸收精神营养，达到平衡心理、益神健身、心情舒畅的效果。

（二）减法

1. 减去不必要的应酬

退休后没有了工作和时间的限制，有些老年人开始频繁参加朋友的饭局。长此以往，出现身体问题如“三高”便会如影随影，身体综合素质也大不如前。为了保障身体健康，退休老人要学会减少不必要的应酬，平时应该饮食清淡，注意营养均衡，平和心态，适时锻炼身体增强体质。

2. 减去一概包揽的习惯

部分老年人包揽儿女的一切家务，如买菜做饭、做清洁、接送孩子等。长辈对儿女有爱护之心可以理解，但是老年人年纪逐渐增大、精力不足，包揽一切，做儿女“保姆”的做法不可取。老年人可以根据自己的身体情况适当做家务，帮助子女减轻家务负担，但不能过分劳累。遇事可以给子女出主意，当好参谋，但还是要让孩子们自己做决定。与子女相处，不能在小事上喋喋不休，也不能过多参与子女的家务事，要相信子女有能力处理好自己的事情。

3. 坦然面对死亡

每个人都希望长寿，但生老病死是自然规律、无法避免，需要老年人坦然接受。老年人活出良好的心态，要让自己的晚年生活丰富多彩，与有共同爱好的朋友们一起充实生活、忘却烦恼、互相支持，坦然面对不如意和死亡。

（三）乘法

长寿乘法口诀：少肉多豆，少盐多醋，少食多嚼，少药多练，少车多步，少欲多施，少虑多笑，少言多行。通俗来说就是多吃五谷杂粮，多运动和锻炼，饮食作息都要规律，这样才能保持身体康健。

（四）除法

1．年龄要做除法

老年人不能总是数着年龄过日子，他们需要给自己的心理年龄做个除法。心理年龄等于实际年龄除以二，不管实际年龄有多大，都要有年轻时的心态。退休后，老年人无须把年龄放在心上，只想着每天该干的事情，如锻炼身体、买菜、带孩子、打牌、下棋、晒太阳、看电视等，这样的日子会过得轻松快乐。

2．压力要做除法

老年人的压力，大部分来自经济问题和子女问题。比如，积蓄都给了子女或积蓄勉强足够生活，生活补给短缺；甚至有些老年人为了缓解子女的经济压力，外出工作赚钱补贴家里。实际上，老年人不应往自己身上施加过多的经济压力，应该意识到子女已长大，他们该有自己的决断和解决办法。

3．烦恼要做除法

退休后，老年人要学会将烦恼做除法。每个人都有不同的烦恼，每天都会有新的烦恼出现。人人都有烦恼，但并非所有人都愁眉苦脸，依旧有人每天都过得快乐满足。老年人要记住：烦恼天天有，不捡自然无，让阳光照进心扉，让所有烦恼都烟消云散。

四、退休后的时间安排

为了解老年学员离退休后的生活和学习情况，广东省老干部大学在老年心理保健班收集22位老年学员一周的实际生活安排表（见表5－2），分析与总结整理后形成下面的“有意义的一个月”，为老年人如何有意义地度过一个月提出参考建议，希望为老年人过上幸福的晚年生活、提升生活趣味性和生活满意度给予一些启示。

表5-2 退休后时间安排

日期	行程安排
1号	上课、浏览时政新闻、煲汤、煮甜品、做作业
2号	看近期的书画展、打扫室内外卫生、约朋友来家中小坐、打羽毛球
3号	上课、课后约朋友讨论课后感悟、听近期的音乐会、家庭小聚会
4号	去超市采购、和家人一起准备午餐、练习合唱歌曲、带孙子去公园
5号	与远方朋友视频联络、整理房间、逛超市、做晚餐
6号	上课、做作业、网上浏览新闻资讯、学习一个新的常用软件
7号	阅读书籍、报刊、晾晒衣物、上网联系朋友
8号	上课、打太极拳、看展览、做作业
9号	约家人/朋友饮早茶、散步、学做蛋糕、做作业
10号	看电影、分享观影感受、在家做蛋糕、做作业
11号	打太极拳、上课、听音乐、做作业
12号	爬山、饮早茶、打扫卫生、与家人/朋友去附近的美食店吃饭
13号	去附近地方游玩
14号	约朋友/家人一起去打羽毛球/乒乓球、走访亲戚
15号	上课、做作业、网上浏览新闻资讯、学习一个新的常用软件
16号	阅读书籍、报刊、微信联系朋友、晾晒衣物、上网联系朋友
17号	上课、练习书法、约见老同学、练习歌唱
18号	约好友去公园散步、看电视、休息、逛附近新开的商场、学煲应季养生汤品
19号	听音乐会、家庭小聚会、去超市采购家庭用品、去博物馆看展览
20号	练习合唱歌曲、晾晒衣物、和家人一起看电视、整理衣物
21号	做拉伸运动、整理物品、观看养生节目、和家人一起做晚餐
22号	上课、与老同学聚会、逛超市、做晚餐
23号	合唱团活动、唱革命歌曲、带孙子去游泳、去市场买菜
24号	听报告、观看录像、与老同学打牌、去市场买菜、饭后散步
25号	看《广州日报》、打扫家里卫生、逛超市、看节目

续上表

日期	行程安排
26 号	学会用微信进行投票、和朋友一起去听交响乐、复习合唱团歌曲、饭后散步、泡脚
27 号	学会和面做包子、清洗皮鞋、理发、按摩颈椎、与好友分享旅游照片
28 号	读报纸、和朋友一起加入音乐班、整理衣物并捐赠、帮邻居家带孩子
29 号	约家人/朋友饮早茶、散步、学做蛋糕、做作业
30 号	上课、约朋友看花展、练习书法、约见老同学

参考文献

[1] ADAMS G, RAU B L. Job seeking among retirees seeking bridge employment [J]. Personnel Psychology, 2004, 57 (3): 719-744.

[2] ALCOVER C M, TOPA G, PARRY E, et al. Bridge employment: an introduction and overview of the handbook [M] //ALCOVER C M, TOPA G, PARRY E, et al. Bridge employment: a research handbook. London: Routledge, 2014: 3-24.

[3] BEEHR T A, BENNETT M M. Working after retirement: features of bridge employment and research directions [J]. Work, Aging and Retirement, 2015 (1): 112-128.

[4] BÖRSCH-SUPAN A, BRANDT M, SCHRÖDER M. SHARELIFE-One century of life histories in Europe [J]. Advances in Life Course Research, 2013, 18 (1): 1-4.

[5] CAHILL K E, GIANDREA M D, QUINN J F. Retirement patterns and the macro-economy, 1992 - 2010: the prevalence and determinants of bridge jobs, phased retirement, and reentry among three recent cohorts of older Americans [J]. The Gerontologist, 2013, 55 (3): 384-403.

[6] CHUNG H Y. The effects of childbearing patterns on the timing of retirement [D]. Boston: University of Massachusetts, 2010.

[7] FELDMAN D C, BEEHR T A. A three-phase model of retirement decision making [J]. American Psychologist, 2011, 66 (3): 193-203.

[8] KERR G, ARMSTRONG-STASSEN M. The bridge to retirement older workers'

engagement in post – career entrepreneurship and wage – and – salary employment [J]. Journal of Entrepreneurship, 2011, 20 (1): 55 – 76.

[9] MILLS M, JOHNSTON A D, DIPRETE T A. Globalization and men's job mobility in the United States [M] //BLOSSFELD H P, MILLS M, BERNARDI F. Globalization, uncertainty and men's careers. Cheltenham, UK: Edward Elgar Publishing, 2006: 328 – 361.

[10] O'RAND A M. The precious and the precocious: understanding cumulative disadvantage and cumulative advantage over the life course [J]. The Gerontologist, 1996, 36 (2): 230 – 238.

[11] VAN SOLINGE H. Adjustment to retirement [M] //WANG M. The Oxford handbook of retirement. New York: Oxford University Press, 2013: 311 – 324.

[12] ZHAN Y, WANG M, YAO X. Domain specific effects of commitment on bridge employment decisions: the moderating role of economic stress [J]. European Journal of Work and Organizational Psychology, 2013, 22 (3): 362 – 375.

[13] ZHAN Y, WANG M, LIU S, et al. Bridge employment and retirees' health: a longitudinal investigation [J]. Journal of Occupational Health Psychology, 2009, 14 (4): 374 – 389.

[14] 蔡长运. 离退休人员的心理调适方法研究论述 [J]. 行政事业资产与财务, 2017 (17): 84, 60.

[15] 戴月娥, 温芳芳, 佐斌, 等. 基于个体的退休心理模型 [J]. 心理科学进展, 2017 (3): 443 – 451.

[16] 关伟贤, 王存喜. 社会分层视野下离退休心理问题及干预措施探析 [J]. 华北科技学院学报, 2014 (6): 121 – 124.

[17] 江大红. 退休那一年的计划书 [J]. 健康必读, 2015 (12): 13.

[18] 李家志. 退休后的每天生活安排 [J]. 养生月刊, 2015 (1): 7 – 9.

[19] 梁天珍. 和谐理念下退休老人的心理调适 [J]. 科学时代, 2012 (1): 298 – 299.

[20] 马强丽. 形成离退休综合症的因素 [J]. 人人健康, 2014 (1): 33.

[21] 王菲. 面向离退休综合症患者的健康服务策略探究 [J]. 艺术与设计 (理论),

2018（6）：32－34.

[22] 王家琪. 退休，您做好心理准备了吗？[J] 中老年保健，2005（6）：46.

[23] 王绍礼. 早日做好退休计划 [J]. 新湘评论，2013（20）：11－12.

[24] 王晓. 退休做好 6 件事 [J]. 心理与健康，2013（7）：39.

[25] 英国 DK 出版社. 退休心理学：重塑我的后半生 [M]. 王华，译. 北京：电子工业出版社，2018.

[26] 张向葵，李建伟，郭娟. 退休人员的应付方式对其心理健康的调节作用研究 [J]. 心理科学，2002，25（4）：414－417.

第六章
情绪管理与调适

本章提要

离退休后，老年人随着身体健康水平、社交圈子、人生经历、文化背景、生活环境、个性特征和行为需求的变化，容易表现出老年期相应的情绪特点和情绪体验。情绪与心理健康之间有着密切的联系：良好的情绪体验造就更为积极向上的老年生活；而长期不良的情绪会使老年人心情郁闷，更容易患病。本章首先介绍情绪、情绪的分类；其次分析老年人情绪的特点和常见的情绪体验；最后探讨情绪管理的措施，帮助老年人进行有效的情绪管理。

小故事

懊悔的骆驼

一只骆驼在沙漠中跋涉，正午的太阳晒得它又饿又渴、焦躁不安。正在这时，它的脚掌被一块玻璃碎片划了一下，疲累的骆驼顿时火冒三丈，一脚踢出去，却不小心将脚掌划开了一道更大的口子，鲜红的血液顿时染红了沙砾。

生气的骆驼一瘸一拐地走着，一路的血迹引来了空中的秃鹫，它们在骆驼的上方盘旋。骆驼心里一惊，不顾伤势狂奔起来，在沙漠上留下了一条长长的血痕，浓重的血腥味引来了附近的狼。疲惫加之流血过多，无力的骆驼像只无头苍蝇般东奔西躲，仓皇中跑到一处食人蚁的巢穴附近，鲜血的腥味引得食人蚁倾巢而出，像一块黑色的毯子把骆驼裹了个严严实实。不一会儿，可怜的骆驼就鲜血淋漓地倒在了地上。

这个庞然大物追悔莫及地叹道："我为什么跟一块小小的玻璃生气呢！"

大启示

情绪会带给我们勇气、信心和力量，也会使我们冲动、失去理智，甚至做出一些后悔不已的事情。消极的情绪有时就像一匹脱缰的野马，会使人情绪失控，造成不良的后果。因此，我们必须学会调控情绪，力争做情绪的主人。

第一节 情绪

渴求知识的人得到一本好书会感到满足，生活中遇到知己会感到欣慰，看到社会助人行为会产生敬慕，找到志同道合的伴侣会感到幸福，这些就是积极的情绪。情绪最能表达个体的内心状态，是个体心理状态的晴雨计。本节介绍情绪的含义、周期和分类，以及情绪的状态及其与心理健康的关系。

一、情绪的含义

情绪是人们对客观事物是否符合自己的需要而产生的态度体验，是个体心理活动的重要组成部分。由于个体性格、处境不同，对待同一个事物会有不同的情绪体验，所以情绪具有多样性；同时，由于个体主观态度、需要不同，产生的情绪体验也不尽相同。当客观事物符合个体需要时，个体会产生积极情绪，否则会引起消极情绪。情绪稳定是老年人心理健康的重要体现，是心理健康的风向标。

生理变化、主观体验和外部表现三个要素构成完整的情绪体验过程。

（一）情绪的生理变化

个体生理上的呼吸、血液循环、心率以及内分泌系统，都会随着情绪的变化而发生相应的变化。例如，在愤怒状态下，个体的呼吸加快（每分钟 40 次），血压升高，皮肤电增加（出汗），消化液分泌减少；处于恐惧状态时，个体呼吸升至每分钟 64 次，心跳加速，血压升高，脸部血管收缩（脸色苍白）；处于焦虑状态时，个体肾上腺素分泌增多，出汗增多，伴有呼吸急促。

（二）情绪的主观体验

情绪的主观体验指个体对不同情绪和情感状态的自我感受。由于个体的知识、经验、需求、追求的目标、认知评价等方面的差异，同一环境对不同个体而言，可能有不同的意义，因而产生的情绪体验也会不同。但是对特定情绪体验的感受，既没有个体、民族的差异，也没有性别、年龄的差异，情绪体验的不变性是情绪在人际间产生共鸣的保证。

（三）情绪的外部表现

情绪的外部表现，通常被称为表情。情绪不仅体现为生理反应和内心体验，而且以面部表情、姿态表情和语调表情等外在形式表现出来。面部表情能够直接精细地反映不同性质的情绪状态，如高兴时，额眉平展、脸颊上提、嘴角上翘；难过时，额眉紧锁、嘴角下拉。肢体表情是指面部表情以外的身体其他部分的表情动作，包括手势、身体姿势，同样反映了个体的情绪状态，如狂喜时，捧腹大笑；愤怒时，龇牙咧嘴。语调表情指人们与他人交流时，言语的音调、节奏和速度等方面的变化，如高兴时，语调高昂，语速快；悲伤时，语调低沉、语速缓慢。

二、情绪周期

研究发现，情绪存在以28天为周期的波动规律。在一个周期内有高潮期、低潮期和临界日三个阶段，如图6－1所示。个体情绪处于高潮期，表现为心情愉快、开朗乐观、积极向上；个体情绪处于低潮期，则表现为烦躁不安、喜怒无常、易冲动、好发脾气、意志沮丧。临界日是高潮期向低潮期的过渡，是极不稳定的时期，身体处于频繁的变化之中。临界日一般为1～2天，这段时间容易感染疾病，机体各方面的协调性较差。外界刺激会加剧情绪处于临界点或低潮期个体的情绪不稳定，使暴躁的人更暴躁。

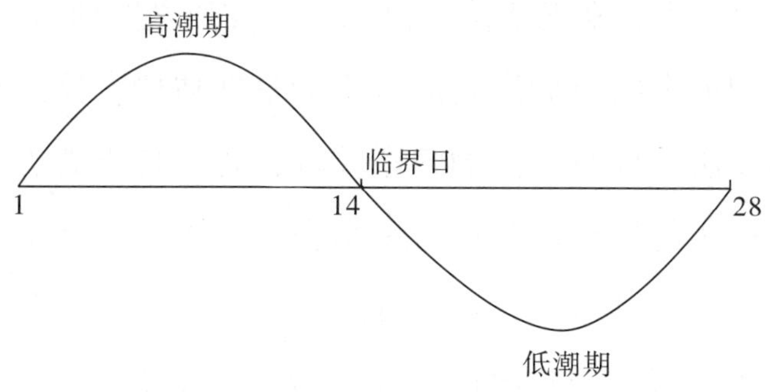

图6－1　情绪波动节律

老年人可以通过了解情绪周期性变化的特点，计算自己的情绪周期，更好地调节自己的情绪、协调与家人朋友的关系、安排工作与生活。比如，老年人可以将自己的情绪表现绘制成情绪规律表，把重要的事情安排在情绪的高潮期；而处于低潮期，特别是临界日时，更要提醒自己不要动气、发怒。当意识到自己处于情绪低潮期，要理智地调节情绪，采取情绪管理策略进行情绪宣泄，转移注意力。

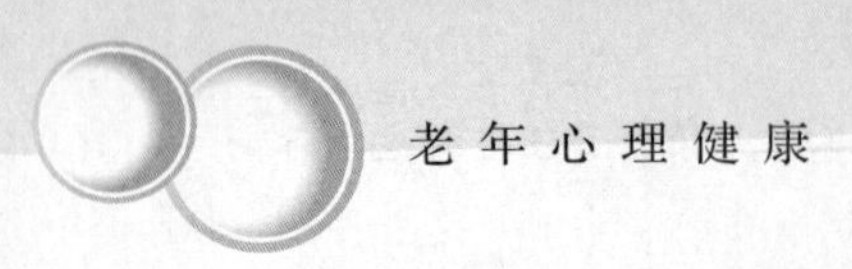

三、情绪的分类

情绪可以分为基本情绪和复合情绪，其中基本情绪又可以分为积极情绪和消极情绪。

（一）基本情绪和复合情绪

《礼记》中提出“七情”说，即喜、怒、哀、惧、爱、恶和欲；《白虎通》中提出“六情”，即喜、怒、哀、乐、爱和恶。从生物进化的角度看，情绪可以分为基本情绪和复合情绪。基本情绪是人和动物所共有，是不学而会的，故又称原始情绪。复合情绪指由基本情绪的不同组合而派生出来的情绪。

基本情绪的分类中，常把快乐、愤怒、悲哀和恐惧列为情绪的基本形式。快乐是个体盼望和追求的目标达到后产生的情绪体验；愤怒是所追求的目标受到阻碍、愿望无法达成时产生的情绪体验；悲哀是指失去心爱的事物或理想、愿望破灭时产生的情绪体验；恐惧是企图摆脱和逃避某种危险情境而又无能为力时产生的情绪体验。上述的四种情绪往往是单纯的、不复杂的，在这些情绪的基础上，可以派生出许多复合情绪，如愤怒、厌恶和轻蔑复合为敌意，恐惧、内疚、痛苦和愤怒复合为焦虑。

（二）积极情绪和消极情绪

积极情绪是与接近性行为相伴随产生的情绪，是事情发展合乎自己的预料、顺利进行的美好感受。积极情绪往往与个体某种需要得到满足相联系，通常伴随愉悦的主观体验，并能提升个体的积极性和活动能力。积极情绪包括快乐、满足、幸福等，更多的积极情绪体验能提升个体的满足感和幸福感。

消极情绪指生活事件对个体的心理所造成的负面影响。适度的消极情绪有利于提升反应速度，提高工作效率和学习效果。然而，过于强烈和持久的消极情绪对个体的健康和社会适应有害，长期处于消极情绪，更会降低个体的自制力，无法正确评价自己的行为及后果，最终危害身心健康。

四、情绪的状态

情绪状态指在某种事件或情境的影响下，在一定时间内所产生的某种情绪。按情绪持续时间、发生速度以及强度可以将情绪状态分为心境、激情与应激三类。

（一）心境

心境也叫心情，是微弱、平静而持久，使个体整个生活都染上某种情绪色彩的情绪状态，具有弥散性、微弱、长期性等特点。例如，人们常说的“人逢喜事精神爽”，这种持续时间比较长，且具有弥散性的情绪属于心境的一种。

心境产生的原因有多方面，生活中的顺境和逆境、人际关系的融洽程度、个人的身体健康、天气的变化等，都有可能成为引起某种心境的原因。心境对个体的生活、工作、学习、健康有很大的影响。积极向上的心境，可以提高老年人的活动效率；消极悲观的心境，会降低认知活动效率，使老年人处于焦虑状态，有损健康。

（二）激情

激情是强烈的、爆发式的、短暂的情绪状态，通常是由对个人有重大意义的事件引起，往往带有特定的指向性，并伴随生理变化和明显的外部行为表现。例如，范进中举后，在欣喜若狂的状态下意识错乱，手舞足蹈。这是由于在激情状态下，个体出现“意识狭窄”现象，即认识活动的范围缩小，理性分析能力受到抑制，自我控制能力减弱，进而使其行为失去控制，甚至做出鲁莽的行为。

激情给个体带来的影响有积极和消极之分。一方面，激情可以激发内在的心理能量，成为激励人们积极行动的巨大动力，提高工作效率；另一方面，激情有很大的破坏性和危害性，处于激情状态中的个体可能任性而为，为自己带来不良后果及损失。老年人应当能够意识到自己的状态，并有意识地调节和控制情绪，做情绪的主人。

（三）应激

应激是由出乎意料的情况所引起急速而高度紧张的情绪状态。例如，在遇到突发意外或危险、驾驶员在行驶过程中遇到故障或紧急刹车等情况，会引起心理高度警醒和紧张，并产生相应的生理反应。

个体在应激状态下的反应有积极和消极之分。积极的反应表现为急中生智、沉着冷静，全力排除困难，及时摆脱危险情境；消极的反应表现为惊惶失措、一筹莫展，处事能力大幅度下降，加剧事情严重性。这与个体的能力和素质有关，也与个体的经验积累有关。老年人长期若处于应激状态下会降低其免疫力，对身心健康造成不良影响。

五、情绪与心理健康的关系

情绪与心理健康之间有着密切的联系。良好的情绪会使人身心舒畅，更多地欣赏身边的美好；而不良的情绪则会使人郁闷烦躁，容易产生心理问题。此外，不良情绪会抑制个体的推理、辨别能力；使个体认识范围缩小，不能正确评价行动的意义及后果；使个体自制力降低，进而影响工作、学习和生活。

焦虑、忧愁、悲伤、惊恐、愤怒、痛苦的情绪状态会使生理发生一系列变化。长期情绪忧郁、恐惧、悲伤、嫉妒、愤怒或紧张，容易引起心血管系统、消化系统、泌尿生殖系统、呼吸系统、内分泌系统的疾病。

稳定、积极的情绪是有助于提升个体健康的力量，同时，也是心理健康的重要标志。研究证实，乐观是长寿老人的特点之一，乐观者的一大特点是真心觉得生活愉悦，经常有发自内心的笑。发自内心的笑不仅能抑制由压力产生的有害激素、缓解压力，还能促进呼吸和血液循环。此外，心情愉快、心态平和更能促进个体进行复杂思考，有助于拓宽思路与自由联想，提升思维能力。因此，老年人应当保持精神愉悦，使体内消化、吸收、分泌和排泄系统得到调整，保持旺盛的新陈代谢，保障身体健康、延年益寿。

第二节 老年人的情绪特点

情绪变化伴随个体心理活动过程而产生，当老年人达到所追求的目标时，会感到成功的喜悦，而失去已有的东西或权力时，会感到失败的痛苦。离退休后老年人面临生活圈子、身体的变化，感知觉、记忆等各种变化，对这些变化的不同处理态度形成老年人独特的情绪特点和情绪体验。本节简要介绍老年人的情绪特点、常见的情绪体验和情绪障碍，帮助老年人了解自身情绪变化的特点，更好地调控情绪。

一、老年人的情绪特点

随着年龄的增长，个体心理会发生很大的变化。老年人的心理承受能力往往有所下降，当遇到突发情况、困难或挫折时，他们的情绪反应可能更为强烈，这种不稳定的情绪对身心健康的影响也更为明显。老年人的情绪有以下几个特点。

(1) 由于老年人受到生理变化、社会角色改变、社会交往减少、心理功能下降等因素的影响，他们更容易产生消极情绪。

(2) 老年期中枢神经有过度活动的倾向和较低的唤醒水平，因此老年人的情绪体验更为强烈。

(3) 老年人中枢神经系统内发生的生理变化及其自身身体调节能力下降，会导致平复心情所需的时间比青年人更长。

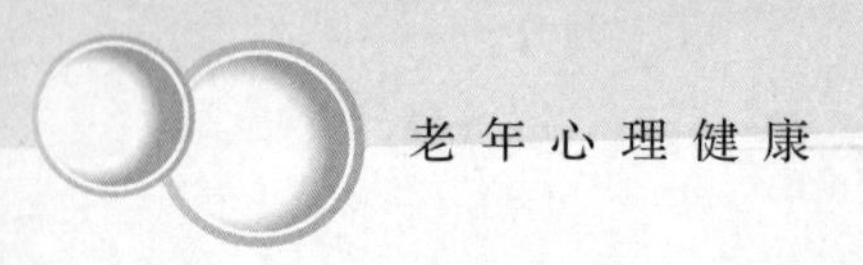

（4）老年人受过往经验的影响，对熟悉事物有更强的适应能力；同时，老年人的情绪表达方式较为含蓄，情绪体验不易外露，其情绪表现更为稳定。

二、老年人常见的情绪体验

由于生活阅历、文化背景、生活环境、个性特征和行为需求等因素的差异，老年人所处的情绪状态以及情绪体验不尽相同。一般来说，老年人常见的情绪体验有以下11种。

（一）自尊感

自尊感由得到较高社会评价与个人自尊需要得到满足而产生。研究发现，老年人一般都有较强的自尊感，这是一种积极的情绪，可以起自我约束、自我激励的作用。这可以解释为，希望得到他人尊重的老年人，会在有损自尊的行为面前有所约束，以维护自己的荣誉和尊严；自尊感还有利于老年人增强独立生活的能力，减少对他人的依赖；当自尊需求无法得到满足时，老年人往往会表现出愤懑，或者走向事物的反面而产生自卑感。

（二）自豪感

自豪感是指当个体认为自己的价值大于他人的价值时产生的情绪体验。适当的自豪感有助于老年人更积极地适应离退休生活，帮助老年人全面客观地评价自己，发现自己的长处与优点。自豪感强的老年人不因自己部分能力缺失而自我否定，能够发现自身优胜于他人的长处，相信自己。适当的自豪感能帮助老年人正确对待与他人的差距，通过比较来激励提升自己。自豪感有利于老年人适当表露才能，感受到自身才能和价值被认可的乐趣。

（三）满足感

满足感是个体的需求得到实现而产生的感受。高满足感的老年人会有更多的愉悦感和幸福感，这是衡量心理健康状态的重要指标。老年人的满足感受其健康状态，与亲人、朋友、邻居交往的满意度，离退休后的规划等因素的影响。为了提高老年人的满足感，可以针对他们不同的学习需求，设立不同层次的老年教育形式；根据爱好和特长，鼓励和引导他们组成各种活动群体；给老年人提供合适的工作机会，满足自我实现的需求；提高社区护理水平，给老年人普及保健知识；等等。

（四）悠闲自得

老年人离退休后，离开了“朝九晚五”的工作岗位，终于有空闲时间去完成自己以前想去做却一直没时间完成的计划。如果生活按照规划进行，自然会产生悠闲自得的情绪体验，感觉每天都是新的享受。例如，老年人约三五好友一起出游，旅途中谈心、拍照、分享美食，每天都是单纯地感受生活，不必担心晋升和提薪，每天都过得幸福快乐。

（五）心理幸福感

心理幸福感强调个体对老化持有积极态度，老年人主动从生活目的、个人成长、自我接纳等方面入手，规划和设计晚年生活，从而达到适应社会和参与社会，提高心理幸福感的目的。家庭关系、人际关系和亲密伙伴关系都会影响老年人的心理幸福感。一方面，家庭关系良好、朋友多的老年人往往能从良好的亲人、朋友的人际交往中获得更多的愉快、高兴、爱等积极的情绪体验，这类老年人更愿意帮助他人，与他人建立友好关系；另一方面，老年人通过扩大人际交往，不断发展自身，实现自我价值，进而获得较高的心理幸福感。

（六）自卑感

自卑感是个体过低地评价自己或自尊感得不到满足而产生的情感。对于老年人而言，自卑感往往来源于自尊需要得不到满足。部分老年人离退休后，失去了原来的工作关系，权力缩小，权威性和影响力降低或消失，容易萌发别人不再尊重自己的消极想法，因而产生自卑感；有些老年人发现自己无法跟上科技日新月异的步伐，无法适应劳动力市场的激烈竞争，在生产技术、管理经验方面的优势日渐丧失，也会使他们产生自卑感。自卑感会抑制老年人的自信心，使其自我封闭、自我孤立、自我退缩，减少社会交往，严重的自卑感甚至使老年人自我否定。

（七）空虚感

空虚感是指个体觉得生活中的一切事物都吸引不了自己，经常觉得生活没有意义，不知如何打发时间而产生的内心体验。老年人离退休以后，可自由支配的空闲时间增多，如果没有新的人生追求，缺乏参与感兴趣活动的动力，会感到百无聊赖，时光难熬。空虚感是消极的情绪，容易引起老年人失眠，对周围事物丧失兴趣，甚至感觉人生没有意义，对生活悲观失望。

（八）孤独感

孤独感是老年期较为常见的消极情绪，是由于社会交往需求未得到满足而产生的内心体验，它往往给人带来寂寞、被冷落，甚至被遗弃的感觉。个体进入老年期以后，社会环境变化比较明显：社会交往频率降低，交往圈子缩小，容易产生离群后的空寂感；由于长期独处，遭受丧偶、亲朋生离死别的强烈刺激而沉默寡言；因搬迁、子女分居而造成没有谈话对象的无奈，这些都会使老年人感到孤独。

（九）焦虑感

当个体面临当前或预测未来会出现的对自身产生某种威胁的客观事物时，会产生焦虑感。一方面，老年期是个体角色转变最频繁的时期，老年人如果没有适时适应新角色或没有及时退出旧角色，容易因角色冲突而感到手足无措，进而产生焦虑。另一方面，老年人退休后收入相对减少，如果经常担心经济来源、身体机能衰退、患上疾病无法得到更好的治疗等问题，则容易产生焦虑感。

老年人适当焦虑也有其积极意义，焦虑感起到增强老年人改变现状紧迫性的作用。例如，随着年龄的增长，老年人感觉自己手脚没有过往灵活，身体抵抗力也有所下降，这种焦虑会使老年人重视身体锻炼，减缓其带来的负面影响。

（十）抑郁感

抑郁感是指个体因追求目标受挫折、对当前状态悲观失望而产生的消极心理体验。老年人会为社会上某些不尽如人意的现象而忧心忡忡，为自己身体不适而担忧疑惑，为无法得到子女和周围人的理解和体谅而郁闷伤感。轻度抑郁的老年人会对周围一切不予关注、缺乏兴趣，常常会莫名地感到烦恼和不快。这时需要亲人、朋友更多地关注和关爱他们，并且避免让他们再次受到刺激，这样抑郁症状便会自行消失。然而，如果患有严重的抑郁症，则应及时求医治疗。

（十一）衰老感

衰老感是指个体面临正常生理衰老或退休、丧偶等生活事件而产生“老了不中用了”的心理体验。衰老感使老年人产生消极的自我暗示，加剧大脑功能的衰老甚至病变，从而导致短期记忆明显下降，经常忘记要做的事情。此外，当老年人顽固地认为自己“老了没用了”时，其在态度和行为方面会变得固执、怪僻、过度关注自身的生理变化、自我封闭。因此，应该让老年人更多地参与社区和老年大学的活动，如志愿者服务、兴趣班、出游活动等，帮助他们找到新的乐趣，体验新的生活，延续人生价值，减少消极想法。

三、老年人常见的情绪障碍

老年人是特殊的群体，他们往往受经济、疾病、情感等因素的困扰，情绪障碍发病率较高，这对老年个体的心理健康、疾病的治疗和康复有重大影响。为了解老年人的心理健康状况，需要对情绪障碍进行探讨。当老年人的需求与愿望长期无法得到满足时，容易出现烦恼、愤怒、冷漠、过度焦虑、嫉妒、恐怖等情绪障碍。

（一）烦恼

烦恼是影响个体整个身心状态的弥散性心境。烦恼有多种形式：一是因亲友离别而引发的延绵不断的离愁；二是由事业上无所作为所导致的情绪低落；三是由当前人际关系紧张或矛盾所引起的烦躁不安；四是个人自我求全责备和自寻烦恼的心烦意乱。从这四种形式的烦恼来看，烦恼的产生既有客观原因，又有主观原因。繁杂琐碎事件的干扰、工作中的不顺心、某些决策失误、家庭关系失和、朋友邻里间的矛盾纠纷以及个人身体不适等，都是烦恼的外部客观原因；而个人思想意识狭隘、心胸狭窄、目光短浅、情绪低落等都是导致烦恼的主观心理条件。

对于老年人来说，他们烦恼的主要来源是退休后与亲人的人际关系难协调、身体素质日益下降、空闲时间增多或离退休后与工作时的落差导致的空虚寂寞感，摆脱这些烦恼需要多与朋友倾诉，寻找或培养一些兴趣以充实自己。

（二）愤怒

愤怒是个体的强烈期望被限制或阻挠的结果。限制和阻挠可能来自外界的规则、他人的控制，也可能来自本人身体或心理上的无能为力。如果这种限制比较轻微，或是被掩盖，则不至于导致愤怒的爆发。轻微的愤怒也可能被压抑相当长的时间，但只要这种限制或阻挠持续存在，愤怒终究会发生；若持久地压抑愤怒，必将付出健康方面的沉重代价。

老年人由于身体衰弱、没有做好离退休的准备等原因，个人意愿容易受到限制或阻挠，使其更容易发怒。此外，感觉受到侮辱或欺骗、挫折或干扰、被强迫去做自己不愿意做的事情，都容易使人发怒，而且情绪本身也是愤怒的原因。对老年群体来说，人际关系常常是其愤怒的重要来源，比如部分老年人控制欲较强，当他感觉儿孙“不听自己的话”时会异常愤怒。愤怒是正常的情绪反应，但是老年人如果由于轻微的限制或阻碍便频繁地发怒，无法自制，则可能是患了心理障碍，应该及时求医。

（三）冷漠

冷漠是个体饱受挫折以后所表现出来的防御方式，其基本特征是情绪低落、对一切都漠不关心、不感兴趣、没有积极性、人际关系冷淡、人生观消极，对周围的人和事都不屑一顾、无动于衷。在挫折情境中感受到心理上的恐惧和生理上的痛苦都是导致冷漠情绪的重要原因。

冷漠的老年人将世界看作漆黑一片，认为职场总是钩心斗角、尔虞我诈，家庭成员之间也是互相欺骗，对其财产虎视眈眈。在他们看来，人与人之间只有矛盾、冲突、欺诈和侵犯，没有和谐、融洽、体谅和互助。长此以往，即使是朝夕相处的老夫妻，也会矛盾不断、争吵不休。冷漠的老年人“与世无争”，远离社会和亲朋，其结果必然是孤独感缠身、痛苦不堪、焦虑无止。

（四）过度焦虑

焦虑是个体因预感将受到威胁而表现出的复合负性情绪。焦虑与恐惧都含有担忧、害怕的倾向，但它却不像担忧、害怕那样有实际事件威胁身体的健康和安全，焦虑只是个体预感到自身有可能受到威胁。

焦虑过度包括正常焦虑与神经过敏性焦虑两大类。正常焦虑的关键特征视威胁个体的情境为客观存在；神经过敏性焦虑是个体实际上没有面临任何危险，也未受到直接的伤害，却经常体验到恐惧和不安。例如，老年人担心股票长期套牢而焦虑过度是正常焦虑。相对应地，因曾经被羞辱而产生再度受辱的威胁感；遭受过否定、拒绝和抛弃而害怕再度经受这些遭遇，则是神经过敏性焦虑。

神经过敏性焦虑容易导致严重的后果：一是身体的全面衰弱，影响正常工作和生活；二是怀疑自身的力量，夸大自身的无能和失败，出现退缩性行为；三是产生厌烦，经常暴躁不安，莫名其妙地发怒、怨天尤人，造成人际关系紧张、不合群。

适度的焦虑对老年人调整生活具有适应性意义。虽然焦虑给个体带来不愉快的体验，但这类不愉快的体验对个体来说是一种信号，它能使个体了解外界情境，驱使个体采取适宜的策略或行动去改变当前的处境。然而，焦虑的长期存在或焦虑强度不断加强，它的信号意义则不再是通报信息，而是变成个体无法驾驭的负担。在这种情况下，焦虑开始转化为情绪障碍，严重的焦虑持续或经常发生，可能使个体形成病态人格。

焦虑过度会使个体回避现实生活情境的冲突，每遭受一次挫折则加重恐惧、紧张和无助感，最终会导致个体形成强烈的心理应激反应，造成注意力涣散和记忆力衰退、思想混乱，不能连贯地分析问题，最终可能怀疑自身的能力，夸大自己的无能和失败，甚至产生极端观念。例如，老人在街道举办的集会上发言时，由于过度焦虑而语无伦次，这次的经历使他感到害怕和焦虑，可能他从此再也不敢参加公共活动。

（五）嫉妒

嫉妒是个体与他人比较时发现自己不如他人而产生的由羞愧、愤怒和怨恨等组成的复合负性情绪。嫉妒往往有以下特点：第一，嫉妒虽然是在个体与他人比较时产生，但必然会涉及第三者对某人的态度；第二，在地位相等、年龄相仿、程度相同的人之间更有可能发生嫉妒；第三，是否出现嫉妒还与个体的思想品质、道德情操和潜意识有关，一般而言，嫉妒并非由自我意识完全控制。

个别老年人进入老年期后，觉得在自己关注下成长起来的年轻人，将自己从有优势的地位上赶走，因而始终觉得受到了威胁。再加上如果老年人意识到年轻人能够比较容易地获得他们难以获得的东西时，会对年轻人产生嫉妒心理。

年轻人处于人生的鼎盛时期，各方面的发展皆有独特的优越性，老年人须以健全的包容与理解面对年轻人的发展和成就，必要时向他们伸出援助之手，给以必要的忠告。同时，老年人要善于发现自身优势，利用优势开拓新的发展领域。

（六）恐惧

恐惧是每个人都曾经历的心理体验。它是有机体企图摆脱、逃避某种情境而又无能为力的情绪体验。每个人都有恐惧的事物，比如有人恐惧雷电，有人恐惧狂风，有人恐惧老鼠，有人恐惧猫狗，还有人恐惧打针、登高、潜水，等等。生命的消逝是每一个个体都需要面对的事件，老年人往往对死亡避而不谈，这使得内心的疑惑和恐惧得不到排解。当其遭遇伴侣或亲朋好友去世，更容易触景生情，死亡濒临感日趋严重，长期处于焦虑和恐惧之中容易诱发身心疾病。老年人可以通过有计划地安排晚年时间，妥善处理学习、生活和娱乐的关系，努力使晚年生活过得充实且有意义，力争从心理上战胜死亡，从容不迫地面对死亡问题。

患重大疾病者死亡恐惧的产生往往有四个阶段：第一阶段是震惊和否定，对于医生的诊断持怀疑态度；第二阶段是愤怒，情绪反常，无缘由地发脾气；第三阶段是自我安慰，安慰自己只要坚持就能恢复健康；第四阶段是沮丧，病情持续加重，患者变得沮丧，担心、害怕死亡。

如果对打针有恐惧感，对打针的情境感到不安，这属于正常恐惧。如果老年人没有身患重疾或面对应激事件，却产生严重的死亡恐惧，则有可能是恐惧障碍。如果老年人长期对疾病存在预期性焦虑，经常怀疑自己生病；或因偶尔到医院看望亲友，回来后即担心自己感染疾病，这种情况属于恐惧障碍，需要求助心理咨询师或专科医院。

第三节　老年人的情绪管理

老年人保持情绪健康对其身心健康具有重要意义。进入老年期，有较好情绪管理能力的老年人更多地产生自尊、满足、幸福等积极情绪体验，这些有助于他们获得美满的晚年生活；而患有焦虑、抑郁、恐惧等情绪障碍的老年人往往情绪管理能力弱，影响身心健康。本节主要介绍老年人情绪健康的标准，情绪管理的概念、重要性、实质及种类，还介绍情绪的 ABC 理论和情绪调节的方法，帮助老年人管理情绪，做情绪的主人。

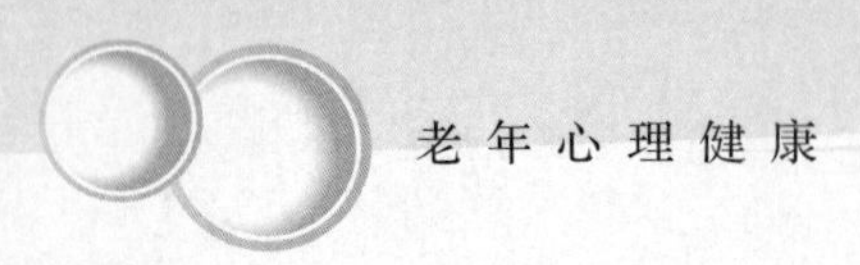

一、情绪健康的标准

个体在生活中往往会产生各种各样的情绪，情绪健康对老年人的身心健康尤其重要。健康的情绪即良好的情绪状态，是衡量个体身心健康的重要标准。健康的情绪应符合以下几种标准。

（一）情绪有适当的形成原因

情绪的发生与发展必须有明确的原因，且情绪反应的性质、强度和持续时间应与引起这种情绪的情景相符合，这是情绪健康的重要标志之一。无缘由的喜、怒、哀、乐都是不健康的情绪表现。

（二）情绪表达要适时、适度

情绪的表达既符合社会的要求又符合自身的需要，在不同的时间和场合有恰如其分的情绪表达。情绪反应与环境相适应，反应的强度与引起反应的情境相符合。

（三）情绪的作用时间随着客观情况变化而转移

通常当引起情绪的因素消失以后，个体的情绪反应也相应逐渐消失。例如，不小心把东西丢了，当时可能会非常生气，事情过后，自己会逐渐调节过来。如果长时间生气，则是情绪不健全的表现。

（四）情绪能持续稳定

健康情绪的发生发展皆有其规律性，情绪一旦发生，刚开始反应比较强烈，而随着时间的推移，反应渐渐减弱。一些变幻莫测、突发突止的情绪往往是情绪不稳定、不健康的表现。情绪稳定表明个人的中枢神经系统活动处于相对平衡状态，中枢神经系统功能健全。

（五）心情愉快是积极健康的表现

感到心情愉快表示个体身心处于积极健康的状态。如果老年人经常情绪低落，总是愁眉苦脸、心情苦闷，则可能是心理不健康的表现，要注意自我调节与管理情绪。

（六）情绪健康者要善于自我控制

情绪健康的老年人在危急时刻能进行自我情绪的调节和控制。当老年人遭遇突发情况时，应当沉稳冷静，积极地采用暗示、自我激励等方法调控情绪，使紧张的情绪趋于缓和。

二、情绪管理

保持情绪健康，要求老年人了解情绪管理的概念、掌握情绪管理的方法、增强情绪管理的能力等，能以积极乐观的态度、幽默的情趣及时缓解紧张的心理状态，成为情绪的主人。

（一）情绪管理的概念及实质

情绪管理是指用科学的方法有意识地调适、缓解、激发情绪，以保持适当的情绪体验与行为反应的实践活动，包括认知调适、合理宣泄、积极防御、理智控制、及时求助等方式。简而言之，情绪管理是个体和群体对情绪感知、控制、调节的过程，它将以人为本作为重要的管理原理，使人性、个体的情绪得到充分发展，价值得到充分体现；从尊重人、依靠人、发展人、完善人出发，提高个体对情绪的自觉意识，控制情绪低潮，保持乐观心态，不断进行自我激励、自我完善。

情绪管理就是善于掌握自我，善于调节情绪，能排解生活中的压力事件所引起的不良情绪，以乐观的态度、幽默的情趣及时缓解紧张心理状态。情绪管理并非去除或压抑情绪，而是在觉察情绪后，调整情绪的表达方式。心理学家认为情绪调节是个体管理和改变自己或他人情绪的过程。在这个过程中，通过一定的策略和机制，使情绪在生理活动、主观体验、表情等方面发生变化，进而改变情绪的表达方式。情绪固然有正负两面，但真正情绪管理的关键并非情绪本身，而是情绪的表达方式——以适当的方式在适当的情境表达适当的情绪，才是健康的情绪管理之道。

（二）情绪管理的重要性

认识情绪管理的重要性是情绪管理的第一步。任何事件的发生必然伴随个体的主观情绪体验，使个体感受到愉快、气愤、悲伤、焦虑或失望等情绪。负面情绪长时间存在，会对个体的身心健康、人际关系或日常生活带来消极影响。

1. 情绪影响生理健康

《礼记》上说“心广体胖”，意思是情绪畅快时，人会愈来愈胖，而且愈来愈健康。如果老年人常年“面黄肌瘦”，则可能是身体健康状态不佳。这类老年人往往情绪低落，茶饭不思，脸色愈来愈差，严重者可能患上“身心障碍”，即心理上生病。如果老年人常常处于负面或消极的愤怒、紧张、过度焦虑、悲伤的情绪中，其内分泌将受到影响，更容易生病。

2. 情绪影响人际关系

人际关系的好坏取决于个体情绪表达是否恰当。倘若老年人常在他人面前任由负面情绪决堤，丝毫不加控制，别人会视其为难以相处之人，渐渐地身边的朋友圈会越来越小。反之，若老年人常面带微笑、多赞美他人，以亲切态度与他人和谐相处，人际关系自然会逐渐改善，从此人生也变得愉悦、丰富多彩，而且处处有人相伴共度美好岁月。

（三）情绪管理能力的种类

1. 情绪的自我觉察能力

情绪的自我觉察能力是指了解自己内心的一些想法和心理倾向，以及自己所具有的直觉能力。如果老年人不具有对情绪的自我觉察能力，或者不清楚自己真实的情绪感受，容易听凭不良情绪的摆布，甚至做出许多后悔的事情。不同情境会诱发不同的情绪，压抑情绪反而带来不好的结果。因此，老年人情绪管理的第一步是学会体验、感受自己的情绪。

2．情绪的自我调控能力

情绪的自我调控能力指对自己的情绪活动和情绪冲动具有调节和控制的能力。情绪的调控能力是影响老年人有效摆脱焦虑、沮丧、激动、愤怒或烦恼等消极情绪的重要能力。这种能力会影响老年人的生活，当情绪的自我调控能力较弱时，个体容易处于痛苦的情绪旋涡中无法自救；反之，则可以从情感的挫折或失败中迅速调整、控制并且摆脱不良情绪。调控情绪的目的在于给自己一个厘清想法的机会，从而更有力量和勇气去面对未来。老年人要选择适合自己且有效控制情绪的方式，不做不良情绪的奴隶。

3．情绪的自我激励能力

情绪的自我激励能力是个体引导或推动自己去达到预定目的的能力，是一种自我指导能力。希望在一件事情上取得成功，需要老年人集中注意力，学会自我激励、自我把握，发挥自身的创造力。老年人具备对情绪的自我调节与控制，能够对自己的需要延迟满足，压抑情绪冲动。

4．对他人情绪的识别能力

这种觉察他人情绪的能力就是同理心，即能设身处地站在他人的立场，为他人设想。有同理心的老年人更容易进入他人的内心世界，觉察他人的情感状态。这类老年人往往内心细腻，能很好地识别自身的情绪，拥有良好的情绪管理能力。

5．处理人际关系的能力

处理人际关系的能力是指善于调节与控制对他人的情绪反应，并能够使他人产生自己所期待反应的能力。在处理人际关系的过程中，能否正确地向他人展示自己的情绪情感，是体现个体处理人际关系好坏的重要指标。如果老年人发出的情绪信息能够感染和影响对方，那么人际交往会顺利进行并且得到深入发展。适当地表达情绪是一门艺术，需要我们用心体会和揣摩，更重要的是，切实把它应用到生活中。

三、情绪的ABC理论

美国心理学家艾利斯创建情绪ABC理论，他认为激发事件A（Activating event）只是引发情绪和行为后果C（Consequence）的间接原因，而引起C的直接原因则是个体对激发事件A的认知和评价而产生的信念B（Belief)，即消极情绪和行为障碍结果（C)，不是由某一激发事件（A）直接引发，而是由经受这一事件的个体对它不正确的认知和评价所产生的错误信念（B）直接引起。错误信念也称为非理性信念、不合理信念。

艾利斯于1962年总结出具有普遍意义的、通常会导致神经症状的以下11种不合理信念。

（1）在生活环境中，每个人都绝对需要得到其他重要人物的喜爱与赞扬。

（2）个体必须能力十足，至少在某方面有才能、有成就，这样才是有价值的。

（3）有些人是坏的、卑劣的、邪恶的，他们应该受到严厉的谴责与惩罚。

（4）生活中出现不如意的事情时，会有大祸临头的感觉。

（5）不快乐是由外在因素引起，人不能控制自己的痛苦与困惑。

（6）对可能（或不一定）发生的危险与可怕的事情，应该牢牢记在心头，随时顾虑到它会发生。

（7）对于困难与责任，逃避比面对要容易得多。

（8）一个人应该依赖他人，而且依赖一个比自己更强的人。

（9）一个人过去的经历是影响他目前行为的决定因素，而且这种影响永远不可改变。

（10）一个人应该关心他人的困难与情绪困扰，并为此感到不安与难过。

（11）碰到的每个问题都应该有正确而完美的解决办法，如果找不到这种完美的解决办法，那是莫大的不幸，真是糟糕透顶。

艾利斯认为，正是由于我们的不合理信念才使我们产生情绪困扰。如果这些不合理的信念长期存在，还会引起情绪障碍。因此，老年人可以根据上面 11 种不合理信念对照自身，当发现自己存在不合理信念时，及时使用积极的策略改变自己的不良想法。当发现自身长期受不合理信念困扰时，可以使用以下的情绪调节方法。

四、情绪调节的方法

情绪调节是每个人管理和改变自己情绪的过程，在这个过程中，个体通过一定的策略和机制，使情绪在生理活动、主观体验、外部表现上发生变化。情绪调节方法帮助个体减少消极体验，降低刺激的负面影响，使情绪处于适度的水平。常见的情绪调节方法有情绪宣泄法、思维转化法、理性升华法、语言暗示法和身心放松法。

（一）情绪宣泄法

当个体内心感受到强烈的心理压力时，应采取措施，及时予以宣泄，以保证个体的生活和工作正常进行。可供个体选择的情绪宣泄法有：寻找自己信得过的亲戚或无利害冲突的朋友进行深入的长谈，以达到宣泄内心焦虑痛苦，获取他人指点、帮助的目的；也可以通过远足、郊游或做自己感兴趣的活动，达到转移注意力的目的。

1. 学会倾诉

当老年人遇到不愉快的事情时，应当学会倾诉，不能独自生闷气，把不良情绪压抑在内心。每个人的周围总会有几个知心朋友，经常找朋友们聚一聚，品上一壶清茶、一杯咖啡，就事论事倾诉一番，把积郁的消极情绪吐露出来，得到知心人的同情、开导和安慰，对老年人的心理健康有积极作用。研究发现，有良好朋友圈子的老年人能长寿 20 年，由此可见朋友对人生的重要性。

2. 听音乐

不同的音乐可以使人产生不同的情绪体验，放声高歌或安静地听音乐都是表达情绪情感的方式。目前，音乐疗法在心理咨询和心理治疗领域得到广泛应用。每位老人都可以根据自己的喜好和具体情况选择曲目：当老年人感到忧郁时，可以选择意境广阔、充满活力、轻松愉快的音乐来舒缓心情，如《春江花月夜》；当老年人感到心情浮躁时，可以选择宁静清爽的乐曲以安心养神，如《小夜曲》。打开音乐，随歌而舞，音乐由乐器缓慢悠扬地演奏出来，使人放松心情，缓解不良情绪。

3. 规律运动

规律性运动是较为实用的缓解压力的方法。做 40 分钟的运动，可以缓解压力长达 3 个小时；而 40 分钟的休息却只能让人轻松 20 分钟。同时，压力越大、情绪越紧张，运动之后就愈能感到愉悦。

4. 痛哭一场

哭是人类的本能，是个体不愉快情绪的直接外在流露。从医学角度讲，短时间的痛哭是释放不良情绪的好方法，是心理保健的有效措施。当老年人悲痛欲绝的时候，不妨大哭一场，个体在情感激动时流出的眼泪可以减轻乃至消除压抑情绪，释放积聚的负能量、调整机体平衡。不过，这里所说的是在内心受到委屈和不幸达到极大程度的情况下才哭，如果遇事就哭，企图以哭来解决问题反而会加重不良情绪体验。

现实生活中宣泄情绪的方法很多，因个体、环境、条件差异，采用的宣泄方式也应该不同，从小小的一声叹气，到大声痛哭、疾呼、怒吼以及打球、散步、聊天等都可以起到宣泄情绪的作用。

（二）思维转化法

个体的情绪受其信念、态度和价值观影响，造成个体紧张、烦恼、不快的往往不是事情本身，而是其对事情的看法。换言之，看待事情的态度决定自身的情绪。不好的或者不合理的认知一旦产生，情绪也会相应波动。因此，我们需要学会调整自己的思维方式，以乐观积极的态度面对生活、转移注意力，避免沉浸在消极事件带来的痛苦中无法自拔，从而摆脱消极、不良情绪的困扰。

负面情绪会耗费个体更多的体力和精力。负面情绪状态往往使个体感到疲惫、伤感、痛苦，工作效率大大下降，反应速度和判断力也会受到影响；而更多的积极情绪往往使个体精力充沛、头脑清醒，生活愉悦而轻松。因此，老年人可以通过减少关注负面事件，用轻松愉快的态度去面对生活。

（三）理性升华法

不良情绪具有排他性，即不良情绪会逐步把人们的注意力吸引到它所指引的方向，并迅速滋长。不良情绪越是强烈，个体的思维则越有可能陷入情绪的旋涡。当个体欲望或需求因某种原因或条件不能实现时，可以通过理性升华法将其原有的内部动机转化为社会性动机，把这种情绪升华为力量，以社会可以承认、接受、允许的方式去追求更高的目标，从而获得新的、更高级的精神满足。

古之文王、仲尼、左丘、孙子、韩非、司马迁等，之所以被万世传颂，源于他们在灾难性的心理困境中自我拯救、升华，塑造了强者的形象。如清代作家蒲松龄落第后，情绪一度低落，后下决心另辟蹊径成就一番事业。他一生著作等身，其中短篇小说《聊斋志异》的艺术成就达到了古代文言小说创作高峰；歌德年轻时曾遭受失恋的痛苦，几次企图自杀，但他最终把破灭的感情作为素材，从爱情焚毁的灰烬中得到灵感，写出了震惊世界的名著——《少年维特之烦恼》。

一味憋气愁闷或颓唐绝望都无济于事，做出反社会的报复行为更是下策，这都是拿别人的错误来惩罚自己。正确态度应该是化挫折失败为动力，从心理困境中奋起，做生活的强者。

（四）语言暗示法

语言是人类独有的高级心理功能，是彼此交流思想和影响的工具。同时，语言也是影响个体情绪与表现的强有力工具，语言可以引起或者抑制情绪反应。因而，当老年人受不良情绪影响时，可以通过语言的暗示作用来调整和放松心理紧张。

为此，老年人平常应多建立一些积极的语言体系，多给自己一些积极的暗示。例如，发怒时可以反复用语言暗示自己“忍一时风平浪静，退一步海阔天空”；遇到困难时，多和自己说“我对自己有信心，一定可以成功渡过难关”。让积极的心态成为习惯，与自己融为一体，让这种巨大的心灵力量支持自己、帮助自己。

（五）身心放松法

心理上的压力会带来全身肌肉紧张和身体姿势变化等问题。老年人在学习、生活中注意放松身体，可以减少紧张，缓解压力对身体的负面影响。预防压力比治疗压力要容易得多，如做些简单动作便可达到放松身体、缓解压力的目的。在做放松身体的活动前，应先解开衣领，放松鞋带（甚至脱掉鞋子），然后做自己认为最有效的活动，早晚各一次。

1. 腹式呼吸放松法

腹式呼吸放松法是通过呼吸调节，缓解紧张情绪。呼气要自然地、慢慢地把空气呼出来，呼吸过程需注意节拍和速度。此时，肩膀、胸直至膈肌等都感到轻松舒适。

老年人可以穿舒适宽松的衣服，保持舒适的躺姿，两脚向两边自然张开，一只手臂放在上腹，另一只手臂自然放在身体一侧。缓慢地通过鼻孔呼吸，感觉吸入的气体有点凉凉的，呼出的气息有点暖。吸气和呼气的同时，感受腹部的涨落。保持深而慢的呼吸，吸气和呼气中间有一个短暂的停顿。几分钟过后，坐直，把一只手放在小腹，把另一只手放在胸前，注意两手在吸气和呼气中的运动，判断哪一只手活动更明显。如果放在胸部的手的运动比另一只手更明显，这意味着我们采用更多的是胸式呼吸而非腹式呼吸。

一开始可能需要较长时间才能进入状态。随着练习次数增多，可以越来越快进入放松状态。练习一周后，可以在 5 ~ 8 次深呼吸后就能让自己收到一个比较放松的效果，使情绪恢复平稳。

2. 肌肉放松法

人在肌肉紧张的时候，心理也会紧张。[①] 如果能让肌肉放松，那心理上也可以放松下来。肌肉放松法通过让人有意识地去感觉主要肌肉群的紧张和放松，从而达到放松的目的。肌肉放松的长远目标是使身体能够即时监督大量的控制信号，从而自动缓解紧张情绪。

肌肉放松法的操作如下：首先闭眼，将双手握成拳，攥紧些，再紧一些，然后感觉手和前臂的紧张状态，让这种感觉进到手指、手掌和前臂。然后再放松手，注意感觉紧张和放松之间的差异。你可以闭上眼睛再做一次，意识到那种紧张，再放松，让紧张感流走。

老年人还可以尝试摘掉一些束缚的物品，如手表。闭眼，将注意力集中在每个肌肉群：手臂、脸和颈部、胸、肩、背、腹部、腿和脚，逐渐放松，试着察觉哪些部位还比较紧张，逐一给这些部位的肌肉群进行放松。放松以后，留几分钟感受放松状态，这个时候可以给自己一些暗示，比如从五数到一后睁开双眼，这时往往能感到很清醒、宁静。

参考文献

[1] 情绪 ABC 理论 [EB/OL]. [2020 - 05 - 01]. http://wiki.mbalib.com/wiki/情绪 ABC 理论.

[2] 丁乃姝，姚金玉. 艾利斯 ABC 情绪理论对生活的启示 [J]. 科技信息（学术研究），2008 (29): 114.

[3] 高焕民，李丽梅. 老年心理学 [M]. 2 版. 北京：科学技术文献出版社，2017.

[4] 李春杰. 伊扎德情绪理论的现实意义研究 [J]. 中国外资，2014 (4): 324 - 325.

[5] 李秀珍. 老年人健康之道：心理呵护 300 问 [M]. 北京：人民军医出版社，2015.

① 这来源于詹姆斯 - 兰格的情绪理论。

[6] 潘平．让老年人拥有健康情绪 [J]．解放军保健医学杂志，2004，6 (3)：封3.

[7] 彭聃龄．普通心理学 [M]．4版．北京：北京师范大学出版社，2012.

[8] 孙颖心．老年心理护理与康复咨询 [M]．北京：经济管理出版社，2006.

[9] 陶剑飞，郑美玲．心理健康教育与拓展训练 [M]．北京：人民邮电出版社，2016.

[10] 王芹，吴捷，谷莉，等．有效情绪调节与老年人情感健康研究进展 [J]．中国老年学杂志，2015 (15)：4394-4397.

[11] 王婷．老年心理慰藉实务 [M]．北京：中国人民大学出版社，2015.

[12] 吴彩云．老年人的情绪调适和心理健康 [J]．老年医学与保健，2004，10 (4)：198-200.

[13] 夏苏末．北大情绪掌控课 [M]．北京：民主与建设出版社，2015.

[14] 杨心德．老年心理障碍 [M]．上海：上海三联书店，2001.

[15] 尹建国．老年人认知、情绪心理特点刍议 [J]．胜利油田师范专科学校学报，2003，17 (2)：84-85.

[16] 于恩彦．实用老年精神医学 [M]．杭州：浙江大学出版社，2013.

[17] 张理义．老年人心身健康养护 [M]．北京：人民军医出版社，2014.

[18] 周际明．中老年健康生活指南 [M]．上海：东华大学出版社，2007.

[19] 周素华．浅谈老年人情绪的自我调节 [J]．黑龙江科技信息，2011 (32)：128.

第七章
人际关系

本章提要

进入老年期，由于老年人活动范围的变化，社会角色的转变，人际交往范围逐渐缩小，活动场所逐渐转移到家中，更多地与自己志同道合、兴趣爱好相投的同龄人建立良好人际关系。本章首先介绍老年人的人际关系及其特点、人际交往中常见的心理效应；其次探讨老年阶段家庭人际关系，包括夫妻关系、亲子关系、祖孙关系、朋友关系等；最后介绍老年人人际交往的原则和技巧，帮助老年人更好地处理人际关系，乐活晚年。

小故事

南风和北风

法国作家拉封丹写过一则寓言：北风和南风比威力，看谁能让行人把身上的大衣脱掉。北风吹了一股刺骨的寒风，结果行人把大衣裹得更紧了；南风则徐徐吹动，顿时风和日丽，行人春意上身，纷纷解开纽扣，继而脱掉大衣，享受温暖的阳光。于是，南风获得了胜利。

“南风”法则也称为“温暖”法则，温暖胜于严寒。在“南风”法则的寓言故事中，北风遵循惯性思维，只想一举吹掉行人身上的大衣，结果无功而返；南风则善于顺势而动，让行人感觉温暖，然后自觉脱掉大衣，结果如愿以偿。

大启示

“良言一句三冬暖，恶语伤人六月寒。”如果我们在人际交往和人际沟通之中都能够体现温情、关心和尊重，而不是指责、责备，那么，对方也就会“投之以桃，报之以李”，最终达到人际和谐、氛围融洽的目的。

第一节　人际关系

小故事

与人相处方得美好

1995 年 7 月 29 日，40 岁的意大利探险家蒙塔尔只身下到一个 200 米深的洞穴居住一年。洞穴里设备齐全，有足够的食物、卧室、卫生间，甚至还有一个小小的植物园。一年后，蒙塔尔出来了，此时的他体重减轻 21 公斤，脸色苍白、反应迟钝、大脑混沌、情绪低落、弱不禁风、说话结巴，还忘记了很多词汇，与原先的他判若两人。后来，他说：“我一个人在洞中生活，孤独得快要发疯，甚至有好几次都想到了自杀。现在我明白了，人生的美好在于与人相处。”

大启示

“人生的美好在于与人相处。”我们需要独处时间沉淀自身，更需要与人相处分享喜忧。人类的社会属性使我们需要与人交往以建立亲密关系，在与他人的交往过程中敞开心扉，排解孤独感。

一、人际关系的定义及特点

人际关系又称人际交往，是人们在生产或生活活动过程中所建立的社会关系。广义的人际关系是指人与人之间的关系，包括社会中所有人之间的关系，以及人与人之间关系的一切方面。狭义的人际关系指人与人之间通过交往和相互作用而形成的直接心理关系，它反映个人或群体满足社会需要的心理状态，它的发展变化取决于双方社会需要得到满足的程度。心理学将人际关系定义为人与人在交往中建立的直接心理联系，其特点包括以下三个。

（一）个体性

人际交往双方的社会角色会影响彼此的人际关系，但社会角色关系与人际关系不同，在人际关系中，社会角色退居到次要地位，而对方是不是自己所喜欢或愿意亲近的人则成为主要问题。个体性在老年人人际交往中最为明显，老年人已离开职场并有稳定的退休收入，他们不必为了升职、交际而谄媚奉承，他们择友交往的首要考虑因素往往是志同道合。

（二）直接性

人际关系是个体在面对面的交往过程中所形成，个体可以切实感受到它的存在。没有直接的接触和交往，就不会产生人际关系。而人际关系一旦建立，就会被人们直接体验到。建立关系的双方在心理距离上越趋近，越会感到心情舒畅；若双方发生矛盾和冲突，则会感到愤怒和抑郁。

（三）情感性

人际关系的基础是人们彼此之间的情感联系。情感是人际关系的主要成分，如果双方的交往没有情感成分，则会失去社会性特征变成动物，如被狼养大的“狼孩”，从小没有与人类进行精神和情感的交流，更多地表现出狼的特征。人际间的情感倾向有两类：一类是使人们彼此接近和相互吸引的情感，另一类是使人们相互排斥和疏离的情感。

二、人际关系的建立与发展阶段

人际关系的建立和发展通常有以下几个阶段（见图7-1）。

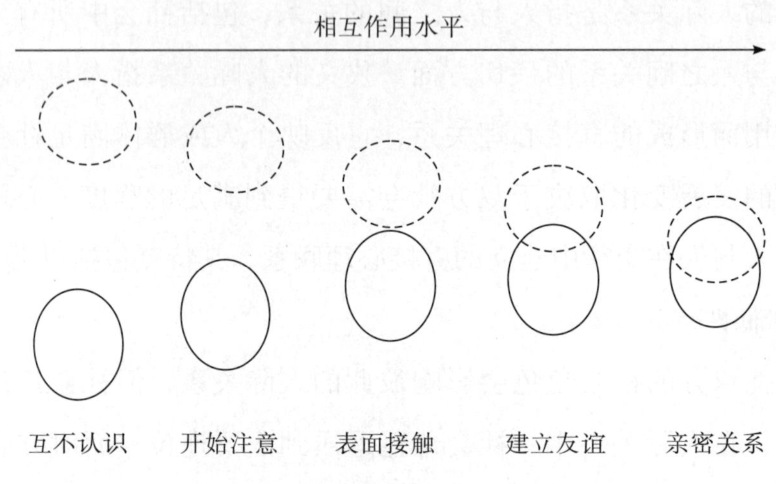

图7-1 人际关系状态及其相互作用水平

（一）定向阶段

定向阶段涉及注意、选择交往对象，与交往对象进行初步沟通的心理活动和行为。在此阶段，双方初次接触，彼此间谈话生疏，只做礼貌性的谈话，互动不多。老年人根据自己的价值取向、审美观念、兴趣爱好、性格脾气等，在众多的对象中选择进一步建立人际关系的对象。

（二）情感探索阶段

在情感探索阶段，双方探索彼此可以在哪些方面建立情感联系。随着双方共同情感领域的发现，彼此沟通交流更广泛。此阶段有一定程度的情感卷入。

这一阶段也称为实验阶段，双方开始探索彼此的个性，行为较自然而平顺，探讨表面话题的态度比较开放。老年人在这一阶段表露出的情感和倾向更为广泛，相互了解得更深。

（三）情感交流阶段

人际关系发展到这一阶段，双方关系的性质发生重要变化，双方的信任感、安全感开始建立，沟通过程的内容丰富而有趣，并有较深的情感卷入。在这个阶段，老年人会提供评价性的反馈信息，真诚地进行赞许和评判。

（四）稳定交往阶段

稳定交往阶段，老年人互相允许彼此进入自己的私密性领域，对彼此的了解稳定，接触频繁，话题多元化，沟通与自我暴露广泛而深刻。

三、人际关系的理论

舒茨（1958）认为，每一个个体在人际互动的过程中，都有三种基本的需要，即包容需要、支配需要和情感需要。包容需要，指个体希望与他人接触、交往并建立和维持和谐关系的需要；支配需要，指个体控制他人或者被他人控制的需要；情感需要，指在感情上与他人建立和维持亲密联系的需要。这三种基本的人际需要决定了个体在人际交往中所采取的行为，以及如何描述、解释和预测他人的行为。如果以上的需要在人际互动中无法得到满足，则可能导致心理障碍及其他问题。

对于这三种基本的人际需要，个体有两种满足方式：主动表现和被动表现。根据这三种基本的人际需要，以及个体在表现这三种基本人际需要时的主动性和被动性，将社会行为划分为六种人际关系取向，即主动包容式、被动包容式、主动支配式、被动支配式、主动情感式和被动情感式（见表 7－1）。

表 7－1　人际关系行为需要

需要	主动性	被动性
包容需要	主动包容式：主动与他人交往，积极参与社会生活	被动包容式：期待与他人交往，往往退缩、孤独
支配需要	主动支配式：喜欢控制他人，能运用权力	被动支配式：期待他人引导，愿意追随他人
情感需要	主动情感式：主动表现对他人的喜爱、友善、同情、亲密	被动情感式：对他人显得冷淡、负性情绪较多，但期待他人对自己亲密

舒茨认为这三种基本需求是人类成长的关键，他们必须同时被满足，任何一个需要不能得到满足都会造成个体心理上的创伤。如果个体在早期生活的需求被压抑，被过度压制，不能和他人建立合适的情感需要，缺乏与他人沟通的能力，那么个体只能在虚拟世界里寻找平衡。

心理学家布莱恩·韦斯（Brian Weiss）指出，个体有六种人际关系的需要：（1）通过隶属于同伴或朋友而获得安全感；（2）通过参加社团或集体活动而获得社会完整性；（3）通过参加志愿者服务或帮助他人而获得改善人际关系的机会；（4）通过自己的能力在集体中得到承认而获得自我价值感；（5）得到来自家人或朋友的可靠支持；（6）从咨询师或聆听者处获得指导以帮助自己处理好各种问题。

孔子曰："与善人居，如入芝兰之室，久而不闻其香，即与之化矣；与不善人居，如入鲍鱼之肆，久而不闻其臭，亦与之化矣。"每个人都不能离开集体而独自生存，尤其是老年人，需要积极地与他人建立和谐的关系，与志同道合的朋友一起谈天说笑，在文明友爱的氛围中度过每一天。

四、人际交往中常见的心理效应

人是社会性动物，人际交往必不可少，例如，参加聚会需要与陌生人打交道，在与陌生人交流之前需要根据一些特征对他有初步的判断等。客观世界不断给予我们各种刺激，要增强自身的人际交往意识，就必须了解人际交往的心理效应。

（一）首因效应

首因是指对他人的最先印象，或称第一印象。在人际交往中，人们记忆最深的往往是刚开始接触对方时所注意到的细节，如对方的表情、身材、容貌等，而对后来接触到的细节不太注意。这种由先前的信息而形成的最初印象及其对后来信息的影响，就是首因效应。也就是我们所说的“先入为主”，它影响着今后人际交往活动的深入进行。在日常人际交往中，老年人一方面要给他人留下良好的第一印象，另一方面又要在以后的交往中纠正自身对他人第一印象的不全面认识。

（二）近因效应

近因效应指最后的印象对人们认知的影响。最后留下的印象，往往更容易让人记忆深刻。一般而言，近因效应会在熟人之间的交往中发挥较大的作用。因此，老年人在日常人际交往中，要谦虚为怀、以诚相待，给对方留下好印象。如果是熟人之间产生矛盾和误会，不能因为彼此是“老朋友”而错过最佳坦诚交流的机会，熟人更应该尽快化解矛盾和误会，避免双方心生隔阂。

（三）光环效应

光环效应又称晕轮效应，是指在交往的过程中，个体被对方的某个优点影响人际知觉，从而泛化到其他有关的方面，被不全面的信息“一叶障目”而形成对对方虚假的完整印象。这种爱屋及乌的强烈知觉，就像月晕的光环一样，向周围弥漫、扩散。在人际交往中，要克服光环效应导致的错误认知，避免以偏概全。同时，老年人可以利用光环效应，在人际交往过程中，注重良好的外在形象，突出自己的优点和长处，从而帮助自己在朋友圈中获得良好的个人形象。

（四）投射效应

投射效应是指在人际交往过程中，个体总是假设他人和自己有相同的爱好、情感、倾向等，将自己的特性投射到他人身上，从而形成对他人的印象。投射效应有时会有利于人们相互理解，有利于进行自我心理调节，但在人际交往中由于主观猜测，也常常会造成误会和矛盾。在日常人际交往中，老年人要避免投射效应带来的误会；同时，也要做到将心比心，理解他人。

（五）刻板效应

刻板效应是社会上对某一类事物或人物的比较固定、概括而笼统的看法。在人际交往中，个体会把对某一类人物的整体看法强加到每一个个体上，而忽视个体的个性特征。刻板效应有利于总体评价，但会对个体评价产生偏差。常见的刻板印象有：性别刻板印象，认为女生比较拖拉，男生比较干练；地域刻板印象，认为广东人什么都吃，南方一年四季都温暖如春；老化刻板印象，认为人老无用，老年人什么都比不过年轻人。老年人在人际交往过程中应避免刻板印象带来的消极影响，用客观的态度评价他人，做到就事论事，不过度泛化和迁移。

（六）定势效应

定势效应是指个体“先入为主”和“先知先觉”，这种效应对个体的认知具有重要影响，比如个体往往会不自觉地“以貌取人”，用以往的经验去判断一个陌生人。为了避免定势效应，老年人在与人交往时，应该时刻提醒自己不要误判，同时，也应该注意言谈举止得当、外表整洁，给他人留下好印象。

五、人际关系与老年生活

每一个个体都生活在一定的群体之中，在一定的人际关系中从事生产、进行工作和享受生活。只要群体存在，就会有人际交往，就会有人际关系。在个体发展的不同时期，人际关系的内容、形式、范围、特点等会随着生理、心理和社会角色的变化而变化。

老年人从忙碌的工作岗位上退下来，社会人际交往也会相应减少，他们迫切需要建立新的人际关系以弥补精神空虚。最直接的就是与家人的交往，但由于子女正处于成长创业的时期，无暇常与他们一起参与活动或进行思想交流，这种情况下，老年人难免会产生寂寞感、孤独感和惆怅感，进而影响身心健康。因此，老年人离退休前应该合理规划退休后的活动，比如定期与好友出游、一起参加老年大学的兴趣活动，定期与儿孙通话或吃团圆饭，保持与老同事的联系，等等，以此建立良好的人际关系。这对老年人适应并过上积极美满的老年生活具有重要意义。

（一）满足老年人的心理需求

心理学家马斯洛将人的需求按照其重要程度划分为五个层次：生理需求、安全需求、归属与爱的需求（或称社交需求）、尊重的需求以及自我实现的需求。通过人际交往，老年人可以感受到他人对自己的关怀，满足归属与爱的需求；也可以从别人的尊敬和赞扬中重新发现自己的价值，满足自我实现的需求。

老年人退休后，仍然可以发挥自己的长处和优势，为国家建设做出新贡献，进一步完美人生，实现自己的价值。例如，如果退休前从事教育行业，退休后可以加入一些面向青少年教育的志愿组织。曾在教育行业工作的老年人更了解学生的心理，知道他们在想什么，针对学生的特点进行教育才能收到更好的效果；有些老年人擅长处理社区事务，可参与社区服务，如维护社区的交通秩序，检查公共卫生，做家属委员会的一些工作。这些贡献的实现，离不开与社会有关人员的交往，往往需要有建构良好人际关系的能力。

（二）缓解退休后的孤独感

进入老年期的个体，由于退休后离开原来的工作群体，同事来往减少、家庭结构变化、信息沟通不畅通，更容易体验到孤独感。为了减少孤独感，老年人可以走出家门，进入老年大学，走进社区和街道的各种老年组织，回归同龄群体，以参与社会充实生活。此外，老年人在与他人交往中能获得更多的幸福感和满足感。

人际关系和谐，有利于老年人过上充实、愉快、幸福和美满的生活。老年人要适应新的社会角色和环境，重新调整人际关系。首先，应加强与家庭成员之间的交往和沟通，以获得家人特别是儿孙们更多的安慰、关心、爱护、尊重和帮助。其次，应乐于和善于与同龄人结交，培养共同的兴趣爱好。最后，还应该增加与邻里、亲戚朋友的往来，以积极的方式加深友谊。

（三）良好的人际关系是心理成熟的标志

部分个体进入老年期后，生理年龄逐渐走向衰老，心理年龄却逐渐变得不成熟，如莫名其妙地生气、难以控制自己的情绪等，这种心理不成熟的表现被称为心理退行，俗称“老小孩”。心理退行会使老年人在人际交往中变得不受欢迎，难以寻到知心朋友。心理成熟的老年人对人际交往有客观的自我判断能力，对于自身与他人的情绪状态有清楚的认识，能接纳他人与自己的不同。老年人健康的人际关系具体体现在：与妻子关系融洽；与亲朋好友常来常往，互敬互助，聚会交谈；与棋友对弈，切磋技艺；与战友、同学、同事，写字绘画，共忆当年。建构丰富多彩的晚年生活，需要不断扩大人际圈，拓宽社交领域，培养多种爱好和情趣，提高适应和应变能力。因此，当老年人意识到自己近期表现出心理退行行为时，需要在人际交往中注意克服这种变化，表现出自身成熟的魅力，为建立良好的人际关系打好基础。

（四）良好的人际交往是老年人身心健康的保证

社会支持作为一种支持性行为，对于个体维持良好的情绪体验具有重要意义。研究表明，良好的社会支持有利于老年人的身心健康。社会支持可以通过帮助老年人构建良好的人际支持网络，为其提供心理支持和物质援助，以缓解和应对各种老年期的压力。

生活在良好的人际氛围中，时刻感受到他人的关怀与支持，有利于老年人保持良好的心境。医学社会学家认为，很多疾病都是由人际关系紧张所造成，如心脏病、精神病、溃疡等。退休后，老年人如果缺乏人际交往，其社会生活的范围和内容会变得狭窄、单调，由于缺乏新的刺激信息，可能会造成老年人脑细胞萎缩加快，智力水平下降。相反，一个乐于交际、有人缘的老年人，遇到不顺心的事往往选择主动向朋友倾诉，求得劝慰和帮助，从而减轻或消除由于心理紧张带来的压抑，这类老年人往往具有较高的身心健康水平。

良好的情绪、愉快的心情是后天培养和塑造的结果。老年人离退休后，一时难以适应新的生活习惯、活动场所、人际关系，更容易产生失落感、被抛弃感、老朽感和孤独感等，这些都是正常现象。老年人必须学会尽快适应新的环境和习惯，走出家门、广交朋友、扩大人际圈，经常与亲朋好友聚会谈心、交流思想，忘却心中的烦恼和不快，时常保持愉悦的状态，真正实现“乐活老年”。

六、老年人人际关系的特点

人际关系与人生共始终。由于个体在不同的人生阶段其人际关系的内容、目的、范围、对象不尽相同，老年期正是人生转折和角色改变的重要时期，其人际关系也具有独特性，主要表现为以下六个特点。

（一）人际关系网缩小

由于随着年龄的增长，人际关系网会逐渐缩小。首先，老年人离退休后，由于脱离了工作岗位，过去因工作需要而进行的人际交往和建立的人际关系，会自然而然地减少，有的甚至完全消除。其次，从总的自然规律和发展趋势来讲，老年人的体力和精力日渐衰退。老年人寻找新朋友，建立新的人际关系和交际圈会越来越困难。

（二）以家庭为人际交往的主要场所

老年人离退休前，为了做好工作，需要与领导、同事、部下及有关工作人员协调人际关系，因此他们人际交往的场所和对象主要是工作单位和与工作相关的同事。离退休后，老年人的活动场所便由工作单位转移到家中，他们绝大多数时间是跟家人在一起，因此，家庭成了退休老年人人际交往的主要场所。

为了使家庭和睦、美满幸福，自己健康长寿，更好地安度晚年，老年人要及时适应新转变，了解家庭成员的思想和心理变化，了解家庭人际关系的特点和规律，充分利用道德和情感调节手段，协调自身与家庭成员的关系。通过努力，得到家庭成员的谅解、体贴和爱护，也使自身心情舒畅，生活得更加愉快，为安度晚年、健康长寿创造环境。

（三）与同龄人交往增多

老年人离退休前，出于工作需要，要与各类人群打交道。离退休后，老年人往往倾向于与同龄人交往。老年人与故友、同龄人有相似的社会经历和文化氛围，有更多共同语言。此外，消除孤独感和健康长寿的共同目标，会自然而然地把年龄相仿的老年人聚集到一起。

（四）以个人身份进行人际交往

老年人离退休后，离开工作岗位，不再担任原来的职务。老年人的人际交往是以社会普通公民即个人身份出现，以日常生活事件为媒介，以社会规范和个人的思想情感、兴趣爱好来调节。在这里，共同的兴趣和爱好，是老年人相互联结，建立和维系密切人际关系的重要前提。因此，老年人倾向于与自己志同道合、兴趣爱好相投的老年人建立良好的人际关系。

（五）人际关系中的角色发生变化

老年期是角色急剧变化的时期。在社会上，由在职员工变为退休职工，由国家干部变为退休干部；在家庭中，由主要经济收入者变为辅助经济收入者等。角色的变化，必然会引起一系列的人际关系变化。老年人要正确认识自身角色的变化，进入新角色，协调好新的人际关系，尽快适应新情况。在家庭中，要扮演好辅助角色，协调好家庭关系；在社会上，适应新环境，积极开拓新的人际交往领域。

（六）人际交往的目的发生变化

老年期人际交往的目的不像青壮年时期，青年人更多是为了完成工作任务、成才立业，而老年人更多是为了娱乐身心，满足自身情感交流、得到友情支持的需要，因此，老年人应当根据自己的兴趣爱好有选择地参与社会活动。

第二节　家庭人际关系

家庭人际关系是指家庭成员之间的相互关系，同时，也是由婚姻和血缘关系构成的特殊社会关系。我们工作、学习的最终目的在于获得幸福，而家庭幸福正是获得幸福的重要组成部分。特别是退休进入老年期后，老年人的活动中心由企业、学校、机关等工作单位转移到家庭，家庭成为老年人离退休后的主要情感依附地。因此，和谐的家庭人际关系与和睦的家庭氛围，是老年人心情愉快、安度晚年的必要条件。

一、老年夫妻关系

在以婚姻和血缘关系为基础的家庭中，夫妻关系是家庭关系的重要组成部分，也是家庭关系中最基本的关系。老年期是人生的重要阶段，也是夫妻关系发展的重要时期。多年的共同生活，朝夕相处，患难与共，为夫妻关系的进一步发展打下了坚实的基础。如果夫妻关系不和，经常吵架，会严重影响老年人的身心健康，降低主观幸福感和生活满意度。

老年夫妻相处有许多有利条件，然而，当中仍然存在一些不利因素，需要老年夫妻相互理解、相互包容。第一，离退休前，夫妻二人为了工作，在一起的时间较短，接触机会有限，彼此之间有新鲜感；现在离开工作，夫妻间性格和习惯的差异、矛盾逐渐显露出来，新鲜感容易消除。第二，以前夫妻往往把有限的时间和精力放在孩子身上，共同抚养下一代成为夫妻的目标和感情纽带；现在孩子成家立业，离开父母独立生活，这样造成的“空巢”感非常突出。第三，夫妻在离退休前各自工作中接触的人和事较多，生活紧张而充实；现在离开工作赋闲在家，不能很快适应这种清静生活，容易产生被冷落、被抛弃的感受，进而产生自卑感和孤独感。第四，由于不同性别的老年人的性欲望、性能力退化的早晚、程度不同，老年夫妻在生理需要上容易产生差异。一般而言，在年龄相仿的情况下，男性老人比女性老人性欲更强烈一些。性生理和性观念的差别，性生活不协调，会给老年夫妻生活带来阴影，导致夫妻关系产生矛盾。

俗话说“少年夫妻老来伴”，夫妻关系对老年伴侣双方非常重要。因此，老年人要有意识地处理好夫妻关系。在老年夫妻关系调适过程中，应注意以下几点。

（一）生活上互相关心、互相照顾

老年夫妻之间的爱情表达方式，主要体现为生活中互相陪伴、互相关心、互相照顾；在物质上为伴侣提供较好的营养条件和医疗条件；在精神上互相排忧解难。夫妻双方互相鼓励、互相搀扶，共同克服由于身体机能老化带来的各种不便。特别是当伴侣身体不适或生病时，能够得到对方的体贴和照顾。老年人相依为命，在这方面体现得最为深刻。

朝夕相处的伴侣给予的精神依托和生活照料，是其他亲属所不能替代的。当一方因生理变化或发生某些意外而产生烦恼和苦闷时，另一方的心理“搀扶”和生活护理，都会使对方从精神上得到慰藉。在对方患病时，不仅要用关怀的语言去询问病情，提升对方战胜疾病的信心，尽量减轻其心理压力，还要及时携其就医。

（二）思想上要互相尊重、互相平等

男女平等是社会进步的标志，真正深厚而坚实爱情的关键也是夫妻平等，互相尊重。没有夫妻间的真正平等，就没有真正的幸福。家庭生活中，难免存在不同意见和争执，如果是非原则性问题，应互相谦让，尊重对方，不必固执己见、争吵不休。旧社会的“大男子主义”、“夫权”思想、“妻管严”、“怕老婆”等，把夫妻关系当成了主从关系，这是不平等的夫妻关系，实现真正夫妻平等需要双方多加反思，尊重彼此，共同维持融洽的夫妻感情。

（三）精神上互相谅解、互相慰藉

人到老年，心理上常有孤独感和寂寞感。男性变得容易发怒、失眠、健忘，而女性变得急躁、情绪不稳定、焦虑不安、忧郁、疑虑重重等。当伴侣性格变得古怪，意志和情绪控制能力下降时，要予以充分谅解，做伴侣的热心听众，富有同情心地听其抱怨，谅解伴侣。老年人需要了解自身心理、生理变化，以积极乐观态度对待生活，同时注意在精神上给予安慰，影响伴侣，在各方面给予其体贴关怀。例如，经常陪伴侣聊天，共同参与感兴趣的活动，增加双方互动时间，互相扶持与慰藉，度过幸福晚年。

（四）经济上要互相商量，合理安排

经济问题也是影响夫妻关系的重要内容。经济问题处理得好，对于加深夫妻之间的感情，发展良好的夫妻关系，有着不可忽视的积极意义。夫妻在经济上要多多商量，合理安排。如果夫妻中的一方不顾家庭经济力量，任意挥霍财钱，瞒着伴侣“私设小金库”，无疑会给夫妻关系蒙上阴影。在日常生活中，较大的经济支出应该由夫妻共同商量，权衡利弊后再做决定，绝不能独断独行，更不能有“我挣钱多，我的支配权应大一点”的想法。夫妻之间共同协商的过程，也是思想交流的过程，通过协商和交流，进一步密切夫妻关系，加深夫妻之间的感情。

（五）提高对性生活的兴趣

由于生理原因，老年夫妻之间在性欲和性满足方面出现差异，往往是造成夫妻关系紧张、婚姻破裂的重要原因之一。科学和实践都充分证明，老年人仍有性欲的需求。老年夫妻有适当的性生活，对双方的健康长寿大有益处。受性活动刺激，促使激素分泌良好，有助于改善血液循环和新陈代谢；适当和谐的性生活，有助于防止脑老化，避免生殖器废用性萎缩；有助于妇女皮肤更柔嫩润滑，精神开朗愉快。

（六）不断丰富夫妻的生活内容，增强爱情活力

随着年龄的增长，老年人体质下降，手脚和大脑的反应会慢慢地迟钝下来。如果老年人没有接受身体衰退的事实，容易产生消极悲观的不良心理。此外，部分老年人爱静不爱动，更多地选择待在家里。这种单调乏味的生活方式，进一步加深了孤独感与寂寞感，这必然会加速老年人的衰老。因此，为了使老年人晚年生活有清晰的规划和严格的执行能力，需要做到以下几点。

（1）生活有规律。离退休后，生活作息有规律，对养老保健具有积极意义。老年夫妻可以共同制定规则，安排好生活日程，互相监督，共同遵守。

（2）参加一些力所能及的社会服务活动。例如，加入老年大学或社区的志愿服务组织，定期参加社会性服务活动，既能丰富生活，又能帮助他人。

（3）参加文化学习，提升文化修养和内涵。例如，参加老年大学的音乐、书法、绘画等课程。

（4）参加娱乐活动，如下棋、打扑克、打麻将、钓鱼等，多接触社会，扩大朋友圈。

（5）适当进行体育锻炼，如保健操、太极拳等，强身健体，保持健康的体魄。

（6）培养兴趣爱好，如种花、养鸟、喂鱼等。

夫妻之间有不同的兴趣爱好很正常。老年人也需要有自己的空间，伴侣只需尊重对方的兴趣和爱好，尽可能地使伴侣的心理需求得到满足。同时，老年人也可以尝试将自己融入对方的生活圈子和生活中，一起享受生活带来的乐趣。

（七）重温甜蜜往事，加深夫妻感情

老年夫妻共同生活多年，都有甜蜜的过去，美好而幸福相处的记忆。双方经常重温甜蜜往事，能让温馨甜蜜的感受在双方心灵中闪现，滋润心田，从而淡化日常琐事所引发的矛盾，充实孤独寂寞的生活，加深夫妻感情。平

时可以与伴侣重游旧地，前往当年谈恋爱的地方，感受发生在两人身上的点点滴滴，就算是非常艰辛的经历，现在想来也是满满的温馨。

（八）注重夫妻间的谈话艺术

语言是传递信息的工具，掌握谈话的艺术对感情表达、夫妻关系有着重要的影响。老年夫妻应在彼此忠诚、良好感情的基础上使用谈话技巧：要用尊重信任的语气说话，不能用命令的语气大声呼喊，如称呼伴侣时，亲切地喊名字或称“老伴”；和伴侣沟通中，要耐心倾听、认真回答。

真诚坦率是夫妻相处之本。夫妻讲话要看时机，注意观察对方的“脸色”。夫妻之间无须将所有事情都分清谁对谁错，双方在生活中主动妥协退让，宽容大度，只要不触碰原则和法律的事情，可以选择忍让或者等对方恢复平静时再说理。夫妻间谈话应保持固有的温和、甜蜜气氛，使对方真实地感受到生活的温暖和幸福。

二、亲子关系

亲子关系是家庭关系的重要组成部分，是维系家庭关系的重要纽带。随着时间的推移，子女一天天长大，他们与社会结合日益紧密，并且开始形成自己看问题的方式、方法、兴趣、爱好及价值观。而老年父母在离退休后，与社会接触日益减少，体力上逐渐衰退，对新事物的接受度逐渐下降。此外，由于两代人的年龄、经历、社会地位及受教育程度不同，社会化程度不同，参与社会活动条件不同，对事物的敏感度和好奇心不同，使两代人在许多问题上产生不同看法，得出不同的结论。

于是，不少父母发现自己在子女心目中的威信似乎越来越低，子女似乎越来越不听话，自己和子女之间存在一道心理及感情上的“深沟”。通常人们把两代人在心理、生理、感情等方面的差异，称之为“代沟”。代沟使亲子关系越发疏远，不利于维持老年人与后辈的融洽关系。

和谐的亲子关系，是幸福老年生活的基础。要缩小代沟，使两代人和睦相处，应该做到以下几点。

（一）正确认识代沟

代沟既是客观存在，又是由主观意识形成，消除代沟必须经老年人与后辈的共同努力，才能架起互相融洽的心灵之桥。这种双向性接近是现代家庭的一大特征。不管是老人或是晚辈，都有管理家庭的权利，也有为家庭稳定发展做出贡献的义务。无论是尊重或是理解，批评或是表扬，爱或是被爱，都是双向性的。因此，维持良好的亲子关系，必须靠整个家庭共同努力。

（二）互相尊重、互相学习

作为子女，应该尊重父母，父母不仅给了自己血肉之躯，而且哺育了自己。不论父母地位高低，收入多寡，子女都应该对父母心存感激之情，对他们全心照顾，使父母心情舒畅，健康长寿，欢度晚年。

作为父母也要尊重子女的意见。子女是在与父母不同的社会生活环境下长大的一代，在接受新事物和对新问题处理上有自己的理解，不能用自己固有的思想和行为模式强求他们。每代人都有自己的优势和劣势，都有自己值得骄傲和自叹不如之处。两代人应该互相学习、互相促进、取长补短、求同存异、相互尊重、理解，才能达到代际感情的良好沟通。

（三）更新观念、转换意识，尽力弥补代沟

由于价值观、道德观、生活经历、生活方式和要求不同，两代人往往容易产生矛盾，这就需要双方沟通思想，调和矛盾。父母一方有更多的生活阅历，要循循善诱地摆道理；儿女一方要耐心听取不同意见，听取合理的建议，同时耐心地向父母解释自己的不同想法或观点，使双方达到思想认识上的一致。新时代要求老年人必须在创业观念、消费观念、婚姻观、生育观念、伦理观念、时间观念、效率观念和法制观念等方面进行意识上的更新和转变，才能与子女有共同认识，拥有共同语言。否则，头脑中的落后观念没有得到调整和转变，代与代之间的鸿沟将难以填补。

（四）对子女要理解宽容

由于生理特点和成长环境的差异，两代人的兴趣爱好大有不同。作为父母应该予以理解，采取宽容态度，对这些无须过分苛求、干涉。绝大部分子女都喜欢老年人在家庭生活中“睁一只眼，闭一只眼”“用嘴巴表扬，用鼻子消气”，更喜欢文明、宽厚的父母。其实，理解和宽容是相互的。子女爱看电影，父母爱看戏剧；小辈爱跳迪斯科，老辈喜欢种花、养鸟、喂鱼；小辈爱谈论国内外大事，老年人喜欢说身边生活琐事；等等。这些兴趣爱好，只要互不妨碍，不必强求一律。两代人对一些不符合自己生活习惯的小事，应当采取互不干涉、互相理解的态度。

（五）安慰和支持

当前正处于青壮年的一辈，年轻气盛，创新意识强，在生活的道路上难免会遇到一些曲折和坎坷。在这种情况下，老年父母应该及时安慰他们，帮助子女振作精神，继续前进。当子女因受挫折而灰心丧气、萎靡不振时，父母要鼓励他们，以自己的丰富生活经历教育和启发子女，给予他们鼓舞和力量。有了安慰和支持，子女必然会感到父母是自己的精神支柱，同时是可信赖的年长“朋友”和模仿的榜样。

（六）保持头脑清醒、思维正确，防止消沉和猜疑心理

进入老年期，由于生理上的原因，有些老年人变得爱唠叨，同一件事反复讲述；有些老年人变得固执己见，总以为只有自己的想法才是正确的，要子女绝对服从；有些老年人变得脾气古怪，总为一些小事和子女怄气，甚至拍桌子、摔东西；有些老年人出现返童现象，即人们常说的“老小孩”，表现出贪吃、易妒的特点。因此，老年人要加强自我管理和修养，保持清醒头脑，注意克制自己，将度量放宽一点，振作精神，时时表现出宽容大度、亲切慈祥、笑口常开的良好个性。

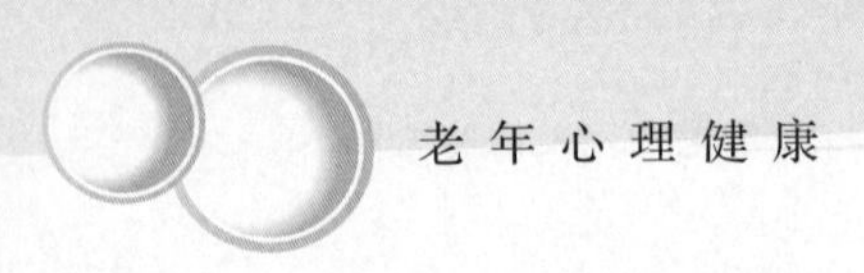

三、祖孙关系

费孝通用一个比喻形象地解释父母与子孙的关系：父为一点，母为一点，父母连成一个直线；有子女后，就可连成一个三角形，比直线要稳；有了孙辈，三角形中间又加了一个点，两代人都喜欢孙辈，孙辈成了这个三角形的中心，可以促进家庭的和睦。由此可见，祖孙关系是维系家庭和睦的重要人际关系。

老年人退休以后，利用闲暇时间，在家里照看和培育第三代，既可以减轻儿女的负担，又可以充实生活，此外，享受天伦之乐也有益于老年人的身心健康。

儿女长大成人、成家立业之后，祖辈一般会把对子女的喜爱转移到孙辈的身上，对孙辈的感情异常浓厚，甚至超出对第二代的感情，这就是人们常说的“隔辈亲”。但老年人对第三代的珍爱，偶尔会因为和子女对于第三代的教养态度和观念不同而造成家庭矛盾，影响家庭和谐。因此，老年人处理祖孙关系时，应做到以下四点。

（一）不过多干涉子女对下一代的正当教育

祖辈应当与父辈一致地对待孙辈，不能放纵，更不能娇惯，使孩子们察觉不到父母和祖父母之间的情感差距，这有助于培养儿童情绪成熟与稳定。在家庭关系中，既要维护第二代的尊严，树立父母威信，又要在第三代心中树立祖父母既慈祥而又有原则的形象，达到既减少家庭矛盾又教育第三代的目的。

（二）要做好孩子的语言教师、生活教师和行为教师

以身作则是对第三代的最好教育，身教重于言教。老年人在生活中严格要求自己，以自身的一言一行潜移默化地感染第三代。

（三）对第三代的爱要有节制

苏联教育学家苏霍姆林斯基曾把对孩子的爱分为四种：骄纵的爱、专横

的爱、包办的爱和明智的爱。孩子需要明智的、有节制的爱。凡是孩子能独立完成的事，决不能总是帮他完成或者迁就他；孩子做错了事，长辈应坚持耐心教育，以理服人。如果孩子提出合理的要求，就要满足孩子；如果孩子的要求不合理，要耐心解释，讲道理，理清不合理要求的原因和害处，以正确的世界观、人生观、价值观去教育孩子成为懂理有节的人。

（四）切忌护短

当孩子做了错事，不让别人批评即为护短。护短，表面看来是疼爱，实际上是对孩子无形的伤害。护短的最大恶果是使孩子是非不分，最终走向绝境。老年人应和年轻父母多沟通，多聊关于教育的方法，相互学习，取长补短；祖辈和父母的教养理念在一个家庭中要保持一致，这样孩子才能明确认识到哪些行为是可以做的，哪些行为是不被允许的。父母在管教孩子的时候，老年人最好不插手，并努力维护年轻父母在孩子面前的威严，这样，孩子才会尊重长辈。

第三节 其他关系

老年人退休后，主要的人际交往对象转为亲戚、朋友和邻里。老年人与亲戚保持良好的关系有助于保持血缘亲情，获得更多的亲情支持；与朋友保持良好关系有助于拓宽生活圈，共享不同的生活经历；与邻里保持良好的人际关系有助于维护和谐居住环境，而邻里和睦是提升老年人生活幸福感的重要内容。本节为老年人保持和谐的亲戚、朋友和邻里关系提供一些建议。

一、亲戚关系

亲戚间的来往，是人情味较浓的人际交往。它可以丰富日常生活，增加生活情趣，并反过来促进家庭成员的融洽和睦。在日常亲戚来往中，要注意以下三点。

（一）互相关心、互相帮助

个体成年以后往往忙于工作和抚育下一代，而陪伴自己兄弟姐妹的时间则相对较少。退休后，大家有了更多的空闲时间与精力，可以多相约聚会，相互陪伴，相互给予精神支持。亲人的鼓励和支持对老年人的身心健康至关重要：不论是经济、身体健康、工作有了困难，亲人之间总能及时提供帮助或给出建议。当自己无法给予对方实质性的帮助时，给对方递上一方拭泪的绢帕，能抚平其心中的伤痕；说上几句勉励的话语，能激发其重新奋起的勇气。这种来自兄弟姐妹的帮助，更能展示出危难时刻兄弟姐妹间的真挚情谊，提升幸福感。

（二）宽厚真诚

亲戚间的人际交往，应做到彼此坦诚相见，互相谅解、信任。交往中，以真诚的态度待人，是发展良好亲戚关系的基础。在亲戚来往中，难免会有利益上或者信息交流上的误解，或者一方的欠缺考虑给对方造成感情上的伤害。采取豁达大度的态度，理解和体谅对方，不耿耿于怀，不斤斤计较，更有利于加深双方感情。

（三）注重道德，珍视情谊

当亲人希望得到自己的援助时，要耐心听其提出的想法，帮助其分析是否正当，分清是非再考虑自身的能力是否能够帮助他们。此外，亲戚的情谊不应该破坏原则：合理的，符合原则且不违背法律的请求应尽力相帮；不合理，与法律、原则相违背，或者违纪违法的要求，则要婉言拒绝，并耐心做思想工作，甚至评判教育。

二、朋友关系

发展老朋友之间的友谊，结交新朋友，是老年人提升离退休生活幸福感的重要内容。古语云："独学无友，则孤陋寡闻。"如果老年人深居简出，不与友交，则闭目塞听，其精神、心理容易出现苦闷感和压抑感。如果老年人能继续保持和发展与老朋友的关系，并通过参与各种形式的活动结交新朋友，比如以文会友、以棋会友、以球会友等，不仅有利于加深朋友间的友谊，而且能充实生活，调节精神，有益于健康长寿。在日常的朋友交往中，要注意以下四点。

（一）真诚正直

真诚待友，是发展良好朋友关系的必要条件。只有真诚相交，朋友之间才能达到心灵上的深入沟通和心理上的充分理解。朋友交往过程中需要坚持诚实原则，逐渐建立彼此间的信任和理解。人与人交往要建立互信与持久的友谊，需做到朋友之间敢于劝诫。

（二）相互信任

信任是开启心扉的钥匙，信任感是朋友间相处融洽的法则。当老年人在家庭生活中有烦扰，心中有不如意的事情，可以向挚友敞开心扉，减轻心理压力，得到朋友的慰藉、鼓励和帮助。当倾听朋友的秘密时，绝不可随意取笑，更不得告知他人；不嫉妒自己的朋友，忽略或者贬低朋友的成就。当朋友取得成就时，真心祝贺，为其成功感到高兴，同时把朋友的成功作为自己力争上游的动力，向朋友学习，与朋友携手并肩，共同进步。

（三）互相帮助

朋友间互相帮助既是调和友情的润滑剂，又是提升双方幸福感的催化剂。朋友间相处要互相帮助：首先，在思想精神方面，朋友遇到挫折，我们应该给予安慰、鼓励和支持，为其提供建设性意见。通过思想和精神沟通，可以与朋友携手并进，共求幸福。其次，在经济方面，朋友有难应该及时提供自身能力范围内的经济支持，帮助朋友渡过难关。

（四）态度适宜得体

朋友之间，只需情谊真诚而自然，无须过分讨好和敬畏。一味地阿谀奉承，容易使人际关系变得脆弱，朋友间的情感交流受阻。朋友间的交往，要灵活与原则兼顾，在态度上要表现得刚柔相济，内刚外柔。良好的朋友关系建立在互相尊重的基础之上，这种尊重应是真诚的、真情流露的。

三、邻里关系

老年人退休后，其主要的活动场地由单位变为社区，交往的人群也由同事、朋友变为邻居。这一重大改变使得较其他年龄段人群而言，邻里关系更大程度上影响老年人的身心健康水平。邻里关系的和谐程度，在一定层面上反映了社会关系的和谐程度。冷漠的邻里关系和设施不健全的社区活动场所使老年人在冰冷和孤独的环境中生活，精神上备受煎熬，影响晚年生活质量。因此，邻里关系对老年人健康的影响不容忽视。

提高老年人邻里关系建设意识，共建和谐邻里关系，对“乐活老年”和建设和谐社区具有积极意义。老年人与邻居和谐相处，应做到以下六点。

（一）谦恭大度，宽厚温良

和谐的邻里关系需要邻里之间宽宏大量、敦厚温良、理解体谅，不在小事上斤斤计较。谦恭大度，宽厚温良，不仅反映了一个人的道德水平，也体现其社交能力。宽厚大度是邻里之间发展良好人际交往的前提。尊重他人，热情助人，不计较个人得失的人，常常能够得到邻里的爱戴和尊重，在邻里间享有较高的威望。

（二）克己礼让，以礼待人

邻里间的矛盾，多由一些生活小事引发，这就要求老年人在处理邻里关系时，立足于“给予”，能够体谅别人，站在他人的立场上，多替他人着想，不为自己的快乐和方便而影响他人。例如，不占用公共厨房，不在走廊、庭院堆放杂物；午休和晚上时间，音响电器的音量尽量调小；在阳台上晾抹布、浇花、养鱼须注意不使脏水下流，以免淋湿楼下衣物。如果邻里在共处中都能严格要求自己、克制自己，凡事首先想到他人的方便和愉快，必能树立文明邻里的新风。

（三）得理让人，与人为善

在邻里交往中难免出现冲突与矛盾。对于无意中造成的，或者是在信息传递上出现的误解，邻里间应当以“与人为善”的思想去认识和处理。对于邻里间的无意冒犯，应采取宽容、理解的态度把双方之间的障碍，变为互相了解、加深感情和继续交往的动力。反之，如果一味责怪、挖苦，甚至指桑骂槐，反而会使对方产生对抗情绪和逆反心理。这里还应该指出的是，与人为善，得理让人，不等于迁就丑恶现象，也不等于对丑恶现象曲意逢迎。当然，在与邻里交往中，一旦发现自己在某些方面对他人造成伤害，不管是有意还是无意，都应该及时、诚恳地表达歉意。

（四）互相信任，切忌猜疑

邻里相处，要互相信任，真诚相待，切忌戒心和疑心。因为戒心与情感是此消彼长的，戒心、疑心强，感情必弱。遇到有人传播流言蜚语，不要听信更不能传播。“流言杀人”，要防止“风起于青萍之末”所酿成的不良后果影响邻里关系。

（五）沟通来往，礼貌得体

茶余饭后的闲暇时间，邻里之间应当相互来往，多联络感情、交流思想。在院落、房前屋后或公共场所（如活动室），打扑克、下象棋、谈天说地、拉家常等是比较常见的邻里交往方式和内容。老年人可以一起打麻将、玩骨牌；相互观赏对方种的花，养的鸟、喂的鱼，互相欣赏书法、绘画等；节日互赠应节礼物，如端午节时互赠粽子，中秋节各带一种食物，一同欢聚中秋。邻里间经常共分享、互相帮助，能够促进彼此的情谊。

（六）要适度、得体、礼貌

在邻里之间交谈时要选择双方都感兴趣、都能发表一定见解的话题。谈话时，不能只是自己夸夸其谈，别人插不上嘴。当别人发表见解时，要耐心倾听，不能随便打断他人的发言，并随时做出积极反馈。

微笑是语言交往的调节器。在与他人的交往中，幽默风趣的言语和微笑会给对方以温暖亲切的感觉。此外，还要时刻注意言行文雅，做事有礼节，待人有涵养，不说伤人的话，不说激人的话。对于邻里的求助，要热情接待，凡能办的，认真去办，言而有信。在办事过程中，如果情况发生了变化，要耐心解释；为别人办成事，不以恩赐者自居，保持谦虚有礼。

第四节　老年人人际关系技能的培养

任何人都生活在一个特定的社会群体之中，不能脱离社会或群体而离群索居。对于老年人来说，社会交往是其获取信息、交流情感、增进友谊、丰富晚年生活的重要渠道。良好的人际关系，能增强个体的社会适应能力。因此，老年人应该掌握处理人际关系的原则，学习协调人际关系的艺术与技巧，以良好人际关系触发积极情绪。

一、把握人际关系的原则

（一）尊重原则

每一个个体都有受尊重的需要，老年人由于生理、心理的原因，更加需要得到他人的尊重。当满足这一需要时，老年人会在精神上得到享受，心理上得到满足，感情上产生愉悦。尊重包括两方面：自尊和尊重他人。

自尊是尊重自己的人格，珍惜爱护自己的荣誉和尊严。尊重他人指尊重他人的权利、利益和尊严，尊重他人的劳动和成果。尊重他人的前提是理解他人。大千世界，人各有异，每个人都有自己的性格、习惯和脾气，在相互交往中难免会出现一些分歧和矛盾，老年人应多方面分析、客观地看待事件，换位思考，以同理心维护良好的人际关系。

（二）真诚原则

真诚是人际沟通的桥梁，只有以诚待人，才能产生感情共鸣，使交往双方建立信任感，收获真正的友谊。坚持真诚原则，应做到热情关心、真心帮助他人而不求回报，对朋友的不足和缺陷能诚恳批评。对人、对事能实事求是，对不同的观点能直陈己见。既不当面奉承人，也不在背后诽谤人，做到肝胆相照、赤诚待人、胸怀开阔，做人坦荡。老年人在人际交往中付出真诚，自然能收获真心。

（三）宽容原则

宽容指宽宏大量，有气度，不计较。人们常常把宽广的胸怀比作大海，大海能广纳百川，既不拒巨流，也不拒小溪。老年人主动与他人交往，广交朋友，不但与自己相似的人交往，还要与自己性格相反的人沟通，求同存异，互学互补，处理好竞争与合作的关系，更好地完善自己。做人要宽以待人，严于律己。宽以待人的人，往往会更多地看到他人的优点和长处。

（四）互助原则

互相帮助也是处理老年人人际关系的重要原则。在社会生活中，没有脱离他人而独立存在的个体。关心、帮助他人，同时也能得到他人的关心和帮助。人际交往是双向选择、双向互动的过程，你来我往的交往才能长久。当朋友在经济上遇到困难时，要慷慨解囊，全力相助。当朋友思想出现困惑，精神受到压抑时，要及时给予安慰和劝导，使其放下思想包袱，振作精神，继续前进。当发现朋友的缺点和不足时，可适当指出。在交往的过程中，双方应互相关心、互相爱护，既要考虑双方的共同利益，又要深化感情。

（五）理解原则

理解就是真正了解对方的处境、心情、好恶、需要等，并能换位思考，设身处地地关心对方。在人际交往中，每个人都希望得到别人的理解，理解自己说的话，理解自己的追求，理解自己的感情，理解自己所做的事情。同时，人际关系往往是相互的，我们希望得到他人的理解，也应该理解他人。理解他人不是一种品质、美德，而是一种能力。理解是心与心的交流，是共情的能力，是对他人的态度、情感和行为方式等方面的感知。一个倾向于站在自己的立场上去看待周围事物的人，往往对他人有认识偏差，不能客观地看待和解决问题，而理解他人有利于更好地体会对方的情感、处境以建立更深厚的情感，能够消除自我中心观念。

（六）平等原则

平等待人是建立良好人际关系的基础和前提，也是协调老年人人际关系的重要原则。在人际关系和人际交往中，没有平等待人的思想和行动，则难以与他人建立亲密关系。在人际交往中，只有平等待人，才能得到他人的尊重，平等待人要求老年人学会将心比心、换位思考。与人交往应做到一视同仁，不能因为家庭背景、地位职权等原因而对人另眼相看或是盛气凌人。

（七）信用原则

与人交往需做到“言必信，行必果”，言而有信是做人的重要原则，也是人际交往的重要准则。要取信于人：第一，要言行一致，表里如一，说老实话，办老实事，做老实人；第二，要信任，不仅要信任他人，而且要争取赢得他人的信任；第三，不轻易许诺，切忌大包大揽，大夸海口；第四，要信守承诺，答应他人的事要尽量做到，做不到的要讲清楚，以获得对方的理解；第五，要自信，给别人以信赖感和安全感。

言而有信，可以加深交往双方的信任感，密切双方的交往和联系，有利于建立良好的人际关系；能够消除误会，加深思想沟通和理解，弥合感情裂缝，有助于友谊的重建。

二、学习协调人际关系的艺术与技巧

良好的人际关系能给予老年人更多的社会支持与情感依托。亲人、朋友、邻里、同学、同事都是老年人的人际交往对象，处理好这些关系对老年人更好地融入社会、获得更多的幸福感具有重要作用。下面介绍几种协调人际关系的技巧。

（一）巧用语言艺术

人们的信息传递、情感表达、行动协调都主要依靠语言来实现。在交往过程中，要注意运用语言的艺术，语言艺术运用得好，能优化人际交往；相反，不注意语言艺术，往往在无意间就出口伤人。在日常运用语言上，要注意以下六点。

1．语言要合乎礼仪

礼貌是对他人尊重的情感外露，是人际交往的前提，是谈话双方心心相印的导线。在谈话中应保持自己应有的风度，始终做到以礼待人。称呼反映人们心理关系的密切程度，因此，对他人的称呼一定要得当。恰当得体的称呼，能使人获得满足感和亲切感，人际交往便有了良好的心理气氛；称呼不得体，往往会引起对方的不快甚至愤怒，使交往受阻或中断。

2．语言要真诚，适当地夸赞对方

真诚是人际交往的基础，赞美他人需是真心实意、坦诚相待，从心底感动他人才能最终获得信任。说话的魅力不在于说得多么流畅华丽，而在于恰当地表达真诚。老年人适当表达自己的真诚，更容易赢得对方的信任，与对方建立信赖关系，使友谊长存。老年人在交往过程中，如果能够发现对方的优点，可适度地赞美。赞美须有具体内容和适当角度才能获得出乎意料的效果。

3．语言要得体

语言得体是人际交往的关键，就是要合情、合理、适度，说话有善意。俗语说“良言一句三冬暖，恶语伤人六月寒”，劝解他人须尽量委婉，以不伤及他人的自尊为底线。此外，说话要实事求是，既不能信口雌黄、无中生有，也不能夸大其词。

4．语言要生动

生动的语言可以营造一个融洽和谐的交际氛围。做到语言生动的方法有：第一，语言有感染力。话由心生，语言具有感染力，因此要用心说话来打动身边的每个人。第二，语言风趣。风趣幽默的语言可以让人心理放松、心情愉悦。老年人幽默而不失分寸，风趣而不显轻浮，给人以心灵美的享受，可以在人际交往中展示自身的人格魅力。

5．说话要把握时机

人际交流时应该学会察言观色，考虑对方的心境、情绪等感情因素。善于利用时机，当对方处于愉快心境时，提出建议或者寻求帮助往往能得到对方的赞同、支持或谅解。有些建议在适当的时机提出会起到意想不到的结果，所以，善于把握说话的时机是一种语言艺术。

6．表达方式要适当

根据对方交谈的情境，需要对言语的表达方式进行选择。这里语言表达的内容包括语气、修辞方式、语句种类的选择。在语言表达的时候，恰当表述谈话的中心主旨，不要拐弯抹角，更不要对一些关键内容避之不谈。

（二）巧用非语言交际的艺术

非语言交际和语言交际相辅相成。适当运用非语言交际，可以起到更好的交际效果。非语言交际一般包括眼神、手势、面部表情、姿态、位置、距离等。非语言交际可以代替言语表达出明确的含义，可以与言语相配合补充说明所要表达的思想，对言语行为起到重复、强调、掩饰的作用，还可以调节谈话的节奏和氛围，控制交谈的进行。

1．眼神

目光接触是人际交流中最传神的非语言交际。目光包含着情感，仅凭一个眼神就能传递许多信息：与朋友聊天时，可以目视对方，表示尊重；如果想吸引听众的注意力可以直视他的眼睛；在面对面交流中需要保持目光接触，但又不能一直盯着对方看，这会让人感觉被侵犯。因此，当与他人面对面交流时，眼睛可以看着别的地方，但是不要东张西望。

2. 面部表情

研究发现，人的脸部可以做出大约25万种表情。有的表情只动用了脸上的某一器官，有的表情需要调动多种器官；有的表情在脸上稍纵即逝，有的表情会停留一定时间；有的表情只表达一种意思，而有的表情却是“五味杂陈”。例如，双眉上扬，可以表示欣喜或惊讶；单眉上扬，表示不理解或有疑问；说话时用手掩嘴，可能是对自己做的错事的掩饰。

3. 手势

手势是非常重要的体态语，在人类的非语言交际中起着重要作用。手势语可以帮助人们了解说话人的心理状态。例如，说话时紧握拳头，可能是缺乏安全感，导致防御意识比较强；说话时把手指合在一起，可能是在掩饰真相。

4. 身体姿势

肢体语言的表达本身并不需要口头语言，它可以通过个人的特殊动作习惯、表情和肢体行为来传达给定的信息，丰富的姿势、生动的表情加上肢体语言是极好的传达途径。个体的思想感情会反映在身体姿势中：略微倾向于对方，表示热情和兴趣；微微起身，表示谦恭有礼；身体后仰，显得若无其事和轻慢；侧转身体，表示嫌恶和轻蔑；背朝谈话对象，表示不屑；拂袖离去，则是表示拒绝交往。

5. 声调

说话的声调，对引起情绪共鸣有决定性作用。一般情况下，柔和的声调表示坦率和友善；激动时声音颤抖，同情时声音略为低沉；声调阴阳怪气时，容易显得冷嘲热讽，令人误解；用鼻音哼声往往表现傲慢、冷漠、恼怒和鄙视，会引起对方不快。升调可以表示疑问、惊奇、反问、请示等意义；降调可以表示陈述或祈使。比如，同样的一句话：“这幅画是他画的。”如果用降调来说，是陈述事实；如果用升调来说，则可能是表达吃惊或疑问。

参考文献

[1] 崔宝珍，赵茂桂．老年人际关系［M］．北京：中国友谊出版公司，1992.

[2] 崔丽娟，刘琳．人际关系与老年生活［M］．上海：上海科学技术出版社，2002.

[3] 崔丽娟．老年人夫妻关系及影响因素的研究［J］．心理科学，1995（4）：221－224.

[4] 崔秋立．老年人际关系［M］．济南：山东科学技术出版社，1989.

[5] 丁小斌，赵庆华．老年人良好的人际关系分析［J］．中国老年学杂志，2014（9）：2597－2599.

[6] 杜立宪．老年夫妻矛盾六忌［J］．家庭科技，2007（6）：4－5.

[7] 韩一．人到老年应注重处好人际关系［J］．中国老年，2017（7）：39.

[8] 郝洪光．人际交往中的语言艺术［J］．科技创新导报，2012（7）：238.

[9] 黄悦．跨文化交际中的非言语交际行为研究［D］．大连：辽宁师范大学，2012.

[10] 冀侠．老年人人际交往需做到三“点”［J］．老同志之友，2012（7）：60.

[11] 陆卫明，李红．现代人际关系心理学［M］．2版．西安：西安交通大学出版社，2013.

[12] 彭聃龄．普通心理学［M］．3版．北京：北京师范大学出版社，2001.

[13] 田苗苗，陈长香，李丹，等．社会支持对社区老年人心理健康的影响［J］．中国老年学杂志，2015，35（11）：3122－3123.

[14] 万雪琦．人际交往中的语言艺术探究［J］．山东青年，2016（11）：127.

[15] 吴文铭．受益一生的心理学启示［M］．北京：中国纺织出版社，2008.

[16] 邢全超，王丽萍，徐巧鑫，等．老年人人际关系与主观幸福感相关分析［J］．中国健康心理学杂志，2010，18（1）：53－55.

[17] 许傲雪．金华市区老年人心理健康与社会支持的相关研究［J］．湖北函授大学学报，2014，27（4）：65－66.

[18] 尤琳．老年人人际关系与心理健康的比较研究［J］．科协论坛，2007（5）：206－207.

[19] 张海娅，张强，王二凯．老年人邻里关系现状调查分析［J］．劳动保障世界，2016（30）：69.

[20] 张衡宇. 浅析人际交往中的朋友关系 [J]. 改革与开放, 2013 (10): 180-181.

[21] 中国就业培训技术指导中心, 中国心理卫生协会. 心理咨询师: 基础知识 [M]. 修订版. 北京: 民族出版社, 2015.

[22] SCHTUZ W C. FIRO: a three-demensional theory of interpersonal behavior [M]. New York: Holt Rinehart winston, 1958: 1.

第八章
积极心理学

本章提要

第二次世界大战后，心理学的主要任务是为研究心理问题以找到缓解、治愈战争创伤的方法，心理学把研究的重点放在治疗心理疾病方面，忽视心理学还有引导个体更好、更积极地面对生活的任务。现代的积极心理学提出与传统消极心理学不同的观点，探讨人性积极的心理内涵。本章首先介绍积极心理学的发展历程、主要内容和前景；其次探讨积极心理学的力量，帮助老年人学会发掘积极心理，使用积极的力量培养积极的人格；最后介绍老年群体如何从积极心理学中汲取力量，调动积极心态，保持积极情绪。

第一节　积极心理学的发展历程

积极心理学有着短暂的历史，但是其关注个体的积极心理品质，致力于培养并发展个体的积极力量，给心理学带来新视角，促进心理学的发展。本节由积极心理学之父马丁·塞里格曼（Martin E. P. Seligman）与女儿的故事出发，引出积极心理学的发展历程及其内容，揭示消极心理学向积极心理学研究方向的转变过程。

小故事

他的心怎样思量，他的为人就是怎样

父亲在自己屋前的花园里割草，他的小女儿尼奇在一边玩着。这位父亲是一个做事认真的人，他割草时也是如此，埋头割草，专心致志。而他的女儿却是一个天真活泼的孩子，她在旁边又唱又跳，还不时地把父亲割的草抛向天空。父亲对女儿尼奇的行为不耐烦了，于是对着尼奇大声地训斥了一顿。

尼奇一声不响地走开了，可不久她又走回到了花园，并且一本正经地对父亲说："爸爸，我想和你谈谈。"

"可以啊，尼奇。"爸爸回答。

"爸爸，你还记得我在过五岁生日之前的情况吗？你常说我在三到五岁之间是一个经常爱抱怨和哭诉的人，那时的我经常要对许多事情抱怨和哭诉，也不管这些事是紧要的还是无关紧要的。但当我过了五岁的生日后，我就下决心不再就任何事对任何人抱怨和哭诉了，这是我迄今做过最艰难的事情。不过我发现，当我不再抱怨和哭诉时，你也会停止对我吼叫和训斥。"

女儿尼奇的这番话使这位父亲一下子明白了许多道理。首先，他觉得抚养孩子并不是一味地呵斥和纠正孩子的不当行为，而是要理解孩子的心，要多和孩子交流。孩子本身具有积极力量，只有对孩子的积极力量进行有意的鼓励和培育，孩子才能真正克服自己的缺点，并取得进步。其次，他发现自己的生活方式有待改进，因为他总是生活在消极的阴影里，总是用消极的方式去对待他人的缺点和不足，也许换一种积极的方式去应对他人的消极行为会更有效果。再次，女儿尼奇的这番话还使他对自己所从事的职业产生了新的认识，他认为心理学应该更多地研究个体的积极品质及其形成机制。这位

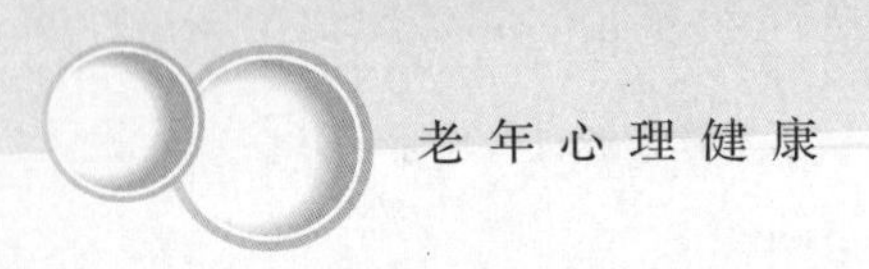

父亲就是美国心理学会前主席马丁·塞里格曼。

一、积极心理学概述

过往的心理学注重于研究个体消极的方面，致力于“治疗疾病”，使大家形成“心理学是研究人类阴暗面的学说”的观点。积极心理学提出与传统消极心理学不同的观点，探讨人性积极的心理内涵，将积极心理学应用于老年群体，能帮助老年人用积极的眼光看待自身，形成积极的心态。

（一）从习得性无助到积极心理学

1967年，塞里格曼在动物实验室研究恐惧性与工具性学习的关系时发现：把狗关在难以逃脱的笼子里，蜂音器响起就给狗施加电击。多次实验后发现，把笼门打开，蜂音器响起但是不施加电击，此时的狗不但不逃脱而且不等电击出现就先倒地呻吟和颤抖，绝望地等待痛苦的来临，这种现象被称为习得性无助。

塞里格曼在动物研究的基础上发现，人类身上也普遍存在习得性无助现象，即当个体面临不可控的情境时，一旦意识到无论怎么努力，都无法改变不可避免的结果后，便产生了放弃努力的消极认知和行为，表现出无助、无望和抑郁等消极情绪。正如实验中那条绝望的狗一样，如果一个人总是在一项工作上失败，他就会放弃努力，甚至还会因此怀疑自己的能力。而事实上，此时此刻的我们并不是“真的不行”，而是陷入了“习得性无助”的心理状态，这种心理使我们自设樊篱，把失败的原因归结为自身不可改变的因素，放弃继续尝试的勇气和信心。例如，认为学习成绩差是因为自己智力低下，失恋是因为自己本身就令人讨厌等。

塞里格曼在对自己女儿的养育过程中发现，个体具有反思并改变自身去对抗生活压力的能力，而教育应是识别和培养学生的积极品质，帮助他们增强使他们生活得更好的力量。塞里格曼认为个体选择乐观还是悲观，取决于其解释问题与挫折的方式，从而改变以往研究“习得性无助”的另一面“习得性乐观”，认为乐观可以通过学习而获得，学会维持乐观的态度可以避免抑郁，提高健康水平。乐观型解释风格产生健康、康复、精神，而悲观型解释风格却导致相反的结果。个体需要有意识地培养自动化反应，从而形成新的、更有效的方法去解释生活事件。

因此，心理学不仅要研究病态、弱点和损伤，也要研究力量和美德；治疗不仅要修复，更要培养良好的品质；心理学不仅要关注疾病和健康，还要更多地关注工作、教育、洞察力、爱、成长和游戏，即心理学需要更多地关注“积极”。

积极心理学不是一门新的学科和流派，而是吸纳了众多心理学理论研究成果，沿用心理学已有的量化研究和质性研究方法和技术，根植于广泛的社会应用领域，以实证的方法探索、发现、验证和预测人类走向幸福和完善的路径。

（二）积极心理学的内涵

积极心理学是致力于研究人的发展潜力和美德的科学。塞里格曼认为积极心理学的力量能帮助人们发现并利用自己的内在资源，进而提升个人素质和生活品质。每个人的心灵深处都有自我实现的需要。这种需要会激发人内在的积极力量和优秀品质，积极心理学利用这些内在资源来帮助普通人或具有一定天赋的人最大限度地挖掘自己的潜力，并以此获得美好的生活。这些积极力量和优秀品质是人类赖以生存和发展的核心要素。积极心理学的本质体现在修正先前心理学发展的不平衡，强调心理学的发展既依赖治疗心理疾病，同时更依赖于培养、构建人类的积极品质。

积极心理学利用心理学目前已比较完善和有效的实验方法与测量手段，充分挖掘个体所固有的、潜在的、具有建设性的力量，促进个人和社会的发展，使人类走向幸福，其重点直指传统的“消极心理学”。相比较于传统心理学，积极心理学中的“积极”主要包含三层含义：第一是对前期集中于心理

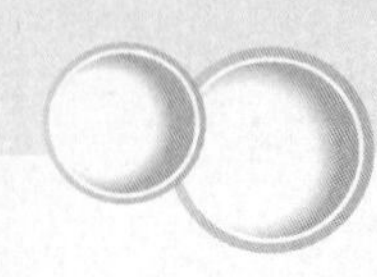

问题研究的消极心理学的反动；第二是倡导心理学要研究个体心理的积极方面；第三是强调用积极的方式对心理问题做出适当的解释，并从中获得积极意义。

消极心理模式向积极心理模式的转换是心理学的深刻变革，它从一门受害者科学转向针对普通大众的科学。它的研究范围很广，包括：积极的体验，如快乐、幸福感；积极的个人特质，如自我决定、智慧、创造力、美德；积极的社会环境，如社会关系、文化规范、潜能发展。

二、消极心理学转向积极心理学

第二次世界大战后，面对被战争毁坏的世界，以及在身体和精神上都受到极大创伤的人们，心理学的主要任务，变为研究心理问题以找到缓解、治愈战争创伤的方法。在这种理论取向的指导下，心理学家把研究的重心放在从负向、病理的角度来了解心理问题，以医生治疗患者身体疾病的模式来对待心理问题。这种心理学就是我们目前所说的传统主流心理学，也叫病理心理学或消极心理学。而消极心理学转向积极心理学主要由以下3个原因造成。

（一）心理学内部的回归平衡趋势

在第二次世界大战之后，随着社会政治、经济环境的变化以及战争带给人类心灵和身体的巨大创伤，心理学研究的重点开始转移，将视野越来越聚集在人类心理问题、心理障碍、环境压力对个体造成的负面影响方面，研究的焦点集中于对个体心理问题的测评，以及心理疾病的矫正和治疗。心理学逐渐演变为矫正和治疗式的科学，此阶段最大的成果是形成了以心理疾病诊断和统计手册（DSM）为标志的世界性精神和心理疾病诊断标准。

正如塞里格曼所指出的，心理学在过去对人类做出了很大的贡献。人们现在已经了解至少十余种以前难以控制的心理疾病的机理，并且能够在很大程度上缓解和控制这些心理疾病。然而，在心理学取得巨大成就的同时，在某种程度上，心理学也几乎成为“消极（病理或变态）心理学”的代名词。由于心理学缺乏对人类积极品质的研究与探讨，过分集中于个体的消极层面，由此造成心理学知识体系的不完善，以至于心理学成为专门为少数人（有问题的人）服务的科学。由此，塞里格曼于 1998 年提出心理学的三项使命：①研究消极心理，治疗人的精神或心理疾患；②致力于使人类生活得更加丰富、充实和有意义；③鉴别和培养有天赋的人。

（二）社会发展的需要

当社会发展到一定阶段，特别是解决了生存性问题之后，社会必然会转向积极。目前社会发展已经基本解决了人类的生存问题，大多数人已经不用再为满足自己的吃、喝、穿等基本需要而发愁（当然世界上还有一部分国家或地区处于解决基本的生存需要的状态），因此如今社会的多个领域已经开始向积极方向转化。例如，在教育领域，现代教育者开始关心通过发展学生的积极品质和增进积极情绪来提升教学效果。

（三）现代医学实践的转向

人们在多年实践中发现，预防疾病要比治愈疾病容易得多。现代医学开始由关注生理疾病的诊断、治疗转向积极调动个体自身的免疫系统，以预防疾病为重点。当医学开始发生这一转向时，以医学为榜样的现代心理学自然要发生相应的变化。因此，一些心理学研究者开始意识到预防心理疾病的重要性，他们发现人性层面的积极力量和美德，如勇气、乐观、爱、人际技能、职业道德、信仰、希望、忠诚、坚忍等对心理疾病起着有效的调节和缓冲作用，也就是起到类似生理疫苗的作用。

传统消极心理学侧重于单一的修补功能，其工作重心常常在少数问题成员身上，忽视了心理学促使全体成员身心发展和生活幸福的功能，以及在培育全体社会成员的勇气、乐观、理想、人际和睦、信念、工作热情、诚实、坚定性和从容不迫性等方面的作用。因此，当代心理学不仅应着眼于心理疾病的诊断与治疗，更应该研究如何发掘、培养、发挥人类的积极心理品质。研究人性优点比修复疾病更有价值，因为人性的积极品质是人类赖以生存和发展的核心要素，更有助于人类深刻理解自己。在此背景下，幸福、快乐、希望、乐观、智慧、爱、满足感、士气、宽容、兴趣、意义感等积极品质开始逐渐进入当代心理学的研究视野，使“积极”成为当代心理学研究的新价值取向。

积极心理学充分体现了以人为本的思想，提倡积极人性论。它消解了消极心理学过于偏重问题片面性的缺陷。积极心理学不把优点仅当作是克服其缺点的工具，而是把培育社会成员的积极心理品质作为社会科学研究的目标。

第二节　积极心理学的研究内容及前景

积极心理学既是对当代心理学研究价值的重新回归，也是对消极心理学倾向的批判。积极心理学强调实现心理学的价值平衡，提倡对个体或社会存在的问题做出积极的解释，使个体或社会能从中获得积极的意义。本节通过阐述积极心理学的研究内容与意义，探讨积极心理学的未来发展方向及其发展趋势。

小故事

性格决定心态

从前有一对性格迥异的双胞胎，哥哥是个悲观主义者，弟弟则像个天生的乐天派。在他们8岁那年的新年前夕，家里人希望改变他们极端的性格，为他们准备了不同的礼物：给哥哥的礼物是一辆崭新的自行车，给弟弟的礼物则是满满的一盒马粪。

拆礼物的时候到了，所有人都等着看他们的反应。哥哥先拆开他那个巨大的盒子，竟然哭了起来：“你们知道我不会骑自行车！而且外面还下着这么大的雪!”正当父母手忙脚乱地哄他高兴的时候，弟弟好奇地打开了属于他的那个盒子，房间里顿时充满了一股马粪的味道。

出乎意料的是，弟弟欢呼了一声，然后就兴致勃勃地东张西望起来：“快告诉我，你们把马藏在哪儿了。”

小故事

国王的两个儿子

有一个国王想从两个儿子中选择一个做王位继承人，给了他们每人一枚金币，让他们骑马到远处的一个小镇上随便购买一件东西。而在这之前，国王命人偷偷地把他们的衣兜剪了一个洞。

中午，兄弟俩回来了，大儿子闷闷不乐，小儿子却兴高采烈。国王先问大儿子发生了什么事，大儿子沮丧地说：“金币丢了!”国王又问小儿子为什么兴高采烈，小儿子说他用那枚金币买到了一笔无形的财富，足以让他受益一辈子，这个财富就是一个很好的教训：在把贵重的东西放进衣袋之前，要先检查一下衣兜有没有洞。

以上两则是关于乐观的故事，从故事中我们可以得到启发：只要从内心散发积极向上的正能量，生活就不会抛弃我们。

一、积极心理学的研究内容

积极心理学研究个体的积极力量，即个体正向的、具有建设性的力量和潜力。个体的积极力量包括与良好结果相联系的人格特质，如乐观主义、自我效能、心理弹性等，还包括个体在正确的时间正确地运用自己的各种资源和技能来实现目标或解决所面临困难的能力。积极心理学提倡用开放和欣赏的眼光来看待每一个人，强调心理学要着力于研究普通个体所具有的积极力量。积极心理学主要从以下三方面来研究积极力量。

在主观层面上，主张心理学研究个体对待过去、现在和将来的积极主观体验。在对待过去方面，主要研究满足、满意、骄傲、安宁、成就感等积极体验；在对待现在方面，主要研究高兴、幸福、福乐（Flow）和身体愉悦等积极体验；在对待将来方面，主要研究乐观、自信和希望等积极体验。

在个体层面上，主张心理学研究积极人格，人格研究是积极心理学探讨的重要内容。积极心理学提出了自己独特的人格分类标准——乐观型解释风格和悲观型解释风格。积极心理学在人格研究中特别强调心理学重点研究人格中包含的积极方面和特质，特别是人格中的积极力量和美德。

在集体层面上，主张研究积极的组织系统。积极心理学主要研究家庭、学校和社会等组织系统，提出这些系统的建立要有利于培育和发展人的积极力量和积极品质，即这些系统的建立要以人的主观幸福感为出发点和归宿。

（一）积极情绪体验

积极情绪体验主要指积极的主观体验，当前以幸福感的研究为主。现代幸福感的研究有主观幸福感和心理幸福感，其中研究的主流是主观幸福感。个体的主观幸福感与个性特点、自我概念、社会关系、经济健康状况等有关。

快乐作为一种积极情绪体验，也是积极心理学研究的重点之一，许多研究者从认知、跨文化、人际关系、进化等多种角度对其进行研究。从生物进化的角度看，快乐既是人类追求的目标，更是人类进化过程中形成的一种心理机制。增加个体快乐感的措施有：有选择地控制一些心理机制，如不适应、嫉妒、竞争性选择等，而激活另一些心理机制，如婚姻、友谊、亲密关系、合作性联盟等，以增加个体的快乐感。快乐是影响个体心理选择的重要因素，直接影响人类的行为模式。只有充分关注积极情绪体验，才能真正改善人类的生活质量。

跨文化研究发现，相比消极情绪体验的减少，增加积极情绪体验与个体主观幸福感之间有着更显著的相关。简而言之，个体主观幸福感的增加固然和消极情绪体验的消除有关，但消除消极情绪体验对增进个体主观幸福感的作用，却明显不如增加积极情绪体验的作用大。因此，积极心理学着重强调积极情绪体验在日常生活中的重要作用。实践证明，积极情绪体验确实能给我们带来极大的益处，这些良好的感觉改变了我们的心态，改善了我们的身体系统，给我们带来许多有益身心健康的结果，比如抵御逆境、成熟的心理成长、减少对压力的过激反应等。

（二）积极人格

积极心理学具体研究了 24 种积极的个人特质，包括乐观、爱、交往技巧、美德、工作能力、感受力、创造力、天赋、灵性、宽容、毅力、勇气、防御机制、智慧、关注未来、自决等。这些特质中的一部分在早期已经被初步研究，随着积极心理学的兴起，与之相关的研究又蓬勃发展起来。积极心理学家认为培养这些积极特质的最佳方法之一是增强个体的积极情绪体验。

在个人成长方面，积极心理学关心积极心理品质的培养，自我决定是这个层面中的重要研究领域。有研究者从人的本质出发研究自我决定理论，认为个体的先天需要，如自主、能力、关系的需要得到满足时，内在动机最有可能发生，从而得到幸福感，发挥潜能，并促进社会的发展；而阻碍需要的满足，则会引起消极的心理结果。

（三）积极的社会组织系统

积极心理学认为个体及其经验可以在环境中得到体现，同时环境又在很大程度上影响个体，良好的环境适应性实际上也是一种积极的心理品质。社会关系、文化规范、潜能发展等研究能够支持和发展个体的能力及长处，其各种支持系统或组织包括家庭、学校、社会文化条件、语言环境等。作为家长、教师，甚至国家领导人，都希望知道应该如何构造有利的适应条件，培养出有积极心理品质的下一代。有研究指出，当孩子们的周围环境和师友提供了最优的支持、同情和选择时，他们最有可能拥有健康的心理和人际关系；反之，这些孩子容易出现不健康的情感和行为模式。另有对 18 岁青少年的研究表明，“母亲是冷酷、挑剔、爱控制、不民主”的青少年更可能关注外部、实际的价值；而“母亲是温和、易接受人、民主”的青少年则更有可能发展内在的价值。因此，积极心理学需要综合考察个体的积极心理品质与环境的关系，综合考察良好社会、积极社区和积极的组织对个体积极心理品质的影响。

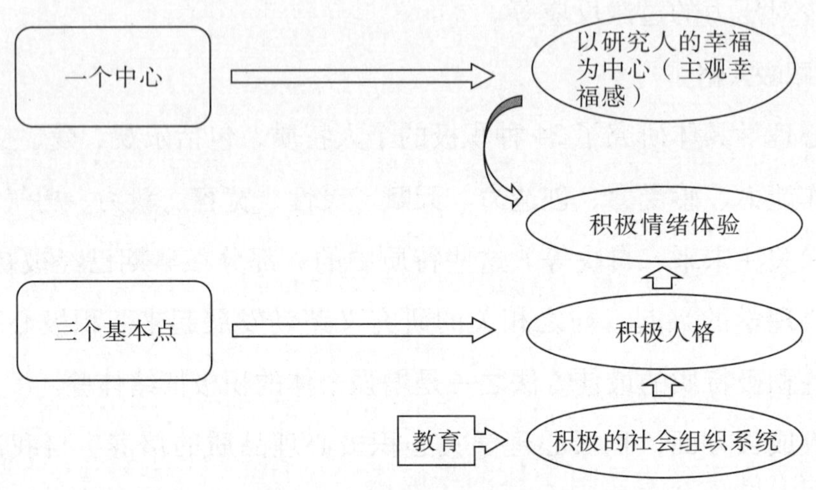

图8-1　积极心理学的研究内容

如图8-1所示，积极心理学的研究内容可以概括为“一个中心，三个基本点”。其中，三个基本点为积极心理学的主要研究内容：积极情绪体验、积极人格和积极的社会组织系统。积极心理学研究这些内容的最终目的为提升个体的主观幸福感，追求幸福是人类所做努力的最终目标，积极心理学则是以此为中心，从过往关注个体消极的一面转而关注个体的积极心理因素，从心理视角寻求实现幸福的路径。

二、研究积极心理学的意义

积极心理学的核心思想在于强调个体本身所固有的积极因素，强调个体的价值与人文关怀，主张心理学的研究要以个体实际的、潜在的、具有建设性的力量、美德和善端为出发点，用积极的心态对个体心理现象做出新的解读，寻找其规律，从而激发个体自身内在的积极力量和优秀品质，并利用这些积极力量和优秀品质来帮助普通人或具有一定天赋的人最大限度地挖掘自身潜力并获得幸福的生活。积极心理学自诞生以来对心理学的发展产生了巨大的影响，主要表现在以下几方面。

（一）扩展了心理学的研究对象

积极心理学与以往心理学的研究方向有所不同。以往的心理学研究以消极、悲观心理学为主导，特别是第二次世界大战以后，西方心理学家把研究重点放在研究心理问题上，心理学成为致力于纠正个体生命中存在的问题的科学，如心理障碍、婚姻危机、毒品滥用和性犯罪等，这也表现出其研究的不足与不全面。而积极心理学认为个体的生命系统是一个开放的、自我决定的系统，它既有潜在的冲突，更具有自我修复、完善和不断发展的能力。其认为个体一般能决定自我的最终发展状态，并过上相对满意、有尊严的生活。因此，积极心理学致力于对个体的积极认知过程、积极情绪体验、积极人格特点、创造力与人才培养等问题的研究，致力于探索人类美好的生活以及获得美好生活的途径与方法。

（二）发展了心理学的研究方法

积极心理学在研究方法上承继西方主流心理学的实证主义方法论取向，借助主流心理学发展过程中所积累的方法，如实验法、量表法、问卷法和访谈法等。此外，积极心理学还借鉴人文心理学的研究方法，学习和继承质化研究的优势和长处，吸收经验性、过程定向研究方法的优点，不断创新研究方法。积极心理学的研究方法强调人文精神与科学技术的统一，显示了积极心理学比传统主流心理学更宽容、更灵活、更多样的方法论特点。

积极心理学不仅是对消极心理学研究对象和内容的超越，也是对其研究方法的超越和创新，这使其摆脱狭隘心理学的桎梏，促进心理学的发展和繁荣，为心理学的整合奠定基础。

（三）改变了心理学的研究目标

消极心理学通过对人类心理存在的问题进行有效的修复，进而使人类达到心理健康。消极心理学的核心任务是修复，即修复个体损坏的习惯、动机甚至思想，期望通过修复人类的损坏部分来达到心理健康的目标。这个修复虽然取得了很大的成就，但也导致了现代心理学知识体系的“巨大空档”以及“心理科学的贫困”。而积极心理学能够推进研究目标的完善性与全面性，它不仅帮助人类修复心理疾病，更能够激发人类的潜能，使人类获取幸福。

从积极心理学角度看，心理学的目标并不仅仅在于消除个体心理或行为上的问题，而是要帮助个体形成良好的心理或行为模式。依靠对问题的修补并不能为人类谋取幸福，没有问题的人并不意味着一定是个健康、幸福的人，因此，心理学必须转向研究人类的积极品质，通过大力提倡培养积极心理品质来帮助人类真正到达幸福的彼岸。

积极心理学在理念上有一个理想的常模，其目标是把所有人尽可能地建设到他们所能达到的理想状态，使他们都能过上幸福的生活——开发个体潜力、激发活力、促进能力与创造力发展，探索使个体、团体、社会良好发展的因素，并运用这些因素来增进人类的健康、幸福，促进社会繁荣。学者任俊和叶诺生（2014）曾提到“积极心理学真正恢复了心理学本来的功能和使命，这体现了社会意义上的博爱和平等”，这既是对人性的尊重和赞扬，又是对人类社会的理性理解。

（四）促进个体对心理健康的重视

消极心理学在过去确实对人类和人类社会的发展做出了很大贡献，正如塞里格曼在1998年美国心理学会年度报告中提到：今天的心理学家已经能对至少14种50年前无能为力的心理疾病进行有效的治疗，这是一个实践性的伟大胜利，但这种胜利并没有使我们达到降低罹患心理疾病人口数量的初衷。消极心理学的已有实践证明，我们不可能通过消除问题来实现人类的健康和幸福。今天的人们比过去拥有更充分的自由、更好的物质享受、更优良的教育和娱乐，而心理疾病患者却成倍地增长，其原因在于消极心理学只注意到个体的心理问题以及外部的不良环境和恶劣刺激，把心理学的目标定位于消除或修补这些心理与社会问题，形成心理治疗为问题而服务的发展倾向。

积极心理学在人类积极心理品质方面的研究成果，为其心理健康和心理治疗思想提供了坚实的理论基础和依据。促进幸福感应该是心理健康的主要目标，主观幸福感的研究使人们越来越多地使用主观幸福感作为心理健康的重要指标，心理疾病患者康复的基本目标之一应该是主观幸福感水平的增长。

主观幸福感是个体主观上对自身生活状态的肯定态度和感受，其依赖个体的亲身体验，而且更强调个体对自己的总体生活进行评价后，生理上能体验到的真实积极体验，包括以下三种：①感受美好生活：指外在环境或条件所导致的主观感受，如在气氛活跃的环境下个体更容易产生愉悦感；②享受生活：指个体在亲自参与活动后所产生的愉悦感受，如参与体育锻炼后感到身心放松；③获得生活意义：指个体超越自我范畴，从人类、社会、信仰等层面获得的价值享受，如做善事虽然会损失钱财和精力，但仍然使人感到愉快。

提升主观幸福感对个体具有重要意义，具体有以下两点。

1. 使个体学会并保持乐观

从积极心理学的研究来看，幸福的最基本条件是保持乐观。乐观并非生而固有，而是由个体在后天环境、家庭、学校氛围中逐渐形成。个体一旦学会了乐观，就会用乐观的方式去对待他所经历的一切事件。积极心理学所倡导的乐观更多是为了让个体形成一种生活观念，对发生的事情做出积极乐观的理解。塞里格曼发现，具有乐观品质的个体在遭受失败时，他们往往不会变得沮丧，也不会很快放弃，他们不容易形成习得性无助，甚至还能有意识地抗阻无助感。

2. 使个体形成积极的人格

积极的人格主要是指，个体由积极品质和积极力量所组成的那部分人格结构。积极心理学强调人格心理学必须研究个体内心所存在的积极力量，只有积极力量得到培育和增长，人性的消极方面才能被消除和抑制。尽管先天的生理因素不可缺少，但人格的形成主要还是依赖于后天的社会生活体验。

正是不同的个体，在后天有着不同的社会生活体验，人与人之间才有不同的人格面貌。因此，积极心理学的重要核心是培养个体的积极人格。

此外，积极心理学有关积极情绪的研究，也揭示了积极的情绪不仅可以消解消极情绪，而且可以极大地增进生理健康和心理健康。积极心理学认知方面的研究也告诉我们，良好的认知方式对个体的心理健康具有极大的价值。这些研究不仅丰富了积极心理学的思想，而且对于预防和改善心理健康、实施积极的心理调控与干预都提供了行之有效的策略。

三、积极心理学未来的发展方向

（一）积极生理健康

积极心理学一直强调积极心理健康，即个体应该主动去追求并获得更多的积极体验，如愉快的情绪、福乐、主观幸福感、希望、乐观、良好的人际关系等，并形成积极的人格。与此同时，积极心理学还提出积极的生理健康，即个体要关注自身的良好生理指标，在充分了解自己生理优势的同时，充分利用这些优势来帮助自己活得更健康。

（二）积极神经科学

学界对个体的积极机制知之甚少。神经科学应致力于研究个体的积极机制，要揭示那些快乐、健康、幸福的个体的神经机制，这就是积极神经科学。

（三）积极社会科学

积极社会科学以社会现象为研究对象，以个体固有的、实际的、潜在的具有建设性的力量、美德、善端为出发点，以引导全体社会成员过上幸福生活为最终目标。这是对社会科学的价值进行重新定位并回归未来的新观念，体现了对社会科学本质的真正理解。

（四）积极教育

教育是对个体的教化，它的主要功能在于使原本为生物意义上的人具有一定的知识、能力和社会道德而成为社会人。积极教育就是使教育要以学生外显的和潜在的积极力量、积极品质为出发点，以增强学生的积极体验为主要途径，最终达到培养学生个体层面和集体层面的积极人格的目的。

积极教育强调教育并不仅仅是纠正学生的错误和不足，更要寻找并研究学生的各种积极力量，并在实践中对这些积极力量进行扩大和培育。积极教育就是在保证传统的内容（即那些常规的纪律教育、读、写、算、运动等技能）顺利开展的同时，把积极品质和积极力量的培养融合进去，从而让学生学会发展自己的积极情绪，理解人生的意义，建立良好的人际关系，善待自己和他人。

四、积极心理学的发展趋势

积极心理学自20世纪末在美国诞生至今，其发展不过20余年，从目前的研究现状来看，积极心理学还有许多待解决的问题。立足于与传统心理学研究的对比和整个心理学的研究走向，可以把握积极心理学的未来发展趋势。

（一）拓展和深化积极心理学的研究领域

目前，消极心理学的研究成果要比积极心理学的研究成果多，而积极心理学还有较多的领域需要心理学家去研究与拓展。

其一，当前积极心理学还停留在积极情绪体验研究方面，以主观幸福感研究居多，而乐观、感恩、自尊、爱等积极心理品质的相关研究较少。因此，积极心理学未来应该从积极心理品质进行研究与拓展，从而使积极心理学能够持续发展。

其二，积极心理学另一个研究趋势是人格特征，其被誉为积极心理学的基础。积极心理学要培养和造就健康人格，就必须对个体人格优势的产生机制、作用途径等有深刻的了解。这方面研究的共同要素包括自我决定、自尊、自我组织、自我定向、适应、智慧、洞察力、成熟的防御、创造性和才能等。这些共同特征的研究，必然把积极心理学的视野导向更加开阔与深刻的境界。

其三，积极心理学批判了主流心理学过分偏重个体层面研究的缺陷，注意到个体的体验、积极心理品质与群体、文化、社会背景等外部环境的联系。这种文化和社会背景对于个体情绪、人格、心理健康、创造力乃至心理治疗有着重要的影响。

（二）发展积极心理学的研究技术

积极心理学不能仅仅满足于传统心理学的研究方法，想要完成它的使命，就必须超越传统的方法论，在具体方法上有突破和创新。否则，必将极大地妨碍其自身的发展。因此，积极心理学要注重采用解释学、现象学、文化学以及演绎推理、哲学思辨等研究方法，采取更加灵活、宽容的态度，建构富有价值和效率的积极心理学方法体系。

在研究方法上，积极心理学可以吸收传统主流心理学的绝大多数研究方法和研究手段（如量表法、问卷法、访谈法和实验法等），并把这些研究方法和研究手段与人本主义的现象学方法、经验分析法等有机结合起来。此外，采取包容的态度，继承传统主流心理学的实证研究方法，如实验法、调查法等；还可以采纳人本主义现象学的方法，如在研究个体的积极心理时采用演绎推理的方法；以文化解释学的方法来论述个体的发展历程。

（三）促进积极心理学的应用

积极心理学要想达到自己的研究目标，应该和生活实际相结合，将积极心理学有效地运用到日常生活中，才能够更好地为个体心理进行疏导，挖掘个体潜在的积极元素，从而帮助个体获得幸福感。一方面，积极心理学关注人类的日常生活，并从中获得人类行为与心理活动的动力源泉，以理解个体的生活、家庭为导向，探索构建积极心理学的基础。另一方面，应用积极心理学的研究成果，对现实人性的发展进行科学设计和有效干预，激发个体的潜力和积极品质，探索美好生活以及获得美好生活的途径与方法。只有通过实践和应用，积极心理学才能达到其目的并成为真正富有生命力和创造力的科学。

社会发展的最终目标和最高理想不仅仅是经济增长和物质繁荣，而是在此基础上的个体全面发展，这是当代社会发展的真实需要，积极心理学正是这种真实需要的产物。从某种程度上说，积极心理学是实现人文关怀和终极关怀的必由之路。积极心理学带给我们的启迪，不仅仅表现在心理学理论的研究和发展上，还表现在政治、经济、文化、教育、政策法规的制定以及和谐社会的创建上。尽管前面还有许多路要走，但积极心理学已经为我们开启了探索幸福之门。

五、积极心理学应用于老年大学

在倡导积极老龄化时代精神的影响下，老年心理健康教育不是重点关注老年人的弱点和错误，而是关注和建设他们的优势与正面力量。心理学不再仅仅与健康和疾病有关，而是更关心老年人的教育、成长、满足、爱和智慧，用科学的方法来研究老年人的积极心理品质。

（一）负性情绪的诊断与评价

人的负性情绪是回避危险的行为抑制系统，其目的是通过抑制回避导致痛苦惩罚和其他不利的结果，从而使有机体免于困扰。从进化的角度看，负性情绪是有适应意义的，可以使人获得暂时的好处。在生物进化过程中，负性情绪适应性功能更加明确，它可以帮助个体避免威胁，如恐惧使人远离危险，恶心感使人远离有毒物质等。正性情绪是与接近行为有关的行为启动系统，指导有机体接近导致愉快与奖赏的经验和情境。正性情绪的适应功能不明显，具有泛化性，对行动的影响不具有特异性和明显性，如快乐使人减少行动，满意使人不行动，好奇使人专注。

积极心理学关注积极的情绪和动机。积极情绪具有更加持久的适应功能，

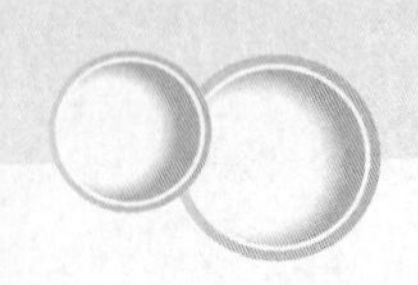

比如，失败的反馈会造成对悲观的夸大，令人焦虑；而成功的反馈会对事物整体产生乐观的偏向，使人积极克服困难，低估危险。研究发现，更多的正性情绪会产生不同寻常的思考、灵活和创新学习，使对新知识的接纳变得更加敏感。积极的情绪比中性和负性情绪更能促进学习、提高创造力，且积极的情绪还有助于消除负性情绪、拓展心理资源，使人在逆境中具有容忍挫折的心理弹性。积极情绪使人变得更加稳定，目标明确，效率更高，目光更加深远，力量更加强大。这种积极性不是一时的热情和冲动，而是永久的、可持续发展的、稳定的，它能引导人们在幸福感中做事情。

免于心理疾病只是一个人心理健康的最低标准。如果只用这一准则指导心理健康教育，就好像是用一个矮小的屋子去量高个子。积极心理学就是要换一个高大的屋子来测量人性，从人性能达到的高度来衡量人的最大潜能。

由于老年人负性情绪和心理问题的特殊性、严重性，整个社会特别是老年大学需要关注老年人的心理问题。在原有心理健康教育工作模式中，心理疾病的症状、心理问题的表现和诊断被当作是首要任务，诊断的重心是学员的负性情绪和负性认知。当我们从负性情绪的角度把一个学生评价为少焦虑或无焦虑、少恐惧或无恐惧时，这个人就是心理健康的。可实际上，免于心理疾病只是一个基本的心理健康条件。一个少有负性情绪的老年人，是否积极地热爱生活，是否有效地发挥个人潜能，老年期是否活得精彩，就不得而知了。在原有心理健康评价视野中，性变态者、孤僻者、脆弱者、妄想狂、自恋者、躁狂者、忧郁者和反社会人格者等成为主要关注的内容。如果从这些人身上发现一些心理活动的规律，然后将其推广到全人类身上，其结果必将降低对人性的期望。

在众多文化、不同国度里，生活着许多内心快乐的人，他们体验着别人难以体验的幸福，每天都充实而有意义地生活着。心理学应当去研究这些出众的人、优秀的人、超级健康的人。其实，从相反的角度可以说，如果我们不理解这些心理最健康的人和最优秀的人，也就不能理解心理病态。传统的诊断与评价系统忽视了幸福、欢乐、宁静、欣喜、满意、仁慈、慷慨和友谊等人类行为的积极方面，忽视了人类的美好品质，无视一个人具有超越疾病的力量。

（二）积极预防心理疾病

我国中小学、普通高校、职业院校现存的心理健康教育，以解决心理问题和克服心理障碍为己任。心理教师在工作中往往更多关注已有心理障碍的学生，而忽视帮助所有学生挖掘积极心理品质，促进他们更好更幸福地发展。对于老年大学，当前国内较少有学校开设心理健康教育课程、心理咨询室、进行较为专业的团体心理辅导。少数开设了心理咨询室、心理健康课程的老年大学，则仍然存在以下一些问题。

第一，开设的心理健康教育课程，内容大多以心理问题为主题。其模式是先陈列出心理问题，然后举例提出克服问题的有效方法，再让学员联系自己的实际问题进行讨论。

第二，心理辅导和咨询中，更注重心理障碍或心理问题的解决。心理辅导和咨询工作被喻为“消防工作”或“心理垃圾处理站”，总是在做事后的补救工作。

第三，心理咨询只是对损害、缺陷的修复和弥补，而不是挖掘老年人自身的积极潜能、自己治愈疾病的能力和构建良好心理状态的功能。

在老年大学开设心理健康教育课程，可以运用积极心理学强调人性中积极方面和健康的功能，帮助老年人相信：自身有抵抗障碍的倾向和潜能；成长经验的潜能一定会战胜不健康的因素；面对挫折和障碍，个体具有自我恢复的功能。要用自我恢复的功能战胜疾病因素的影响，减少障碍因素的危害。心理治疗的目标不是修补创伤，而是发展和塑造坚强的人格。通过重新建立老年人的力量来治愈疾病。积极心理学家相信，每个人都具有积极的“因素”，治疗只是调动了这个“因素”。人是决策者，不是环境刺激的被动反应者，人有选择、有理性、有智慧。如果我们调动了这些力量，就不仅可以预防心理疾病的发生，还可以培养一个幸福积极的人。

预防心理疾病虽然是我国心理健康教育的内容之一，但只是停留于抽象的水平上，当引入“积极心理学”理念后，预防就有了更丰富的含义。以下是针对不同对象的级别预防。

1. 一级预防

对象是正常学员，主要内容是传递知识和教育的过程。在这个过程中，充分利用策略引导学员体验主观幸福感受、成功感和生活乐趣。教育的目标是建构学员的积极自我概念、希望和生活满意度，培养个体的创造性和战胜挫折的心理弹性。

2. 二级预防

对象是具有心理障碍和行为问题的潜在危险者，主要内容是传递预防心理疾病的技巧。积极心理学在这个环节中，重视关注个体和群体自我的积极面，关注个体正在经历的和过去体验的良好状态，过去战胜诱惑的积极经历。同时也关注对未来的乐观和希望，包括积极的个性特征，如爱、勇气、给予、创造性和持之以恒。在群体水平上，积极的预防包括培养个体承担社会责任的美德，加强群体凝聚力，用积极的集体影响取代消极的集体影响。

3. 三级预防

对象是患者，主要在治疗中通过挖掘他们战胜疾病的潜能，减少疾病的影响，恢复治愈的力量。在这个环节中，积极心理学的作用是激发人格障碍者的内在激情，帮助他们承担生活责任，提高自我接纳能力，增加幸福感。通过鼓励患者从事体育活动和创造性的活动，提高同情心、灵活性和心理弹性。治疗中，患者自身主动发现问题和解决问题，而不是被动地接受治疗。

让老年人发现自己的优势和潜能，用自己的优势和美德建立自尊和自信，是积极心理学应用于老年大学心理健康教育中的重要目标。老年人通过在老年大学的学习，学会使用自己的美德和优势去积极地生活，对生活充满乐观和希望，生活有目标，体验成功的快乐和价值感。在老年大学开设积极心理健康课程，是把积极心理学应用于促进老年人积极心理健康的重要实践。广东省老干部大学于2018年秋季开始合作开设“积极心理健康”课程（后改名为“老年心理保健”），以积极心理学的视角，向老年学员普及老年积极心理健康知识，以及开设如何铸造积极的心态、应对老年期的身心变化、心理现象与实质、走进失孤老人等专题，通过课堂授课了解心理健康知识，通过参与“开心聊天室”的朋辈心理辅导、心理健康志愿服务等形式体验所学知识对于增进老年人心理健康的重要作用。

积极心理学激发老年人的自我效能感和对环境的控制感，引导老年人悦纳自我、关爱他人，积极投入社会生活，体验幸福晚年。广东省老干部大学的“积极心理健康”课程开设至今，受到越来越多老年学员的接受与热爱，可为老年大学开展老年心理健康教育提供参考。

第三节　积极心理学的力量

积极心理学采用科学的原则和方法来研究幸福，倡导心理学的积极取向，研究人类的积极心理品质，关注人类的健康幸福与和谐发展。本节介绍积极心理学的力量，帮助老年人学习发掘积极心理，使用积极的力量去培养积极的人格，击退社交焦虑，更主动积极地去应对老年期的压力事件。

一、积极情绪的力量

积极情绪是积极心理学研究的核心内容。积极心理学中的积极体验，是指个体满意地回忆过去，幸福和从容不迫地感受现在，并对未来充满希望的心理状态。积极情绪包括满足、自豪、爱、幸福感、愉快等能使人产生愉快感的情绪体验，它可以使个体处于乐观、美满、愉悦的状态，并使人格达到积极、健康、和谐。

增加积极体验对于个体而言，具有非常重要的意义。

首先，增加积极体验有利于培养健康人格。积极情绪与健康人格之间存在着密切的关系。容易体验到积极情绪的个体，更容易表现出积极的人格倾向。增进个体的积极体验，是培养个体健康、积极人格的重要途径。积极心理学提倡在教育教学中以增加积极体验、保持积极情绪为切入点，发掘与培养学员的积极力量，塑造积极品质。

其次，增加积极体验有利于拓展心理资源。积极情绪能通过拓展个体即时的思想或行为资源，来帮助建立持久的个人发展资源，包括身体资源、智力资源和社会性资源等。这些资源趋向于从长远的角度、用间接的方式，给个体带来各种利益。同时，积极情绪还能缓解心理紧张。

再次，增加积极体验有利于发展亲社会行为。通过增加积极体验，可以提升个体的幸福感，提高生活满意度，使人更加乐观，有助于帮助个体发展亲社会态度。由亲社会态度派生出来的行为，称为亲社会行为，即人们在社会交往中所表现出的谦让、帮助、合作、分享，甚至为了他人利益而做出自我牺牲的一切有助于社会和谐的行为及趋向。助人行为、分享行为、合作行为等，是亲社会行为的主要成分。亲社会行为对于构建积极品质、巩固心理和谐环境，以及对建设和谐社会意义重大。

最后，增加积极体验有利于塑造积极人格。人格是构成个体思想、情感及行为的特有统合模式，这个模式包含个体区别于他人的稳定而统一的心理品质。积极人格建设是积极心理学理念下新型心理健康教育的目标与核心。这种美德和积极人格特质，是积极心理学研究的焦点。培养和发展积极品质，进而拥有积极品质，不仅可以缓解个体的心理痛苦，提高生活满意度，更可以使个体获得真正的幸福。

积极人格特质，主要是对个体的各种现实能力和潜在能力加以激发和强化。当激发和强化使某种现实能力或潜在能力变为习惯性的工作方式时，则形成积极人格特质。积极心理学家通过研究，总结归纳出人类的六大美德 24

项积极心理品质（见表 8－1），是个体应当追求并且能够达到的积极人格特质。积极人格特质，是进行积极干预和培养积极思维方式的基础，是促使个体及其系统发展的重要策略。引导塑造积极人格特质，是积极心理学在学科教学中渗透的重要环节。

表 8－1　六大美德 24 项积极心理品质（龚继峰，2007）

美德	定义	人格力量	定义
1. 睿智	掌握和运用知识的认知力量	（1）创造力	提出新的和具有建设性的方法
		（2）好奇心	对一切事物感兴趣
		（3）开明	能从各个方面思考和审视问题
		（4）好学	掌握新技能、话题和知识体系
		（5）洞察力	能为他人提供明智的建议
2. 勇敢	在面对内部或外部挫折时完成目标的，包括意志在内的情感力量	（6）诚实	说话诚实并以真诚的方式展现自己
		（7）英勇	面对威胁、挑战、困难和痛苦不退缩
		（8）坚持	善始善终
		（9）热情	生活充满激情与力量
3. 仁慈	照顾他人、待人友善的个人品质	（10）善良	帮助他人，为他人做好事
		（11）爱心	重视与他人的亲密关系
		（12）善于交际	对自我和他人的动机与情感的意识能力
4. 公正	构成健康的社会生活基础的公民能力	（13）公平	公平公正地对所有人一视同仁
		（14）领导才能	组织活动并监督实施
		（15）团队协作	作为团队成员能把工作做好
5. 律己	对放任行为的自我约束能力	（16）宽容	能原谅做过错事的人
		（17）谦虚	让成绩为自己说话
		（18）谨慎	对自己选择谨慎，不做将来后悔的事
		（19）自律	控制自己的所感和所为

续上表

美德	定义	人格力量	定义
6. 卓越	追求远大理想并赋予意义行动的力量	（20）鉴赏	注意并欣赏生活中各个领域的美
		（21）感恩	能意识到并感激已发生的好事
		（22）希望	期望最好并努力实现
		（23）幽默	喜欢笑，为他人带去欢乐
		（24）虔诚	对更高生活目标和意义的笃信

二、积极社交的力量——击退社交焦虑

社交焦虑普遍存在于各个年龄阶段的群体中。社交焦虑表现为在社交场合感到不自在、紧张、避免与他人接触以及情感上的社会性抑制。社交焦虑者往往不敢与他人对视，说话声音小，显得不愿与人交谈。以下是一些社交焦虑者的主观想法。

（1）在社交聚会中，如果我多等一会儿应该有人主动找我说话。

评论：这显然是替自己不敢主动与他人交谈找借口。如果两个人要交谈，总要有一方表现得更主动些，为什么你不能当这个主动者呢？

（2）有些人之所以能够更多地被邀请参加社交活动，只是因为他们的运气好。

评论：这是错误的观念。一个人能否被正式介绍给一些重要人物，确实要看机遇，但是，大部分人是通过自己的努力才在社交活动中得到更多的机会。他们总是更为积极地结识新朋友，花更多时间与人相处，积极参加各种活动、邀请或主动与人交谈，因此他们拥有更多的机会而不是单靠运气。

（3）一些人看上去对我没有好感，他们肯定是不喜欢我，即使我努力接触他们，他们还是不会喜欢我。

评论：这种想法会使你感到更加焦虑。如果一个人没有立即表现出对你

的好感，并不代表一定不喜欢你，好感的产生需要一段时间，并需要一些机会去发展这种感情。

不合理的想法不止这三种，还有很多类似的可能导致社交焦虑的错误信念。我们需要用下面的这些积极信念来取代它们。

（1）通过社交活动，我会渐渐变得积极主动。

（2）不能等到自己完全放松和有把握时才主动与他人交往，有时需要冒险。

（3）我是什么样就是什么样，假装绅士/淑女只会让我感到更加焦虑。

（4）只要自己别太在乎他人的评价，就不怕他们对自己评头论足。

（5）我可以给自己设定合理的目标，逐步掌握社交经验，提高社交技巧。

（6）即使极富社会经验的人也不会每次都成功，因此，如果我在社交中遇到不顺利的情况，也不必过于自责。

三、乐观型解释风格的力量

积极心理学之父塞里格曼认为，积极的自我对话可以使个体获得积极的思考风格。例如，如果一个节食者吃了一份小甜点，他应该这样想：好吧，我享受了它，但是我知道我能在大多数节食时间中坚持下去，而不是觉得我已经破坏了整个节食计划。这种以乐观的视角去看待身边的事物，就是“乐观型解释风格”。

思考未来时，你是期待好事情发生，还是担心事情会变得糟糕呢？乐观主义者往往看到一个光明的未来。例如，对于乐观主义者而言，“杯子里还有一半水”，然而悲观主义者并非那么积极，他们会认为杯子里有一半是空的。塞利格曼（1991）认为，生活给予乐观主义者和悲观主义者相同的挫折和灾难，乐观主义者却能更好地经受住这些挑战。此外，相对于悲观者，乐观者有着更少的疾病症状，他们能从病症中更快恢复，而且更加健康和长寿。如何理解这些差异呢？乐观主义对健康有直接的影响，因为乐观主义者感受到更多的积极情绪，而这些积极情绪能够增强免疫系统。除此之外，乐观主义还能促进个体使用更多的积极策略去应对压力。

乐观的思考风格会对消极事件做出以下三个特殊的设想或归因。

（1）它们是由特殊原因导致的结果，而不是整体问题。乐观者会认为“最近吃得不健康，肠胃不好了”，而不是“人老了，机能衰退，身体越发不如从前”。

（2）它们是情境问题，而不是个人问题。乐观者会认为“书法得到提升需要长时间的练习”，而不是“我没有学习书法的天赋”。

（3）它们是暂时的，而非永久的。乐观者会认为“如果我继续刻苦练习，我的书法作品也能获奖”，而不是“我怎么练也比不过别人”。

四、积极应对策略的力量

积极的应对策略能有效阻碍压力对健康产生负面影响。以下的应对策略能够帮助我们了解在压力影响下的个体差异。

（1）以问题为中心的应对策略和以情绪为中心的应对策略。以问题为中心的应对策略指弄清引起情绪变化的源头，并采取行动解决它。这可能包括一些预先的计划，如参加歌唱比赛前多排练几次，以减轻焦虑感；以情绪为中心的应对策略指了解自己的感受、关注和应对这些感受来调节自身对事件的情绪反应。

（2）认知重构。它是指对应激源进行认知重评，从减少压力的角度去看待他们，其中的方法包括：识别引起情绪反应的事件，用一个更加平衡和现实的方式去看待情境。例如，儿女不在家你可以有更多的时间和精力去做自己想做的事情，更好地放松自己。

（3）向上和向下进行社会比较。例如，患有高血压的老年人可以向下进行社会比较，将自己与那些瘫痪在床、生活不能自理的老年人相比，更加积极地看待自己的病情；老年人也可以向上进行社会比较，把坚持锻炼保持身体健康的同伴作为提升自我的榜样。

（4）积极情绪和找到意义。培养和表达更多的积极情绪有利于缓解压力，拥有更多的幽默感也能降低压力事件带来的生理影响。随着一些负面事件的发生，人们会尝试通过一些方法去找到事件的意义。

第四节　活出乐观的自己

小故事

把压力放一放

有一位讲师正在给学生们上课，大家都认真地听着。寂静的教室里传出一个浑厚的声音："各位认为这杯水有多重？"说着，讲师拿起一杯水。有人说200克，也有人说300克。"是的，它只有200克。那么，你们可以将这杯水端在手中多久？"讲师又问。很多人都笑了，说："200克而已，拿久了又会怎么样！"

讲师没有笑，他接着说："拿一分钟，各位一定觉得没问题；拿一个小时，可能觉得手酸；拿一天呢？一个星期呢？那可能得叫救护车了。"大家又笑了，不过这回是赞同的笑。

讲师继续说道："其实这杯水的重量很轻，但是你拿得越久，就觉得越沉重。这如同把压力放在身上，不管压力是否很重，时间长了就会觉得越来越沉重而无法承担。我们必须做的是放下这杯水，休息一下后再拿起，只有这样我们才能拿得更久。所以，我们所承担的压力，应该在适当的时候放下，好好地休息一下，然后再重新拿起来，如此才可以承担更久。"说完，教室里响起一片掌声。

大启示

随着社会的进步，人们变得越来越忙。接着，负担也越来越重。不妨在适当的时候放下负担，轻松一下，等调整好了状态再重新拿起。

一、让自己乐观的 ABC

心理学家艾利斯提出合理情绪疗法——情绪 ABC 理论：当我们碰到不好的事件（Adversity，A）时，我们最自然的反应是不断地想它，这些思绪很快会凝聚成想法（Belief，B），这些想法会引起后果（Consequence，C），我们的所作所为就是这些想法的直接后果。根据情绪 ABC 理论来分析日常生活中的具体情况，可以发现不合理观念常常具有以下三个特征。

（一）绝对化的要求

绝对化的要求是指人们常常以自己的意愿为出发点，认为某事物必定发生或不发生的想法。它常常表现为将“希望”“想要”等绝对化为“必须”“应该”或“一定要”等。例如，“我必须成功”“别人必须对我好”等。这种绝对化的要求之所以不合理，是因为每一客观事物都有其自身的发展规律，不可能依个人的意志而转移。我们不可能在每一件事情上都获得成功，周围的人或事物的表现及发展也不会依我们的意愿来改变。

（二）过分概况化

过分概况化是一种以偏概全的不合理思维方式，它常常把“有时”“某些”过分概括化为“总是”“所有”等，这就好像仅凭一本书的封面来判定它的好坏一样。它具体体现于人们对自己或他人的不合理评价上，典型特征是以某一件或某几件事来评价自身或他人的整体价值。例如，有些人遭受失败后，会认为自己“一无是处、毫无价值”，这种片面的自我否定往往容易滋生自卑自弃、自罪自责等不良情绪。这种评价一旦指向他人，便会一味地指责，进而产生怨愤、敌意等消极情绪。

此外，还有一些过分概况化的情况，例如，认为“婆媳关系无法调和”“所有男人都不是好人”，这种先入为主的心理暗示会为人际关系埋下隐患。只要人际关系出现一点问题，这种心理暗示就会出现，好像在证明对方原来的表现都是虚假的，当前消极的现实才是真实的。以偏概全的观念很容易掩盖对方身上积极的一面，而只关注其消极的一面，从而让自己总是陷入苦恼和抱怨当中。老年人应该认识到，“金无足赤，人无完人”，每个人都有犯错误的可能性，互相理解才能使关系长久。

（三）糟糕至极

糟糕至极是指个体认为如果不好的事情发生，将非常可怕和糟糕。例如，“我没考上大学，一切都完了”“我没当上处长，不会有前途了”，这种想法是非理性的，因为对任何一件事情来说，都会有比之更坏的情况发生，没有一件事情可以被定义为糟糕至极。如果一个人坚持这种“糟糕”观，那么当他遇到他认为所谓的百分之百糟糕的事情时，会陷入不良的情绪体验中一蹶不振。发生一些令人感觉糟糕的事情，确实不会好受，但是更大的考验在于能够从自我否定中走出来。

情绪 ABC 理论认为，所有的不合理信念都会包含上述三种原因中的某些成分。而每个人局限于自己的生活经历和知识经验，也都会存在一些不合理信念。重要的是，在日常生活和工作中，当遭遇各种失败和挫折，要想避免情绪失调，老年人需要提高自我觉察能力，认识到情绪不仅受刺激事件的影响，更应该检查自己是否存在“绝对化要求”“过分概括化”和“糟糕至极”等不合理信念，存在这些信念需要尽快做出改变和调整，这样的反思有助于老年人更好地控制情绪。

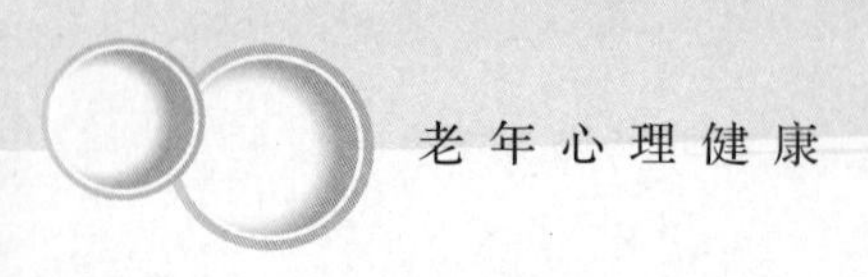

二、在老年群体普及积极心理学

积极心理学能帮助老年人调动积极心理与行为因素，来化解消极观念和行为，引导老年人走向幸福。

（一）调动乐观、豁达的积极心态

乐观、豁达的老年人，比悲观、狭隘的老年人更能调动自身产生愉悦的感受。事实上，老年人体验到的大部分愉悦感，都源于在乐观心理作用下，对往日的美好回忆和对未来的预期。“望梅止渴”的典故就是积极、美好的心理预期给人们带来的愉悦。

人们如果不能控制、化解各种悲观预期，则必然会陷入郁闷甚至痛苦、绝望中不能自拔。乐观、豁达的老年人，在为人处世上更宽容、谦卑、大度，更能够怀着感恩之心欣赏一切美好事物，更能够用知足和感恩对待人生。老年人常怀乐观、豁达的积极心态，就没有了埋怨、嫉妒，自然会更多地感受到生活的美好与幸福。

（二）保持快乐的积极情绪

快乐与幽默比抱怨、郁闷更能调动积极情绪去体验生活中的真、善、美。仰望天上的一轮明月或一抹彩霞，在快乐情绪的支配下，会引发老年人很多幸福的联想。快乐的老年人比郁闷的老年人更积极、更幸福的另一个重要理由是快乐难得且易逝。所以，善于抓住快乐的老年人，能享受更多的快乐，自然也提升了生活质量。对于老年人来说，调动快乐、幽默的积极心理因子，会活出更高的生命质量。因此，老年人要减少对生活的抱怨和郁闷。譬如，不为不值得烦恼的事情伤脑筋，不为不应该激动的事情动怒，不为无所谓的事情生闲气，更不为鸡毛蒜皮的事情跟自己过不去。

（三）调动好学、勤快的积极行为

学习使老年人充实，使之拥有健康的心理，从而帮助他们拥有让自己快乐、让所爱之人幸福的内在力量。学习中的积极情绪就像一种“酶”，能够带来催化和促进作用，扩展老年学习者的认知，使他们既获取感官愉悦又得到心理享受。

为什么有人在一生中能够“活到老，学到老”，而另一些人进入老年就不再改变？如何发现自己的热忱、力量和才能？事实上，上老年大学、读书、看报、上网、看轻松有益的电视节目等都是学习的途径。开阔视野、充实头脑、老有所学是老年人生活的动力。学习可以使人生永不停步地充实、发展、丰富，学习可以帮助老年人拥有积极幸福的人生。此外，在周而复始、有目的、适度而有规律的活动中，老年人能得到积极的生理训练，达到强身健体的目的，同时还使老年人在勤快的劳动或锻炼中体验到心理的满足和幸福。

参考文献

[1] DECI E L, RYAN R M. Intrinsic motivation and self-determination in human behavior [M]. New York: Plenum Press, 1985.

[2] DIENER E, SUH E M, LUCAS R E, et al. Subjective well-being: Three decades of progress [J]. Psychological Bulletin, 1999, 125 (2): 276 - 302.

[3] SELIGMAN M E P. Learned optimism: How to change your mind and your life [M]. New York: Alfred A. Knopf, 1991.

[4] SHELDON K M, KING L. Why positive psychology is necessary [J]. American Psychologist, 2001, 56 (3): 216 - 217.

[5] 曹新美，刘翔平. 从习得无助、习得乐观到积极心理学：Seligman 对心理学发展的贡献 [J]. 心理科学进展，2008，16 (4)：562 - 566.

[6] 陈幼堂. 积极心理学刍议 [D]. 武汉：武汉大学，2012.

[7] 杜丹妮. 积极心理学的启示意义及发展趋势研究 [J]. 课程教育研究，2018 (40)：181.

[8] 龚继峰. 积极心理学与心理健康教育创新 [D]. 南昌：南昌大学，2007.

[9] 李绍洪，张苛，方新立. 积极心理学与老人幸福感关系的研究 [J]. 天津师范大学

学报（社会科学版），2013（2）：61－65.

[10] 刘翔平，曹新美．给心理健康教育注入积极心理学因素［J］．教育研究，2008（2）：90－94.

[11] 任俊，叶浩生．积极心理学：实现心理学价值回归的新视野［N］．光明日报，2014－11－30（B4）.

[12] 塞利格曼．活出最乐观的自己［M］．洪兰，译．沈阳：万卷出版公司，2010.

[13] 马甜语．积极心理学及其应用的理论研究［D］．长春：吉林大学，2009.

[14] 孟万金．论积极心理健康教育［J］．教育研究，2008（5）：41－45.

[15] 严标宾，郑雪，邱林．自我决定论对积极心理学研究的贡献［J］．自然辩证法通讯，2003，25（3）：94－99.

[16] 钟暗华．积极心理学的意义及发展趋势［J］．徐州师范大学学报（哲学社会科学版），2010，36（5）：134－137.

[17] 周嵌，石国兴．积极心理学介绍［J］．中国心理卫生杂志，2006，20（2）：129－132.

[18] 朱悦峰．浅析高中教学中学生心理品质培养建议［J］．学周刊，2018（24）：16－17.

第九章
幸福心理学

本章提要

每个人都有追求幸福的权利，也有实现幸福的能力。人生中的幸福，往往是那些最本质的、最简单的、最平凡的幸福。在本章，我们首先探讨幸福的哲学：通过分析积极情绪、投入、人际关系、意义、成就来了解幸福的元素；其次介绍塞里格曼关于幸福的三个法则——过去的就让它过去、未来不全像我们想象的那样以及抓住现在的幸福；最后探讨影响幸福感的因素和幸福的模型，为老年人实现幸福老年提供建议。

第一节　幸福的元素

积极心理学的主题是幸福，幸福的目标是让生命更加丰盈、蓬勃。那么，幸福是什么？在这一节，我们将探讨幸福的内涵及其元素，重新思考幸福，追求持续的幸福。

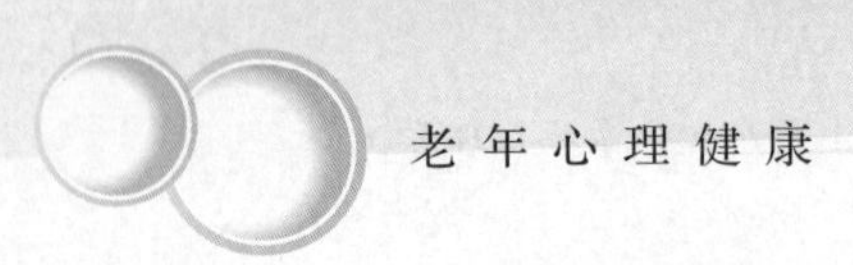

一、幸福是什么

关于幸福，一百个人会有一百种解读。职业经理人认为，最幸福的事情是亲自把公司做成一个世界品牌；小学老师觉得，幸福是学生都能成才，孩子将来有所作为；工人认为，幸福就是工资再高一些，加班的时间少一些，能多和妻子、女儿散散步、逛逛公园；起早摸黑的农民认为，牛越长越壮，奶卖得越来越多，庄稼收成越来越好，能盖新房、给儿子娶媳妇，就是一辈子的幸福；一名井下工作的矿工认为，幸福就是完成任务马上要出井的时候。由此可见，不同个体对幸福的理解不同。

对于老年人来说，幸福就是虽与朋友分隔日久，再见仍能陪伴，一边回忆；幸福就是培养子孙一辈学有所成、家庭和睦；幸福就是家里还有老人健在，尽管早已儿孙满堂，只要回家喊上一声“爸妈我回来了”，就有人答应……其实老年人的幸福很简单，根本无须寻找，只要用心，幸福就藏在身边。

幸福，是指一个人的需求得到满足而产生长久的喜悦，并希望一直保持现状的心理。幸福是让我们产生积极行动的心理力量，幸福的人往往积极、乐观地面对生活，他们对每天都充满期待，总是元气满满。

二、幸福的元素

积极心理学之父塞里格曼将幸福分为积极情绪、投入、人际关系、意义和成就五个元素，他认为没有哪个元素可以单独定义幸福。

（一）积极情绪

积极情绪是我们的感受，如愉悦、狂喜、入迷、温暖、舒适等，在此元素上成功的人生被称为“愉悦的人生”。积极情绪扩展了心理活动空间，扩展了个体的瞬间思维活动序列，而心理活动空间的扩展增加了个体对于后来有意义事件的接受性，进而增加体验积极情绪的机会和可能性。积极情绪体验不仅促进了挑战的应对，缓解了消极情绪，还可以增加个体的心理弹性，提高社会关系的质量，进而增进个体的主观幸福感。

大量有关压力与应对的研究发现，积极情绪促进个体运用以问题为中心的应对策略，能够有效缓解压力，进一步提高积极情绪的水平，促进主观幸福感。“情绪体验取样法”的研究也表明，在日常生活中报告的积极情绪或心境高于消极情绪或心境的个体具有更高的心理弹性，他们更有活力，生活得更幸福。

研究认为，所有积极情绪共享一种表情符号，即“杜兴（Duchenne）式微笑”——嘴角上翘并伴有眼周肌肉收缩，即发自内心开心地笑。杜兴式微笑减少了人的痛苦而且使人能够更好地调整自己。有女性情绪研究发现，20～21 岁时照片上多杜兴式微笑的女性在 30 年后会更多地感到幸福（Harker & Keltner，2001）。许多研究也表明情绪表达对健康有显著的促进功能，特别是把积极情绪的内容写下来时，如运用积极情绪词汇记录比较温和的压力和创伤，有利于个体面对创伤和压力，使个体感受到更多的积极气氛和更少的抑郁心境。

（二）投入

投入与福乐有关，高度投入在一项吸引人的活动中，自我意识消失，时间好像停止了，这就是福乐。以此为目标的人生被称为“投入的人生”。投入与积极情绪不同，甚至完全相反。例如，如果你问一个正在体验福乐的人：“你在想什么，你现在的感觉怎么样?”他们通常会回答：“什么也没想，什么感觉也没有。”当个体处于福乐状态时，会达到人物合一的境界。因为福乐需要集中全部的注意力，动用个体全部的认知和情感资源，使个体无暇思考和感受。体验福乐没有捷径，要达到福乐，需要投入个体最强的优势和才能，而获得积极情绪则是有捷径的，比如做运动、看喜剧。

（三）人际关系

积极情绪很少出现在孤独的时候。你上一次开怀大笑是什么时候？上一次感觉到一件事有深刻意义和目的是什么时候？上一次为成就而极端自豪是什么时候？生活中经历这些闪光点往往有一个共同之处——它们都与他人有关。“他人”是人生低潮最好和最可靠的解药，而帮助他人是提升幸福感的可靠方法。这里是一个关于“助人练习”的例子：

“邮票又涨了一分钱！”我怒气冲冲地说道。当时我已经排了45分钟的队，终于站到了这个蜿蜒长队的前列，打算买一张有100枚一分钱邮票的连张邮票。我身后的人们焦躁不安地排着长队。最后，我买了10张，每张都有100枚邮票，不过10块钱而已。

“谁需要一分钱的邮票？”我大喊，“不要钱！”人群中爆发出一阵雷鸣般的掌声，他们纷纷聚集到我周围，不到两分钟，大部分邮票都发完了，邮局里的人也都走光了，这是我一生中最满意的时刻之一。

做个练习：想一件别人没有预料到的好事，明天就去做，然后观察你的情绪变化。

（四）意义

意义指归属于和致力于某样你认为超越自我的东西，它具有主观成分，可以正确感受到自己的快乐、狂喜或抑郁。然而，意义并不是单纯的主观感受，如果从历史、逻辑和一致性角度出发的客观判断，很可能与主观判断不同。比如说，张首晟（物理学家，于2018年自杀身亡）患忧郁症，在一个绝望的时刻他可能觉得自己的人生没有意义，最终选择结束生命，而我们认为他的人生和所做的研究充满意义。

意义满足幸福元素的三个标准：首先它有助于幸福；其次，它往往是终极追求，例如，你一心一意地倡导环境保护而得罪了别人，这让你感到痛苦，并且这件事还让你丢掉了现在的工作，但你无所畏惧地坚持下来，因为这很有意义；第三，意义的定义及测量与其他四个变量无关。

（五）成就

成就往往是个体的终极追求，幸福的短暂形式是成就，长期形式是“成就人生”，即把成就作为终极追求的人生目标。塞里格曼认为，成就不能带来任何积极情绪和意义。例如，有些老年人打麻将是为了享受交流、锻炼思维能力，他们胜固可喜，败亦欣然，因为他们打麻将的目的是感受投入，获得积极情绪甚至是直接的快乐。然而，另一些人打麻将则是为了赢钱。对这类人来说，如果输了，无论他们发挥得如何，都是一场灾难；相反，如果赢了，哪怕是通过出老千获得的胜利也是好的。胜利似乎并不能为个体带来积极情绪（许多冷静的高手说他们获胜时什么感觉都没有，只是迅速地冲一下牌，然后开始下一回合），因为他们太在乎胜负。

为了赢而赢，也常见于对财富的追求。有些富豪积累财富，然后举办大型的慈善活动把它捐出去，比如卡内基、比尔·盖茨、巴菲特。他们的后半生创造了意义，然而在前半生，他们是为了赢而赢。这些“积累者”相信，谁在最后积累的东西最多，谁就赢了。他们的生活是以赢为中心，生活是为了赢得更多的东西。不可否认，这些积累者和他们建立的公司帮助许多人谋求生计、建立家庭、创造自己的意义和目的，但是，这些只是他们追求胜利的副产品。

第二节 实现幸福

不同个体对幸福有不同的理解，幸福是每一个体终其一生所追求的目标。这一节将介绍实现幸福的三个法则，帮助我们远离过去不幸的困扰，抓住当前的幸福，怀抱美好的憧憬走向未来。

一、幸福法则1：过去的就让它过去

积极情绪可以关于过去、现在和未来。对未来的积极情绪包括乐观、希望、信心和信任；对现在的积极情绪包括欢乐、狂喜、平静、热情、愉悦和福乐体验，这些情绪是人们讨论幸福感时常用到的字眼；对过去的积极情绪包括满意、满足、成就感、骄傲和平静。

我们希望在过去、现在和未来都很幸福，但世事常不尽如人意。例如，我们可以对过去很满意、很骄傲，但是觉得现在很不好，而且预期未来会更糟糕。同样，我们现在可能拥有很多幸福，但对过去充满了怨恨，对未来也感到无望。当你学会控制自我时，便可以通过改变对过去的看法、对未来的希望及对现在的体验，将情绪导向积极。

你可以完成下面的测验来计算你当前的生活满意度（见表9－1）。

你可以赞同也可以不赞同下面的五个句子，并用1～7分的分值来表示你对每一个句子的赞同程度。1分表示“非常不同意”，2分表示“不同意”，3分表示“有一点不同意”，4分表示“既不是不同意也不是同意”，5分表示“有点同意”，6分表示“同意”，7分表示“非常同意”。

表9－1　生活满意度测验表

题目	分值/分						
	1	2	3	4	5	6	7
1. 大致来说，我的生活很符合我的理想							
2. 我对我的生活现状真是满意极了							
3. 我对我的生活完全满意							
4. 我已得到了生活中我想要的重要东西							
5. 假如我可以重活一次，我也不会对我的生活做任何改变							

请合计你的总分：30 ~ 35 分为极满意，比平均水平高出很多；25 ~ 29 分为很满意，在平均水平之上；20 ~ 24 分为有点满意，处于美国成人的平均值；15 ~ 19 分为有点不满意，低于平均值；10 ~ 14 分为不满意，低于平均值；5 ~ 9 分为非常不满意，比平均值低很多（在美国老年人样本中，男性和女性的均值分别为 28 和 26）。

个体对过去的情绪可以是满意、满足、骄傲和平静，也可以是怨恨和愤怒，这些情绪完全由个体对过去的看法所决定。当一个人沮丧的时候，容易唤起悲伤的记忆，而不会回忆起愉快的往昔。同样，一个人也很难在干燥、炎热、万里无云的夏天午后，想象被寒风冷得发抖的感觉。此外，呕吐和反胃会使你把这个现象与自己最后吃的东西联结起来，于是永远不敢再吃，即使后来知道不是因为饮食出错而是因为肠胃炎，你也仍然不想再吃那种食物。

我们的情绪有时候是立即反应式的，例如感官的愉悦，它不需要思考和解释就可以启动。当自己身上沾满泥巴时，一个热水浴就能让你全身畅快，这时你不用去想"泥巴粘着你的身体"，你因此会感到愉悦。相反，所有过去的情绪都是由思维和解释所启动。当你想起有人借你的钱迟迟不还，会感到愤怒或是愤懑；当你回首过去，想起自己克服了众多的挑战终于有了现在的美满生活，会感到感恩、愉悦。

一个解释、一段回忆或一种思想的介入，都能引起某种情绪。了解了这一点之后，可以帮助自己避免教条，不让自己被过去桎梏。下面提出几点帮助你走出过去的建议。

（一）不沉溺于过去

西格蒙德·弗洛伊德（Sigmund Freud）认为，我们一生中每一个心理事件，即使是微不足道的小事，好比开玩笑或做梦，完全是由我们的过去所决定，童年期决定我们成年后的人格。如果我们童年的许多问题未能得到解决，我们再花费一生的时间去解决这些冲突，除了徒劳无功以外，还会使我们的一生都受童年经历的影响。

曾经有一个哲学命题“你相信你的过去会主导你的未来吗?”如果你认为过去会主导未来，你就会变成一艘被动的船，不会主动去改变航程，而这种想法正是许多人变懒惰的原因。简而言之，童年的不幸不能决定长大后的想法，我们没有任何理由将自己的抑郁、焦虑、攻击性、酗酒或暴怒都怪罪到童年事件上。

（二）不经常回忆悲伤的经历

弗洛伊德把情绪看作一个系统内的力量，如果你不适度把情绪释放出来，它就会想办法从别的地方钻出来，正如给充满气的气球不断充气，最终只会爆炸。然而，在抑郁症领域有着不一样的观点。美国发展心理学家贝利（Nancy Bayley，1899—1994）在治疗抑郁症患者的过程中，发现抑郁症患者很愿意说出自己过去的错事或是曾遭受的伤害，并且他们会说很久。但是患者每说一次过去，伤口就被拉开一次，而且越说越纠缠不清，甚至会造成患者自杀。因此，贝利发明了认知疗法，改变他们对现在和未来的看法，不再遭受过去不幸遭遇之苦。认知疗法的疗效和抗抑郁药物一样好。更值得注意的是，一旦改变了个体的想法，抑郁症便不会复发。

（三）学会感恩

下面是一个关于感恩的练习：

在未来两周里，请你在每天晚上上床睡觉之前，留下5分钟的时间，回想过去24小时发生的事情，把它写下来。然后，另起一行，写下你生命中值得感恩的5件事，比如父母仍然健在、朋友的慷慨、孩子的孝顺、健康的身体、舒适的生活。第1天和第14天都做一次前文的“生活满意度”调查，比较第1天和第14天的分数。如果这个方法对你有效，请将它列为你每晚的必修功课之一。

感恩可以使我们的生活更幸福、满足，感恩美好的事物能让我们获益匪浅。同时，表达感激之情也会加深我们与他人的情感联系。

（四）塞里格曼对一些困惑的解答

（1）过去的创伤会让我的未来也成为悲剧吗？我真的不能摆脱过去吗？

过去的事情不能决定你的未来，不要把自己桎梏在过去。童年的不幸不能决定你长大后会出现什么问题，你没有任何理由将自己的抑郁、焦虑、婚姻的不美满、攻击性等都怪罪到童年事件上。

（2）发泄愤怒和压抑愤怒，哪个更有利于心脏健康？

易愤怒的人得心脏病的概率是不易愤怒者的5倍。研究结果显示，当人们把愤怒压抑下去时，他们的血压会下降，当他们把愤怒表达出来时，他们的血压会上升。

（3）当我回想过往的时光，所感受的沮丧、痛苦、怨恨的元凶是什么？

对过往的美好时光不能心存感激和欣赏，对过去的不幸夸大其词、念念不忘，是我们得不到平静、满足和满意的罪魁祸首。

（4）有哪些方法可以让我满意地、骄傲地、平静地对待过去？

感恩和宽恕能改变你的记忆，感恩能增加美好记忆的强度，而宽恕则将痛苦记忆的保险丝抽掉，使它不能被引爆。

二、幸福法则2：未来不全像你的想象

过去、现在和未来，你更愿意生活在什么时候？相信很少有人选择“未来”，因为未来对于我们而言是无法预知的。选择活在过去则可能深陷过去的回忆之中，难以走出过去荣耀或灰暗的时光。我们只能活在现在这一刻，以乐观的心态看待当下发生的事件远比回忆过去和等待将来更有利于自身发展。

（一）永远有多远

很容易就放弃的人认为发生在他们身上的坏事都是永久性的，这些不幸的事情会一直持续下去，而能够抵抗无助的人则认为不幸只是暂时的。如果你把不幸的事想成“永远”“从来”“总是”，把它归因到人格特质上，那么你就是悲观型的人；如果你把不幸的事想成“有时候”“最近”，把它当成偶然发生的事件，那么你就是个乐观型的人（见表9－2）。

表9－2　暂时的乐观型和永久的悲观型解释

悲观型（永久的）	乐观型（暂时的）
我要完了	我现在累坏了
解释根本没有用	如果出去吃甜品，节食肯定成功不了
孙子总是把房间弄乱	当孙子找东西时，总是会把房间弄乱
你从来不喜欢跟我交流	最近，你没怎么跟我聊天

乐观的人对事件的看法与悲观的人正好相反，乐观者认为好事是永久性的，而坏事终将有过去的一刻。例如，当我们遭遇失败时，我们都会（至少暂时会）感到无助。就好像被人在肚子上打了一拳，大家都会觉得很痛，但是乐观的人认为被击打的痛始终会消失，而悲观的人却将这一次的击打所造成的痛苦转变为积怨，在长时间内感到无助，甚至永远无法恢复正常。

表9－3　永久的乐观型和暂时的悲观型解释

悲观型（暂时的）	乐观型（永久的）
今天是我的幸运日	我一向运气很好
我很努力	我很有才干
我的对手累了	我的对手水平在我之下

永久性维度决定一个人会放弃多久——对坏事永久性的解释会造成长期的无助，而暂时性的解释则可以迅速恢复。对那些认为好运是永久性原因造成的人，他们会在成功后更加努力。当获得一些成就时，认为“我很有才干”的人比“我很努力”在未来会获得更大的成就，因为他将获得成就归功于自身的高才能，而能力的提升是永久性的。认为成功是暂时性原因造成的人，即使成功了也会放弃，因为他们认为那不过是侥幸。正如在拳击比赛中获胜，悲观者可能将胜利归因于“我的对手累了”，而忽略对手的水平在自身之下。懂得利用成功而乘胜追击的人才是真正乐观的人。

（二）增加乐观和希望

我们每天都会面对大大小小的负面情绪，因为这个世界并不总是按我们的期望发展。我们往往很容易反驳别人对我们的不实指责，但我们却很难反驳自己对自己的指责，因为我们总认为我们的想法是正确的。因此，我们需要学会与自己争辩。

1. 寻找证据

反驳消极、悲观想法最有力的方法是拿出证据，用证据来证明这个想法是不正确的。假如你现在患有高血压，并认为自己的生活因此而一团糟，那你就要去查一下证据：你比你身边朋友的身体状况更糟吗？和医生更多地沟通之后会发现，车祸死亡的概率可能比高血压死亡的概率要大。

这种方法与积极思维不一样，积极思维常常要自己相信那些不符合实际的、空泛的套话，例如，即使你实际上是越来越糟，积极思维也要求你相信“每一天，在每一方面，我都越来越好”。大多数有理性思考能力的人都不会相信这种形式的谎言。相反，习得性乐观能教你恰当地引用证据，反驳不正确的解释，大部分时候都能得到较好的效果。

2. 其他的可能性

绝大部分事情的发生都不会只有一个原因，假如你和伴侣的关系不好，可能会有下列几方面的原因：伴侣性格不好、伴侣没有达到你的期望、自己没有好好和伴侣磨合、突发事件使你和伴侣发生冲突……悲观会使你总能找到最糟的理由，并以最永久的、最普遍的理由去责怪自己。因此，在反驳自己观点的时候，可以先去搜寻所有可能的原因，集中注意力在可改变的原因（自己没有好好与伴侣磨合、自己的期望过高）、特定的原因（突发事件使你们产生分歧）上。当然，你可以继续努力去寻找其他原因，但需要抛弃那些不真实的原因，打破习惯思维。

（三）学会使用 ABCDE 模式

一旦你意识到自己有悲观情绪，可以试着使用塞里格曼的 ABCDE 模式，反驳悲观想法，以培养乐观情绪。ABCDE 模式的内涵为：A（adversity）代表不好的事，B（belief）代表当事件发生时自动浮现的念头与想法，C（consequence）

代表这个想法所产生的后果，D（disputation）代表反驳，E（energization）代表你成功进行反驳后所受到的激发。如果在不幸的事件发生后，你有效地反驳了自己的悲观想法，便可以改变对不好事件的反应，使自己变得更有朝气。

以下是两个关于运用ABCDE模式的例子。

【ABCDE模式举例1】

不好的事：我中午和郑吃饭并不开心，本来因为今早工作出现失误，吃饭时我心情还是很糟，结果郑还说食物很难吃。

想法：郑是个以自我为中心的人，狭隘自私，不顾及别人的感受。

后果：我的心情很不好，没心情吃饭，随便吃点就走了。

反驳（证据，其他可能性，暗示，用处）：主要是自己心情不好在先，另外让郑陪自己吃饭，我本来应该感激他的。郑并不是故意的，他平时就很毒舌，不是针对我一个人，吃饭的时候还给我拿了纸巾，我吃得慢他仍然留下来等我，吃得不开心完全是我的错误决定导致，和他没有关系，怪他只会让我心情更加灰暗、低落，这对我来说毫无用处。

激发：买个西瓜送给他，修补一下我的臭脸给友情带来的损失。

【ABCDE模式举例2】

不好的事：我上午没有办法集中注意力做事情，在网上浪费了时间。

想法：我失去了对生活的控制。

后果：放纵自己，破罐子破摔，不干正事。

反驳：（证据）昨晚被蚊子咬得很厉害，没有休息好，早上没精力，10点半回来锻炼身体多花了一个半小时。生活的控制是慢慢养成的，不要急，一切都会过去的。（其他可能性）没有外界的压力，没压力就没动力。（暗示）我坚持锻炼，坚持控制力训练，说明我其实有自控力，只是现在的状态不好。（用处）我先前的想法对我来说毫无用处。

激发：睡个午觉，下午去看看书或者约朋友去钓鱼。

（四）塞里格曼对一些困惑的解答

1. 乐观的人和悲观的人在看待喜事、好运时有什么不同？

不同之处在于，乐观的人会将好事归因于自己的人格特质或能力，所以好事是永久的，而且乐观的人会因此认为自己各方面都很棒；悲观的人则认为好运是暂时的，而且一方面好不代表其他方面都好。

2. 悲观者和乐观者的行为有什么不同，这如何决定不同的命运？

乐观者遇到挫折之后会很快重新振作起来，而成功时，他会继续努力，最终获得全面的胜利；悲观者碰到挫折容易被击倒，很难东山再起，获得成功也不会乘胜追击，最终成功得不彻底。

三、幸福法则3：抓住现在的幸福

眼前的幸福感与过去、未来的幸福感有着非常不同的成分，它包含愉悦、满意、兴奋、高潮、欢笑、兴高采烈和舒适等，这些都是纯粹感官上的满足与快乐，不需要我们的思考。满意是做了喜欢做的事情所带来的感觉，它会使我们沉浸于美好的体验之中，如与一群好朋友聊天、攀岩、阅读一本好书、跳舞等。只要我们的能力足以应对挑战，做得得心应手，就会有满意的感觉。这种感觉比愉悦更长久，因为它是思考和诠释的结果，不容易习以为常，它的能量来自于我们的优势和美德。

积极情绪的研究认为，习惯化、品味和正念可以增加生活中的愉悦。

（一）习惯化

研究和生活经验告诉我们，马上重复原来的刺激并不能给个体带来同样的愉悦感，正如第二口香醇巧克力带给我们的体验没有第一口的一半美妙，吃到第四口的时候，我们心里想的可能就是卡路里了。一旦身体对卡路里的需求得到满足以后，巧克力的美味则不那么具有诱惑了。这个过程被称为习惯化或适应，这是神经作用的结果。我们天生对新奇的事物敏感，当事件不再能提供新信息时，神经不再反射，因此，我们经常能很容易注意到新奇的事物，忽略已经熟悉的事物。

习惯化能解释很多生活事件。当我们背痒时，挠一下会有所缓解，但是一旦停止挠痒，痒的感觉会更加强烈。假如忍着不挠，过一会儿痒的感觉就会消失，但是挠一下的渴求会抑制你的意志力。其实这就是上瘾的机制，就如同酒精产生的消极后果（酒醒后的头痛），只有靠再喝一点才能缓解；当你再喝一口来缓解头痛时，又会使你产生下一次酒醒后的头痛，如此恶性循环下去。

同样的方法可以用来增进对生活的愉悦感，而其中的关键是如何把愉悦平均分配在自己的生活中。首先，我们需要找出能给我们带来愉悦的东西。其次，把愉悦分开放入生活中，中间的时间间隔留长一些。例如，我们可以先吃一口巧克力，等1分钟（你可能觉得这1分钟很长），再吃第二口，再等1分钟，如此循环下去，直至你不想吃为止。如果把时间间隔拉到足够大之后，你对某样东西的欲望逐渐消退，甚至转为反感，说明这可能不是愉悦而是上瘾。

（二）品味

科技迅速进步的现代生活，从电话到网络，会让我们做得更多、做得更快，省下更多的时间去规划未来。这些进步已经不自觉地渗透到我们的社会交往中，例如，在交流中我们往往没有专心地听别人说话，而是在计划下一步如何机智地回答对方。节省时间、筹划未来逐渐使我们失去了现在。而品味就是要感知愉悦，将注意力放在令人愉悦的经验上。例如，在爬山时，我们可以细细感受我们身边的事物。

我深吸了一口稀薄的冷空气，慢慢地吐出来，我注意到花葱类植物的刺鼻味道，于是开始寻找味道的来源。在脚下的石头缝中，我找到这株孤零零的紫色花朵。我闭上眼睛聆听风的倾诉，听它在山谷中的回响。我在山顶的大石头上坐了下来，享受着在温暖的石头上晒太阳的乐趣。我捡了块火柴盒大小的石头带回去做纪念，石头粗糙的表面摸起来像砂纸，我的内心涌起了一股奇怪的欲望，我想去闻一下这块石头。我闻到它强烈的泥土味，这味道引发了一些古老的想象：这块石头一定是从盘古开天辟地时就躺在这里了。

（三）正念

正念始于观察。我们经常机械地做事并与人交往，忽略许多有重要意义的经验。下面是一个关于正念的小故事。

经过三年的苦修，小和尚来到师父面前，他对佛教教义已了然于胸，他做好了接受师父考验的充分准备。

“我只问你一个问题。”师父平静地说。

“请问。”小和尚回答。

“走廊上的花是放在雨伞的左边还是右边？”

小和尚尴尬地退出去，又苦修三年。

心情放松时我们更容易用心去注意当前发生的事情。冥想有很多不同的形式，但无论是哪一种，只要持之以恒地做，都能缓解我们的焦虑，使心情放松下来。这种放松会使我们转而注意当下发生的事情以及身边的美好事物，更容易注意到花是在雨伞的左边还是右边。

（四）塞里格曼对一些困惑的解答

1. 如果我想增加生活中的愉悦感，我该怎么办？

避免习惯化，品味和正念可以帮助你增加生活中的愉悦感。例如，把能带来愉悦的事情分隔开，避免审美疲劳；跟他人分享你的愉悦；保留能唤醒愉悦记忆的东西；祝贺自己；打开所有感官通道，专注地感受细节；放慢脚步，用心去欣赏生活，用新的角度去观察世界。

2. 满意超越了愉悦，给人带来的幸福感更持久、更深远，我们怎么做才能获得满意呢？

要获得满意，其实很简单。例如，做有挑战性且需要技术的事情，集中注意力，有明确的目标，能得到即时的反馈，深深地投入所做的事情中，有掌控感，忘我地享受当前的美好。

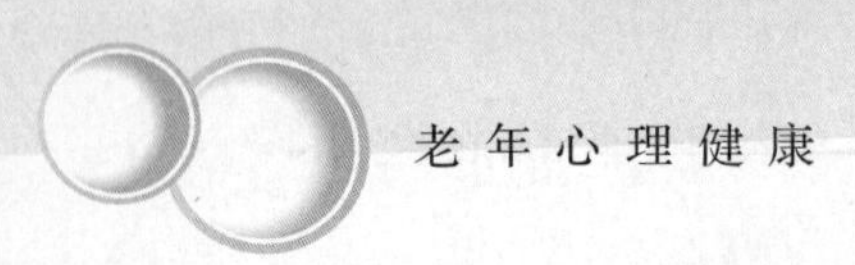

第三节 拥抱幸福

下面是一个可以提升幸福感、减轻抑郁的练习：

闭上眼睛。想出一个依然健在的人，他多年前的言行曾让你的人生变得更美好、更满足。在感恩的时候，我们对人生中美好事物的回忆能让我们身心获益。同时，表达感激之情也会加深我们与别人之间的关系。不过，我们有时候说“谢谢”说得很随意，使感谢变得毫无意义。在这个“感恩拜访”的练习中，你可以用一种周到、明确的方式，体验如何表达你的感激之情。

你的任务是给这个人写一封感谢信，并亲自递送给他。这封信的内容要具体，大约400字。在信中，你要明确地回顾他为你做过的事情，以及这件事是如何影响你的人生的，并让他知道你的现状。

写完这封信后，打电话给这个人，告诉他你想要拜访他，但是不要告诉他这次见面的目的。当一切都在意料之外时，这个练习会格外奏效。见到他后，慢慢地念你的信，并注意他和你自己的反应。如果在你读的过程中，他打断了你，那你就告诉他，你真的希望他听你读完。在你读完每一个字后，你们可以讨论信的内容，并交流彼此的感受。

很多时候，让我们感觉到幸福的都不是什么惊天动地的大事，而是和家人、朋友真诚的沟通后拉近彼此心灵的感动。影响我们感知幸福的因素有很多，对于老年人自身而言，以乐观的心态感受生活，发现并感受身边的美好，养成能使自身持续得到幸福的习惯，则是幸福的晚年。

一、影响幸福感的因素

塞里格曼认为，暂时的幸福可以通过巧克力、喜剧、奉承话、一束鲜花、一份生日礼物而获得，而真正的幸福是持续长期地感受到幸福，“幸福的持久度 = 幸福的范围 + 生活环境 + 自己可以控制的因素”，即幸福感的持久度受财富、婚姻、社交、健康、环境、教育等多种因素的影响。

表 9 – 4 是一个总体幸福感测验表，请你根据自己最近的感受打 1 ~ 7 分，1 分表示“完全不符合”，2 分表示“不符合”，3 分表示“有点不符合”，4 分表示“不确定”，5 分表示“有点符合”，6 分表示“符合”，7 分表示“完全符合”。

表 9 – 4　总体幸福感测验表

题目	分值/分						
	1	2	3	4	5	6	7
1. 总的来说，我认为自己是个很幸福的人							
2. 跟我的同伴比起来，我认为我是比较幸福的							
3. 有些人一直都感到很幸福，无论发生什么事，他们都能享受生活，并从每一件事中获取最大收益。你认为这句话适合你吗?							
4. 有些人总是没有幸福感，虽然并没有到抑郁的程度，但就是幸福感不强。你认为这句话适合你吗?							

注：第 4 题与其他题计分方法不同，7 分表示“完全不符合”，6 分表示“不符合”，5 分表示“有点不符合”，4 分表示“不确定”，3 分表示“有点符合”，2 分表示“符合”，1 分表示“完全符合”。

请把以上四道题的分数加起来除以 4，三分之二参与调查者的分数是介于 3. 8 ~ 5. 8 分之间，大于 5. 8 分表示幸福感很强，低于 3. 8 分表示幸福感不强，需要更努力地提升自身的幸福感。

在你认识的人当中，是否有这样的一类人：他们感受到了真正的幸福，即使身陷逆境，也镇定自若，总能以乐观的视角看待世界。在面对无尽的生活考验时，他们为什么不会感到厌烦与焦虑呢？这就涉及如何使保持自身对生活的满意度，即感受到的幸福更加持久。根据过往的研究，乐观者往往更容易体验到幸福。此外，保持积极的心态，怀有感恩的心，用显著性的方式使用标志性的力量等，都是追求幸福的方法。

（一）培养乐观的心态

我们常常太过于关注生活中的坏事，对好事的关注却不多。看待事情的方式非常重要，它会影响我们对周围环境的反应，也决定了我们是否会取得成功、是否深陷抑郁情绪之中。乐观主义者并非以目标为关注焦点，而是把重点放在自己如何才能获得成功的方法上，强调个体寻求幸福所采取的具体步骤。因此，乐观的心态不仅指“我一定会成功”的信念，还包含如何让梦想成真。

培养积极乐观的心态具有很多好处。首先，如果你对未来非常乐观（例如，对学会一项新技能非常有信心），你就会付出努力去实现目标。因此，乐观的心态有助于实现自我。研究表明，乐观主义者在面对困难时，更有可能不断地付出努力、坚持到底，而且他们也会为自己制定更多、更具挑战性的目标。其次，乐观能激励我们积极有效地采取行动。面对压力时，乐观主义者能保持良好的心态，如被诊断患有疾病时，乐观者会更快接受现实，努力配合治疗。最后，乐观的心态能够增强积极的情感，让人充满活力与斗志。研究表明，乐观者的自控力和自尊感更强，出现抑郁、焦虑情绪的情况比较少。

既然保持乐观心态的益处很多，那么老年人应该如何培养乐观心态呢？

（1）最完美自我日记法是提升幸福感的有效方法。写日记前，找一个安静的地方坐下来仔细思考：从现在起，1 年后、5 年后或者 10 年后，你都分别期望拥有什么样的生活。想象在未来的生活中，所有的梦想都变为现实：你的身体依然硬朗、爱好得到发展、挖掘自身的潜能……当你写下未来的目标时，你将对自己有一个全新的认识。

（2）记录长期目标和阶段性目标。在想象未来时，你可以确定自己的长远目标，再确定每个阶段要实现的目标。例如，首先记录下5年内要实现的目标，接下来把这个目标分解成多个阶段性目标，即实现这个目标需要采取的步骤。

（3）养成乐观思考的习惯。培养乐观心态的最终目标是使个体从一个更加积极、充满善意的角度看待并理解整个世界。若要让乐观的心态充分发挥作用，需要不断付出努力和进行大量的练习，使乐观思考成为自己的习惯。

（4）不攀比、避免思虑过度。思虑过度会严重影响身体健康。真正幸福的人在遇到消极事件时，能尽快投入到其他活动中以分散注意力，避免沉浸于悲观的想法中而无法自拔。

（二）安慰剂

以下是安慰剂的控制练习。

参与者连续一周写下他们早期记忆中的细节。参与者被随机分到六种实验环境（五种练习：感恩信、三件感觉不错的事、展现自己最好的一面、识别标志性的力量、用显著的方式使用标志性的力量，以及安慰剂）中的某一种。使用安慰剂作为对照组，是考察药物或心理治疗有效性的实验研究中最权威和经典的设计方法。在目前的实验中，这种研究方法可以帮我们解答幸福感产生的机制。

第一，相对于实验来说，安慰剂练习增加了幸福感（也加重了抑郁），但持续时间极短，效果随着练习的结束而消失。第二，它能够使幸福感全面增强的、最强烈的刺激因素来自于感恩信的练习，但它带来的效应只能持续一个月。第三，影响幸福感最持久的因素，如像三件感觉不错的事情，以及以显著的方式使用标志性的力量，即使在练习进行6个月之后也仍然非常显著。第四，这些训练的效应能够持续时间较长的原因在于参与者在最初的一周练习之后，仍能坚持在日常生活中重复进行这样的练习。第五，这些效应的大小用统计学的词语来描述就是“中等程度大小”，不过，其至少跟药物治疗和

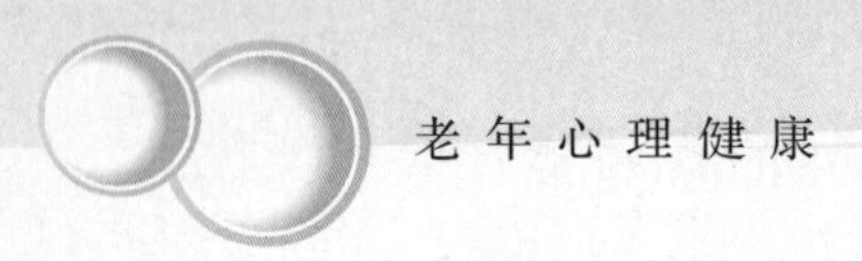

心理治疗对减少心理问题的作用一样稳定。

简而言之，这个研究发现：持续进行某一练习能够导致后续的成功。这就像要实施减肥行动一样：对于减肥者来说，真正的挑战不在于体重的下降——几乎所有的减肥者初期都有体重下降，但减肥的关键在于能够维持这样的下降趋势。追求幸福也是同样的道理：为了能收到长久稳定的效果，这些练习必须融合进个体的生活，使它们成为生活的一部分。怀有感恩的心，用显著的方式使用标志性的力量等，都是追求幸福的方法。在训练后6个月进行幸福感的重测，以此来衡量训练的后期效应，尽管时间确实有点短，但这个研究结果仍然表明，长期持续的幸福感并不都是发生在童话故事里，在现实生活中也可能存在。

二、幸福的模型

以下介绍四种汉堡，每种汉堡都有自己的独特之处，代表四种不同的人生态度和行为模式（见图9－1）。

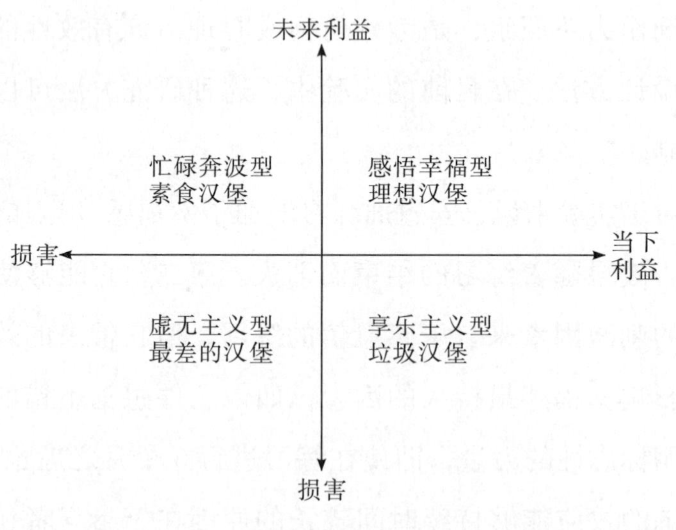

图9－1 汉堡模型

第一种汉堡往往是大家最先拿起来的，它虽然口味诱人，却是标准的垃圾食品。吃它等同于享受当前的快乐，却为未来埋下了痛苦。为及时享乐而出卖未来幸福人生的人，被称为“享乐主义型”。他们的格言是“及时行乐，避免痛苦”，他们更多地注重眼前的快乐，忽视自己的行为可能带来的负面后果。

第二种汉堡里面全是蔬菜和有机食物，口味很差，让食用者吃得很痛苦，但是食用这种汉堡对健康有益。这类人与“享乐主义型”相反，他们追求未来的快乐，忍受着现在的痛苦，被称为“忙碌奔波型”。他们此刻的一切努力都是为了实现未来的目标，痛苦的过程是获得未来幸福的必由之路。

第三种汉堡最糟糕，既不好吃也不健康，如果吃了它，不但现在无法享受美味，日后还会影响健康。与此类似，有一种人对生命已经丧失了希望和欲望，他们既不享受眼前的所有，对未来也没有任何期望，被称为“虚无主义型”。

第四种是“感悟幸福型”汉堡，能够平衡当下和未来益处，这种汉堡既好吃又健康。生活幸福的人，不但能够享受当下所做的事情，而且通过目前的行为，他们也可以拥有更加美满的未来。

三、20 个让人幸福的习惯

我们经常在外部寻找幸福，通过实现或获得某些目标以获得幸福，这可能是我们没有得到真正“幸福”的原因。其实，幸福不是现成的东西，它源于我们的行动，形成习惯，最终体现在我们生活的细节之间。

（1）学会感恩。让自己放慢脚步，看看四周，关注生活中的细微之处，如人行道上淡紫色的花、美丽的日落、伴侣眼中的笑容等。当你满怀感恩之心，欣赏生活的美，思考和憧憬生活，你自然充满幸福感。

（2）明智地选择朋友。根据哈佛大学的研究，人际关系是影响个人幸福感的重要外部因素。如果想变得开心，请和价值观相近的人在一起，与那些能让你快乐的人在一起，他懂得欣赏真实的你，让你的生活变得更丰富、更快乐、更有意义。

（3）培养同情心。同情心只和个人的品质和意愿相关，要学会尊重和善待他人，学会接纳别人的个性和生活。当我们代替别人站在另一个角度看问题时，更能用同情心，客观有效地处理问题，这样生活就会少一些冲突、多一点快乐。

（4）不断学习。学习让我们保持年轻，梦想让我们充满活力。当我们看一部优秀的电影时，我们经历了别人的人生；当我们阅读先贤的伟大作品时，我们汲取的是他们一生思想的浓缩；当我们运用大脑进行深度思考时，探索未知世界的乐趣会让我们变得更开心和满足，也会让我们忘却不开心的事情。

（5）学会解决问题。开心的人是能够解决问题的人，在遇到挑战时，他们不会自虐、变得消沉，反而会直面挑战，调动全身的力量寻找解决办法，通过解决实际的问题，建立自信心，并且享受成功后的喜悦。正如《爸爸与小孩》一书中说道："不要害怕孩子犯小错，那是他们锻炼自己、积累经验的绝佳机会。"

（6）做你想做的事情。老年人大半辈子的时间都在工作上，退休后有了空闲时间去做想做的事，这对提升整体幸福感有很大的影响。重拾一些爱好，让自己做一个有趣的人。如果现在不能做你想做的事情，那就试着在你现在的工作中寻找快乐和意义。

（7）活在当下。已经失去的无法追回，尚未发生的不可预知。请活在当下，珍惜眼前人。你感到沮丧和懊悔，是因为你活在过去；你感到担忧和焦虑，是因为你活在未来；只有当你活在当下，你才可能感到满足、开心、平和。

（8）笑口常开。笑是对抗生气或沮丧最有力的东西，例如，美国经济大萧条时期，卓别林的电影挽救了很多人的生命。研究表明，简单的嘴角上扬也可以增加幸福感。不要把生活看得太严肃，要学会在每日的奋斗中寻找幽默感和笑声。

（9）学会原谅。憎恨和生气是对自我的惩罚。当你释怀的时候，事实上是在对自己施以善意。最重要的是，学会原谅自己。每个人都会犯错，只有通过认识错误，我们才慢慢学会如何成为一个更强大、更好的人。

（10）经常言谢，学会欣赏。向那些让你生活变好的人，表达你的欣赏之情。真诚的赞美和感谢，是维持快乐的润滑剂。

（11）学会深交。我们的幸福感会在与另一个人的深交中不断猛增。专注聆听可以加强这种关系纽带，把幸福感带给自己和他人。

（12）诚实守信。诚实守信是中华民族的传统美德。我们的自尊是建立在我们对自己信守承诺的情况下。高度的自尊和幸福感有直接关联，所以要对自己和他人信守承诺。

（13）沉思冥想。根据哈佛大学的研究，平均上过 8 次冥想训练的人要比控制狂开心 20%。

（14）专注于你正在做的事情。全身心投入做一件事情的时候，往往处于开心的状态。在这种状态下，你可能不会关心别人对你的看法，只管一心一意地做自己的事情，这样会更加幸福。

（15）保持乐观。悲观者认为，杯子一直是半空的；乐观者认为，杯子一直是半满的。如果每当面对挑战时，你总是持有最坏的想法，那就要自我调整这种情况——告诉自己当前情形的好处，或者你可以从中学到什么。乐观肯定能驱动成功和幸福感。

（16）无条件的爱。没人是完美的，接受自己的不完美，同时也要这样对待他人。无条件地爱一个人并不意味着你要花所有的时间和他在一起，或者帮助他解决问题，无条件的爱意味着接受真实的他。

（17）坚持不懈。没有完成的方案和不断的失败，将不可避免地削弱你的自尊。但是，竭尽全力后所获得的满足感一定是最让人幸福的。当你放弃的时候，你已经被自己打败。绝大多数人都没有努力到需要拼天赋的程度，因为天才毕竟是极少数，请记住“宝剑锋从磨砺出，梅花香自苦寒来”。

（18）好好照顾自己。健康的身体是幸福的关键，有了健康的生活方式，才有健康的体魄。如果身体不好，无论如何努力都很难快乐。确信自己吃得好，保持锻炼，适当休息，好好照顾自己的身体、大脑和精神。

（19）学会给予。做好事是保持好心情的方法之一。经常做好事、奉献社会，个体的大脑会变得活跃，这种体验像被奖励时大脑所受的刺激。所以，“赠人玫瑰，手有余香”，更多地关心他人会使自己更开心。

（20）找到生命的意义。人类是观念的动物，我们怀有怎样的观念，就会践行怎样的生活方式。一个人如果不关心自己存在的意义和生命的目的，那么他的生活必定浑浑噩噩、得过且过。这样的生活不可能快乐，这样的人生也注定得不到幸福。什么是真正的幸福？为什么人类有资格追求幸福，而动物却不能？如何才能得到幸福……对于这些关于终极意义的问题，你必须有自己的答案，这就是你生命的意义。

参考文献

[1] HARKER L A，KELTNER D. Expressions of positive emotion in women's college yearbook pictures and their relationship to personality and life outcomes across adulthood [J]. Journal of Personality and Social Psychology，2001，80（1）：112－124.

[2] 郭小艳，王振宏. 积极情绪的概念、功能与意义［J］. 心理科学进展，2007，15（5）：810－815.

[3] 迪纳 E，迪纳 R. 改变人生的快乐实验［M］. 江舒，译. 北京：中国人民大学出版社，2010.

[4] 柳博米尔斯基. 幸福有方法［M］. 周芳芳，译. 北京：中信出版社，2014.

[5] 本－沙哈尔. 幸福的方法：哈佛大学最受欢迎的幸福课［M］. 汪冰，刘骏杰，译. 北京：中信出版社，2013.

第十章
心理评估与心理咨询

本章提要

心理评估、心理咨询及心理诊断，是运用心理学的原理、方法和技术，对来访者的心理特质及存在的心理障碍进行检查和评定，从而确定其心理异常的原因、性质和程度，做出临床判断，以帮助心理适应方面出现问题的来访者寻求解决方法，提供心理援助。本章首先介绍心理评估的概念和方法；其次介绍常见的心理测验，包括老年人常用的心理测评量表；最后简要介绍老年心理咨询的对象、内容、特点和分类等。

第一节　心理评估概述

一、什么是心理评估

心理评估，是根据心理学的理论和方法，对个体心理品质和水平做出的鉴定。心理评估有广义和狭义之分。广义的心理评估是对各种心理和行为问题的评估，可以运用于医学、心理学和社会学等领域，主要评估行为、认知能力、人格特质、个体和团体的特性，旨在对心理和行为问题做出判断、预测和决策；狭义的心理评估也叫临床评估，是指在心理临床与咨询领域，运用专业的心理学方法和技术对来访者的心理状况、人格特征和心理健康做出相应判断，必要时做出说明，在此基础上进行全面的分析和鉴定，为心理咨询与治疗提供必要的前提和保障。

二、心理评估方法

临床上常用的心理评估方法有：观察法、访谈法、个案法、心理测验和量表评定法。

（1）观察法，是在自然条件下，观察者通过自己的感官或录音录像等辅助手段，有目的、有计划地观察被观察者的表情、动作、语言、行为等，来研究个体心理活动规律的方法。

（2）访谈法，是心理咨询中为获得临床信息、建立“帮助关系”而与来访者实施的一种会谈方法。访谈法是最基本的心理诊断方法之一，在临床上兼有诊断和治疗两种功能。

（3）个案法，是指对某一个体或群体组织在几个月、几年乃至更长时间内连续进行调查、了解、收集全面的资料，通过系统的综合分析，查清某些心理障碍的表现及其产生的原因和机制，从而研究心理发展变化全过程的方法。

（4）心理测验与量表评定法，是根据已标准化的实验工具（如量表、测试题）量化个体心理行为特征的方法。其作用为引发和刺激被测试者的反应，所引发的反应结果由被测试者自己或他人记录，然后通过一定的方法进行处理，予以量化，描绘行为的轨迹，并对其结果进行分析。

三、《精神障碍诊断及统计手册》（DSM）

《精神障碍诊断及统计手册》（DSM）是美国精神病学会（American Psychiatric Association，APA）总结有关精神障碍的分类评定手册，手册所提供的标准可以协助精神卫生服务相关从业人员，对精神障碍做出更为可靠的诊断。它既是临床工作者的工具，也是学生和临床工作者重要的教育资源。随着60多年来连续更新几个版本，该手册已经成为精神卫生领域临床实践的标准参考书。

DSM中的表述对精神卫生服务各方面的专业人员，包括精神科医生、心理学工作者、社会工作者、司法和法律专家、职业和康复治疗师以及其他健康专业人员都具有指导价值。

2013年5月，美国精神病学会推出了美国精神疾病分类与诊断标准的最新版本——DSM－5。它是现有的精神疾病分类与诊断标准DSM－4的升级版。为了能进一步改进精神疾病的诊断、治疗、科研，使所有临床工作者能够使用共同语言去描述精神疾病，DSM－5对所有精神疾病进行了重新定义和分类，并制定了精确和具体的诊断标准。它采纳数百位国际一流水准的精神心理疾病教授、精神科医生、心理学博士等各界专家的意见和建议，因而极具科学参考价值。

DSM－5的出版是精神学会甚至全球的一大盛事，也是行业的制高点，每10～15年改版一次，也就意味着10～15年内不会有改变。该书是所有精神疾病的诊断标准，也是所有心理咨询或精神医学相关行业从业人员都必须人手一册的工具书。

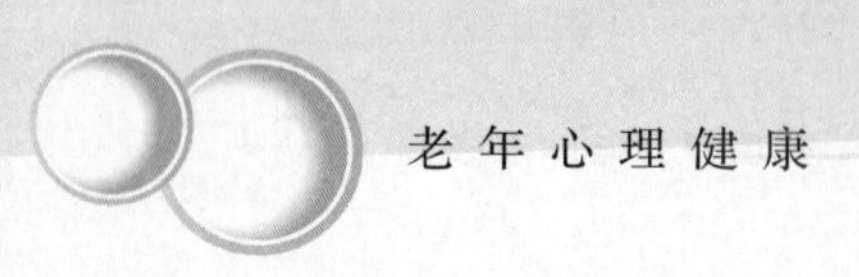

第二节　常用心理测验

心理测验作为心理问题诊断和心理卫生评定技术，在心理咨询领域有着广泛的用途。它可以帮助心理咨询师评估来访者心理卫生状况，评价治疗和护理效果，以及进行临床研究；或者对儿童、青少年智力进行评估，制定教学方案和发展计划等。近年来，我国心理学工作者和临床医护人员，对心理测验在临床上的运用越来越重视，研制并修订了大量的心理测验量表。

一、常用智力测验

智力测验是有关个体心智功能的各种测验的总称，又称一般能力测验，编制这类测验的目的为综合评定个体的智力水平。早期编制的智力测验多采取个人测验的形式，这是单独评估心智功能的较好方法。比奈—西蒙智力量表出版于1905年，它是由法国心理学家比奈和西蒙合作制定的一个测量智力的标准工具，也是第一个测量智力的量表。它属于个别测验式的量表，包括30个测量一般智力的项目，其中既有对较低级的感知觉方面的测量，也有对较高级的判断、推理、理解等方面的测量。

第二版比奈—西蒙智力量表发表于1908年，它在前一个量表的基础上增加并修改了测验的项目，将全部项目按年龄水平进行分组，形成第一个年龄量表。智力测量由于引进心理年龄这个数量化的标尺而很快得到推广。1911年，比奈—西蒙智力量表再次获得修订，并将量表延伸到成人阶段。目前，国际上常用的个人智力测验主要有：斯坦福—比奈智力量表和韦氏量表。

（一）斯坦福—比奈智力量表

比奈—西蒙智力量表的问世，引起全世界心理学家的广泛注意，很快被译成多种文字，其中以美国斯坦福大学 L. M. 特曼主持修订的斯坦福—比奈智力量表最为著名。它的第一个修订本于 1916 年问世，第一次将智商（Intelligence Quotient，IQ）概念运用到智力测验中，这个量表采用德国斯特恩在 1911 年提出的智力商数。智力商数是以实际年龄除以心理年龄而获得，这个概念的出现使得智力分数能在不同年龄间进行比较，从而进一步发展和完善了比奈以心理年龄评定智力的方法。

（二）韦氏量表

韦氏量表又称韦氏智力量表，由美国心理学家韦克斯勒所编制，是继比奈—西蒙智力量表之后为国际通用的另一套智力量表。韦氏量表分为三种，分别是韦克斯勒成人智力量表、儿童智力量表以及韦氏幼儿智力量表。韦氏量表于 20 世纪 80 年代中后期引进我国，经过本土化修订，韦氏智力量表开始在我国流行。

二、常用人格测验

人格测验也称个性测验，是测量个体行为独特性和倾向性等特征的测验，主要有两种方法，即问卷法和投射法。问卷法由许多涉及个人心理特征的问题组成，进一步分出多个维度或分量表，反映不同人格特征。常用人格问卷有艾森克人格问卷（Eysenck Personality Questionnaire，EPQ）、明尼苏达多项人格测验（Minnesota Multiphasic Personality Inventory，MMPI）和卡特尔 16 种人格因素测验（Sixteen Personality Factor Questionnaire，16PF）。投射法是测量人格的方法之一，用于探索个体心理深处的活动。为减少由被试造成的误差，主试通常不告知被试测验目的，心理学家根据理论假设对被试的反应做出解释。一般采用一些刺激，如墨渍、无结构的图片等，让被试在不受限制的条件下做出反应。投射测验包括罗夏克墨迹测验、逆境对话测验、语句完成测验等。

因投射测验在施测过程中需要专业人员操作和解释，老年人难以独立完成，故以下仅介绍常用的人格测验量表，供老年人使用。

（一）艾森克人格问卷

艾森克人格问卷由英国伦敦大学心理系和精神病研究所艾森克编制。艾森克认为人格有三个基本因素：内外向性、神经质（又称情绪性）和精神质，个体在这三方面的不同倾向和不同表现程度，构成了不同的人格特征。艾森克人格问卷是目前医学、司法、教育和心理咨询等领域应用最为广泛的问卷之一。

（二）明尼苏达多项人格测验

明尼苏达多项人格测验是由明尼苏达大学哈瑟韦和麦金力于20世纪40年代制定，是迄今应用极广、颇富权威的纸笔式人格测验，此测验最常用于鉴别精神疾病。此测验有10个临床量表，分别为疑病、抑郁、癔症、精神病态、男性化—女性化、妄想狂、精神衰弱、精神分裂、轻躁狂和社会内向；有4个效度量表，分别为疑问、说谎、诈病和校正量表。

尽管它是根据精神病学临床实践而编制，但是当前其广泛用于医学以及人类行为的研究、司法审判、犯罪调查、教育和职业选择等领域。因此，它在心理咨询中心、医学门诊、精神病院、人才市场、职业介绍所、学校等都有广泛的运用，对人才心理素质、个人心理健康水平、心理障碍程度的评价都有较高的使用价值。

（三）卡特尔16种人格因素测验

卡特尔16种人格因素测验，是美国心理学家卡特尔经过几十年的系统观察和科学实验，以及用因素分析统计法编制的精确测验。此测验能测量出16种主要的人格特征，适用于初三以上文化程度的人群。此测验在国际上颇有影响，具有较高的效度和信度，广泛应用于人格测评、人才选拔、心理咨询和职业咨询等工作领域。该测验已于1979年引入国内并由专业机构修订为中文版。

16 种人格因素各自独立，相互之间的相关度极小，每一种因素的测量都能使被试某一方面的人格特征被清晰而独特地认识，更能对被试 16 种人格特征的组合做出综合性的了解，从而全面评价其人格。

三、老年人常用临床评估量表

部分老年临床评估量表具备简单易操作的特点，可供非专业人员使用或者老年人自查。以下介绍经常用于老年人临床心理评估的量表以及计分，并根据不同分数结果给出提升心理健康的建议。

（一）抑郁自评量表

抑郁自评量表（Self-rating Depression Scale，SDS），原型是庄（W. K. Zung）编制的抑郁量表①，含有 20 个项目，分为 4 级评分。其特点是使用简便，并能相当直观地反映抑郁患者的主观感受及其在治疗中的心理变化。此量表适用于有抑郁症状的成年人。

请仔细阅读表 10－1 中的题目，根据最近一星期的实际感觉，在适当的方格内打钩。

表 10－1　抑郁自评量表

题目	没有或很少时间	小部分时间	相当多时间	绝大部分或全部时间
1. 我觉得闷闷不乐，情绪低沉	1	2	3	4
*2. 我觉得一天中早晨最好	1	2	3	4
3. 我一阵阵哭出来或觉得想哭	1	2	3	4
4. 我晚上睡眠不好	1	2	3	4
*5. 我吃得跟平常一样多	1	2	3	4

① 抑郁自评量表（Self-rating Depression Scale，SDS）由 W. K. Zung 编制于 1965 年，为美国教育卫生福利部推荐的用于精神药理学研究的量表之一。但已经无法找到原文，由于使用范围广，目前介绍此量表大多为直接介绍。

续上表

题目	没有或很少时间	小部分时间	相当多时间	绝大部分或全部时间
*6. 我与异性密切接触时和以往一样感到愉快	1	2	3	4
7. 我发觉我的体重在下降	1	2	3	4
8. 我有便秘的苦恼	1	2	3	4
9. 我心跳比平常快	1	2	3	4
10. 我无缘无故地感到疲乏	1	2	3	4
*11. 我的头脑和平常一样清楚	1	2	3	4
*12. 我觉得经常做的事情并没有困难	1	2	3	4
13. 我觉得不安而平静不下来	1	2	3	4
*14. 我对未来抱有希望	1	2	3	4
15. 我比平常容易生气激动	1	2	3	4
*16. 我觉得做出决定是容易的	1	2	3	4
*17. 我觉得自己是个有用的人，有人需要我	1	2	3	4
*18. 我的生活过得很有意思	1	2	3	4
19. 我认为如果我死了，别人会生活得更好	1	2	3	4
*20. 平常感兴趣的事我仍然感兴趣	1	2	3	4

1. 评分标准

症状按出现频度分为4个等级，“1”表示没有或很少时间，“2”表示小部分时间，“3”表示相当多时间，“4”表示绝大部分或全部时间。

2. 抑郁自评量表测验的记分

本量表共有20个项目。若为正向评分题（第1、3、4、7、8、9、10、13、15、19题），依次评为1、2、3、4分；若为反向评分题（第2、5、6、11、12、14、16、17、18、20题）则评为4、3、2、1分。待评定结束后，把

20个项目中的各项分数相加，即可得到总粗分，然后将粗分对照标准分换算表，就可以看到对应的标准分（粗分、标准分换算表，见表10-3）。

3. 抑郁自评量表结果的解释

按照中国常模结果，SDS标准分的分界值为53分，其中53~62分为轻度抑郁，63~72分为中度抑郁，73分以上为重度抑郁。关于抑郁症状的分级，除参考量表分值外，还要根据临床症状。特别是要按症状的轻重程度来划分，量表分值仅作为一项参考指标而非绝对标准。

当怀疑自己处于轻度抑郁时，老年人需要：

（1）注意分辨自己的症状。

处于抑郁状态时，可能会经历更频繁的感觉或症状，或者量表中提到的症状可能持续2周以上。如果老年人不确定症状的情况，请咨询值得信赖的朋友、家人或专业心理咨询师的意见，从他人的角度来看待自己的行为，有助于提升判断的准确性。

（2）注意在创伤事件后的感受。

重大的创伤性事件可能导致类似抑郁症的症状，可根据事件的背景和症状的持续时间，判断自己是悲伤还是抑郁。在轻度抑郁期间，老年人可能会产生消极的情绪和想法，无法从喜爱的活动或其他活动中获得乐趣。

（3）获得专业帮助。

如果老年人怀疑自己有轻度抑郁症，可以去正规医院或心理咨询室请求专业人员的帮助。一些疾病，特别是与甲状腺或身体激素系统其他部分有关的疾病或是慢性病，可能会伴有抑郁症状。在这种情况下，根据老年人的具体需求，可以尝试找心理健康专业人员，包括心理医生和心理咨询师，了解症状的来源以及缓解症状的方法。

（4）改变饮食习惯。

老年人要多吃营养丰富的食物，如水果、蔬菜和鱼类，尽量避免摄入过多的加工肉类、巧克力、甜点、油炸食品和高脂乳制品等。此外，老年人可以服用鱼油补充剂和叶酸缓解一些抑郁症状。

（5）改善睡眠模式。

睡眠是一种恢复性的活动，可以让身体自我修复。老年人须确保每天有7~8小时的睡眠，如果老年人常年有入睡困难，可在睡觉前听能够平复心情的音乐。

（6）饮食保健。

运动有助于提高情绪，防止抑郁复发。步行和跑步类的活动对缓解抑郁症状大有益处。老年人可以为自己设定可实现的目标，逐步提升身体素质，例如每天走10分钟，连续几天，然后可以适当加量。

（二）焦虑自评量表（SAS）

焦虑是一种比较普遍的精神体验，人若较长期地处于焦虑状态更容易患焦虑症。焦虑症是常见的神经症，除持续的忧虑、不安、担心和恐慌外，还常伴有明显的运动性不安和各种躯体上的不舒服感。

焦虑自评量表从量表构造的形式到具体评定的方法，都与抑郁自评量表十分相似，是分析患者主观症状的相当简便的临床工具。焦虑自评量表能够较好地反映有焦虑倾向的精神病来访者的主观感受，适用于表现有焦虑症状的成年人，具有广泛的应用性。

请仔细阅读表10－2中的题目，根据最近一星期的实际感觉，在适当的方格内打钩。

表10－2　焦虑自评量表（SAS）

题目	没有或很少时间	小部分时间	相当多时间	绝大部分或全部时间
1. 我觉得比平常容易紧张和着急	1	2	3	4
2. 我无缘无故地感到害怕	1	2	3	4
3. 我容易心里烦乱或觉得惊恐	1	2	3	4

续上表

题目	没有或很少时间	小部分时间	相当多时间	绝大部分或全部时间
4. 我觉得我可能将要发疯	1	2	3	4
*5. 我觉得一切都很好，也不会发生什么不幸	1	2	3	4
6. 我手脚发抖打战	1	2	3	4
7. 我因为头痛、颈痛和背痛而苦恼	1	2	3	4
8. 我感觉容易衰弱和疲乏	1	2	3	4
*9. 我觉得心平气和，并且容易安静地坐着	1	2	3	4
10. 我觉得心跳很快	1	2	3	4
11. 我因为一阵阵头晕而苦恼	1	2	3	4
12. 我有晕倒发作或觉得要晕倒似的	1	2	3	4
*13. 我呼气、吸气都感到很容易	1	2	3	4
14. 我手脚麻木和刺痛	1	2	3	4
15. 我因为胃痛和消化不良而苦恼	1	2	3	4
16. 我常常要小便	1	2	3	4
*17. 我的手常常是干燥温暖的	1	2	3	4
18. 我脸红发热	1	2	3	4
19. 我容易入睡并且一夜睡得很好	1	2	3	4
20. 我做噩梦	1	2	3	4

1. 评分标准

焦虑自评量表采用4级评分，主要评定症状出现的频度，其标准为：“1”表示没有或很少时间；“2”表示小部分时间；“3”表示相当多时间；“4”表示绝大部分或全部时间。

2. 计分方法

焦虑自评量表的主要统计指标为总分。若为正向评分题（第1、2、3、4、6、7、8、10、11、12、14、15、16、18、20题），依次评为1、2、3、4分；若为反向评分题则评为4、3、2、1分（第5、9、13、17、19题）。待评定结束后，把20个项目中的各项分数相加，即可得到总粗分，然后将粗分对照标准分换算表，就可以看到对应的标准分（粗分、标准分换算表，见表10－3）。

表10－3　粗分、标准分换算表

粗分	标准分	粗分	标准分	粗分	标准分
20	25	40	50	60	75
21	26	41	51	61	76
22	28	42	53	62	78
23	29	43	54	63	79
24	30	44	55	64	80
25	31	45	56	65	81
26	33	46	58	66	83
27	34	47	59	67	84
28	35	48	60	68	85
29	36	49	61	69	86
30	38	50	63	70	88
31	39	51	64	71	89
32	40	52	65	72	90
33	41	53	66	73	91
34	43	54	68	74	93
35	44	55	69	75	94
36	45	56	70	76	95
37	46	57	71	77	96
38	48	58	73	78	98
39	49	59	74	79	99
				80	100

3．焦虑自评量表SAS结果解释

按照中国常模结果，SAS标准分的分界值为50分，其中50～59分为轻度焦虑，60～69分为中度焦虑，70分以上为重度焦虑。关于焦虑症状的分级，除参考量表分值外，还要根据临床症状，量表分值仅能作为一项参考指标而非绝对标准。

当发现自己持续处于焦虑状态时，可以用以下方法进行缓解。

（1）增强安全感。

存在焦虑情绪的老年人，总是担心有不好的事情发生，从而导致焦虑。老年人可以通过暗示自己，畏惧的事情很可能不会发生，来增强安全感，以缓解自己的焦虑情绪。

（2）自我肯定。

缺乏自信心的老年人，往往会怀疑自己完成和应付事物的能力，经常夸大失败的可能性，从而感到忧虑、紧张和恐惧。当焦虑来袭时，可以反复地暗示自己："我很棒""我可以做好"，这样可渐渐消除呼吸加快及手冒冷汗的本能反应。

（3）自我反省。

有些焦虑产生于对某些情绪体验或欲望的压抑，不良情绪被压抑到无意识中，但它并没有消失，只是没有被我们觉知，这也会使我们产生焦虑感。在这种情况下，老年人可以进行自我反省，把潜意识中引起痛苦的事情倾诉出来。

（4）转移注意力。

焦虑情绪是一种恶性循环，越焦虑会越注意引发焦虑情绪的事件，从而导致老年人胡思乱想，坐立不安，痛苦异常。这个时候可以尝试转移注意力，如读一本有趣的能吸引人的书，或从事简单的体力劳动，忘却痛苦的事情。

（5）心理放松。

心理放松能帮助我们更好地调整焦虑情绪。心理放松的方法有很多，如做运动、看电影、听音乐等等。

（6）饮食保健。

老年人的饮食以吃清淡、食易消化的食物为主，多补充营养素，避免摄入垃圾食物，忌烟酒。

如果焦虑过于严重，通过多种方法仍然无法自行调整时，应该及时就医或通过心理咨询等途径来寻求帮助。

（三）日常生活活动能力评定量表

日常生活活动能力评定量表又称 Barthel 指数评定量表（ADL），测量满足个体日常生活所需要进行的日常活动情况。此量表多用于日常生活能力受到损害、老人院的老年人群药物疗效判定、康复效果评定、跌倒风险预测的指标之一。

请仔细阅读下面的题目，根据自身实际情况，给自己评分（见表 10－4）。

表 10－4　日常生活活动能力评定量表

项目	分值/分	分值描述	评分结果
1．进食	0	依赖他人	
	5	需要帮助	
	10	独立完成	
2．床—椅双向转移	0	依赖他人	
	5	需要大量帮助	
	10	需要少量帮助	
	15	独立完成	
3．个人卫生	0	需要帮助	
	5	独立完成	
4．用厕	0	依赖他人	
	5	需要帮助	
	10	独立完成	
5．洗澡	0	需要帮助	
	5	独立完成	

续上表

项目	分值/分		分值描述	评分结果
6. 平地行走（不能行走时使用轮椅）	使用轮椅	0	需要帮助	
		5	独立完成	
	平地行走	10	需要帮助	
		15	独立完成	
7. 上下楼梯	0		依赖他人	
	5		需要帮助	
	10		独立完成	
8. 穿脱衣物	0		依赖他人	
	5		需要帮助	
	10		独立完成	
9. 控制大便	0		完全失控	
	5		偶尔失控	
	10		完全控制	
10. 控制小便	0		完全失控	
	5		偶尔失控或部分控制	
	10		完全控制	
			总分：	

完成以上评分后，将左右分数相加得出总分，对应表 10－5 自理能力的等级，对自己需要他人照护程度做出判断。

表 10－5　自理能力分级

自理能力等级	等级划分标准	需要照护程度
重度依赖	总分≤40 分	全部需他人照护
中度依赖	总分 41～60 分	大部分需他人照护
轻度依赖	总分 61～99 分	少部分需他人照护
无须依赖	总分 100 分	无须他人照护

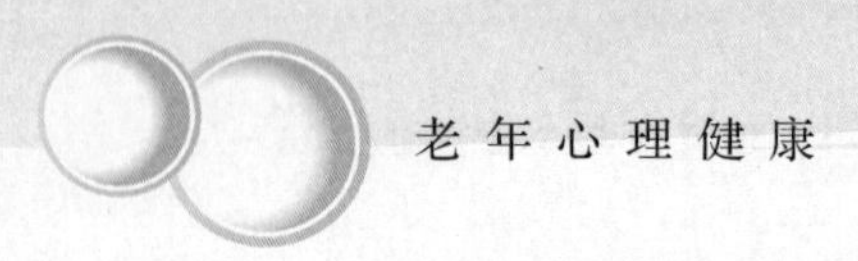

第三节　心理咨询

心理咨询是为来访者提供心理援助的过程，老年人的身心特点和心理有其特殊性，因而其心理咨询的内容与青少年和成年人不同。本节主要介绍心理咨询的概念、对象、特点及其作用机制，与心理治疗的区别，其分类和形式、适用范围，并简要介绍老年心理咨询的任务和内容，适用于老年大学的朋辈心理辅导制度。

小故事

老年心理咨询室为啥不招待见?

“我们社区有个悄悄话室，可我不好意思去，如果不高兴，自己调节就好了。”“社区的心理慰藉室我信不过，他们能关心我心里想什么？人家工作也挺忙的……”

一项针对北京市43个社区开展的调查显示，75%以上的社区设置了老年心理咨询室。然而，在这些已经设置了老年心理咨询室的社区中，仅有2.8%的老年人经常接受心理咨询服务，1.7%的老年人偶尔接受心理咨询服务。

据中国科学院心理健康重点实验室统计，我国城市社区老年人情绪问题（如抑郁）的检出率为39.86%。北京老年爱心传递热点对3.5万个老年人心理求助电话的统计分析发现，长期独居导致的孤独感是引起老年人抑郁情绪的主要原因。

当生活中面对巨大精神压力的时候，年轻人较之于老年人更愿意接受专业心理人士的疏导。老年人往往抗拒心理咨询，因为在他们的观念里，心理疾病几乎等同于“精神病”，对于身体的保养可以多加注意，但对于心理干预却是“讳疾忌医”。

大启示

老年心理咨询在发达国家比较普遍，接受度和需求都很大，利用率也高。然而，由于中西方社会认知、心理学发展、社会文化的差异，进行心理咨询在中国容易被笼统地看作治疗精神疾病而被忌讳。

一、心理咨询的概念

心理咨询是指心理咨询师运用心理学的原理、方法和技术，对心理适应出现问题并企求解决问题的来访者提供心理援助的过程。前来寻求心理帮助或解决心理问题的人，我们称之为来访者或咨询者，提供帮助的咨询专家称为咨询师。心理咨询是来访者就自身存在的心理不适或心理障碍，通过语言文字等交流媒介，向咨询师述说、询问与商讨，在其支持和帮助下，通过共同讨论找出引起心理问题的原因，分析症结，进而寻求解决问题的对策，以恢复心理平衡、提高对环境的适应能力、促进身心健康。

美国1984年出版的《心理学百科全书》肯定了心理咨询的教育和发展功能，认为咨询心理学始终遵循着教育模式，而不是临床、治疗和医学模式。咨询对象是正常人而不是严重的精神病患者，心理咨询师的目的是帮助他们习得新的能力和策略，解决生活中的问题，这是以积极心理学的视角看待心理咨询，把发掘和完善个体的积极心理品质，帮助个体更加乐观和幸福地生活，作为心理咨询的目标。

目前，心理咨询工作正日益普及，但仍有部分人对心理咨询存有误解，无法了解心理咨询的主要工作，将其与心理治疗相混淆。例如，有的人已经感到自己心理上存在着强烈的不适应、想寻求心理咨询工作者的帮助，却误以为心理咨询等同于精神病的治疗。他们认为自己找了心理咨询工作者，就可能会被他人视为精神病患者，因惧怕这种社会歧视而不敢寻求心理咨询师的帮助。为此，有必要区分心理咨询与心理治疗，使各群体放心并积极寻求心理咨询工作者的帮助以实现健康发展。

心理咨询与心理治疗具有一些相似之处，却有本质上的不同。

其一，工作模式有区别。心理咨询侧重于心理模式，运用心理学的理论、技术、方法、帮助来访者解决有关问题，咨询工作可以在各种环境中开展，如学校、工厂、社区，也可以在心理咨询机构和来访者的生活场所进行。心理治疗主要在医疗情境中进行，而且是药物治疗与心理调整结合进行。

其二，解决的问题有区别。心理咨询工作者帮助来访者正确认识自己，调整来访者与他人、与社会的关系，提供职业选择方面的建议，解决婚姻、家庭和性问题，指导轻度人格障碍者恢复心理健康等各类问题。心理治疗更关注典型的心理障碍，如神经症、性变态、轻型精神病和恢复期的精神病等问题。

其三，服务的对象不同。心理咨询工作者把服务对象称为来访者，面对所有正常人，当然也包括那些存在人格障碍的个体。每个人都可能会遇到不顺心的事情或者心理困惑，当自己解决不了时，可以寻求心理咨询工作者的帮助。而心理治疗的对象是各种存在明显症状的患者。

二、心理咨询的对象

心理咨询的主要对象可分为以下三大类。

第一，精神正常，但遇到与心理有关的现实问题并寻求帮助的人群。此类人群在面对日常生活的难题，如婚姻家庭问题、退休后适应问题、人际关系困惑等，可以选择寻求专业心理咨询师的帮助。

第二，精神正常，但心理健康出现问题并请求帮助的人群。此类人长期处在内心冲突和困惑之中，或者遭到比较严重的心理创伤而失去心理平衡，他们的心理健康往往遭到不同程度的破坏。尽管他们的精神仍然正常，但心理健康水平却下降许多，出现程度不同的心理问题，甚至达到“可疑神经症”

的状态。及时寻求心理咨询师的帮助，可以缓解这类不良心理症状。

第三，特殊对象，即临床治愈的精神病患者。心理咨询的对象不包括精神病患者，但如果精神病患者经过临床治愈之后，心理活动已经基本恢复正常，此时他们的状态具备心理咨询和治疗的介入和干预条件。通过心理咨询可以帮助他们恢复社会功能，防止精神疾病复发，这属于精神康复咨询。

综上，老年心理咨询的对象主要是相对健康、但存在一定心理困惑的老年群体，也可以是老年人的家属、子女、亲友或老年人所在的团体等。只要某个老年人或某个老年群体有心理困惑或是健康方面的困惑，都可以寻求老年心理咨询师的帮助。

三、心理咨询的特点

心理咨询是人际互动的过程。心理咨询师通过语言或非语言化的沟通方式，对来访者的心理困扰进行启发、指导。来访者积极领悟，与咨询师进行互动，进而达到治疗的目的。

心理咨询的对象是有轻度心理困扰的正常人。来访者只是在日常生活中暂时丧失了应对困难的能力，陷入心理混乱状态。因此，通过咨询师的帮助，可以让来访者重新获得应对生活事件的策略和能力，达到对社会生活的良好适应。

心理咨询具有以下四个特点。

（一）帮助性

心理咨询的双方，即来访者和咨询师的咨询动机不同：来访者的动机是求助，咨询师则是提供帮助。心理咨询不是简单的商讨，而是咨询师通过商讨等手段，帮助来访者解决心理发展或适应方面的问题。

（二）互动性

心理咨询的来访者和咨询师是双向交流、彼此影响的互动关系，即来访者发出信息“刺激”，咨询师做出言语和行为“反应”，同时又将这种反应作为反馈信息“刺激”作用于来访者，以使其进一步发出信息刺激“反应”的心理活动过程。

（三）心理性

心理咨询仅局限于心理问题，其范围是发展或适应方面的问题或困难，解决心理问题的手段是运用专门的心理学方法。心理问题虽然大多由生活事件直接引起，但如果求助和帮助的重点集中在如何解决具体的生活事件上，则必然背离心理咨询的初衷。

（四）渐进性

仅一次心理咨询无法解决适应困难或是发展问题，因为这些困惑受到长期心理社会因素的影响，而这些心理社会因素本身又极为复杂。因此，进行咨询时需要咨询师一步步地启发，循序渐进地对来访者提出要求，以使来访者在较低层次成功的基础上逐渐获取更大的成功，从而最终解决所期望解决的问题或困难。

四、心理咨询的作用机制

心理咨询效果的产生，有基本和特殊两种作用机制。基本的作用机制也称共同的或非特殊的作用机制，是指各种咨询方法所共同拥有的、能对来访者产生积极影响的因素；特殊的作用机制是指每种咨询方法所独有的、能对来访者产生积极影响的因素。

研究发现，各种心理咨询和治疗方法起作用的共同因素有六个：矫正性情绪体验、从事新的有效行为、提出可供选择的生活态度、咨询师与来访者之间的关系、随时准备接受社会影响、意识扩大性自我探索。

（一）矫正性情绪体验

不同的心理咨询和治疗都可以使来访者产生这种情绪体验。一方面，来访者的焦虑、紧张、沮丧、自卑等不良心理状态可能减轻；另一方面，老年来访者在与咨询师交谈中可能萌生希望和信心，感到心情轻松愉快，感到被理解、被尊重和被支持，使之更乐观地生活。

（二）从事新的有效行为

所谓新，是指来访者过去未曾尝试过的行为；所谓有效，是指行动能满足来访者的需要，如友好关系的体验、成就感等。例如，在咨询过程中，咨询师运用咨询技术，引导老年来访者回忆过往的行为模式，一同寻找新的有效行为。启发、鼓励和支持老年来访者采取新的有效行动，是不同心理咨询与治疗起作用的共同因素。这种启发、鼓励和支持可以是公开的和直截了当的，包含明确的建议和具体的指导，也可以是含蓄的、间接的或暗示性的。

（三）提出可供选择的生活态度

各种不同形式的心理咨询和治疗，都有共同的临床策略——为来访者提出另外的可供选择的生活态度和看待他们自己以及周围世界的方式。这被许多咨询师和治疗家认为是帮助老年来访者改变和成长的共同因素。当老年来访者退休后出现适应不良的情况，或者对退休后的生活感到迷茫时，咨询师可以帮助老年来访者一同梳理、规划退休后的生活。

（四）咨询师与来访者之间的关系

建立咨询师与来访者之间的良好关系，是许多种心理咨询和治疗经常强调的一个共同因素。不同的咨询和治疗理论对咨访双方的关系有不同的看法，如移情关系、帮助关系、工作或治疗同盟、促进关系、真实关系、遭遇关系、亲密关系、建设性关系、双方卷入的关系等。

（五）随时准备接受社会影响

来访者求助于咨询师的行动本身，就意味他准备接受社会影响。但是，只有初步的求助动机是远远不够的，还必须具有随时准备接受社会影响的能力和自觉性。否则，不仅来访者的求助行为可能会中断，而且也不会从社会生活中接受有益的影响。

心理咨询和治疗的主要任务之一，是培养来访者随时准备接受社会影响的能力和自觉性，并鼓励来访者与他人建立和发展类似他与咨询师之间的关系，在社会生活中随时准备接受他人有益的影响。为此，咨询师要通过实例帮助来访者弄清楚某些与来访者最紧要的社会影响机制，如吸引、喜欢、爱、厌恶、憎恨、攻击等机制，弄清楚如何处理从众、顺从、服从和保持独立自主性的关系这类问题。

（六）意识扩大性自我探索

在咨询和治疗中，咨询师需引导来访者进行自我探索，使他们在遇到新问题（可能是老问题的另一种表现形式）时可以自主解决。自我探索使意识的范围和深度加大，过去觉察不到的内心世界逐渐清晰地呈现出来，人们对自己的理解得以提高或深入。经过引导，来访者发现和体验到自我存在的意义以及生活的意义。

自我探索的关键在于来访者是否开动脑筋积极地参与行为治疗，如果是的话，这个过程也包含有意识扩大性自我探索。尤其是新的有效行为意味着丰富了来访者的行为储备，这必然伴有意识扩大。成功的行为治疗使来访者自信心增强，行为的自觉性和责任感增强，这里蕴含着实践过程中的自我探索。

五、心理咨询的分类和形式

心理咨询的形式，根据不同标准有多种分类。根据咨询的内容，心理咨询可以分为发展咨询和健康咨询；根据咨询的规模，可分为个体咨询与团体咨询；根据咨询的形式，可分为门诊心理咨询、信函咨询、电话咨询、专题心理咨询和互联网咨询。

（一）按咨询的内容分类

1. 发展咨询

随着人类物质文明和精神文明水平不断提高，人们越来越重视自身的认识和发展，人们渐渐关注如何全面提高生活质量。发展咨询，可以帮助个体挖掘心理潜力，提高自我认知能力。比如，提高学习和工作能力、保持最佳工作状态、维护安宁的生活环境、协调家庭成员和社会成员的人际关系。

发展咨询常涉及以下内容：

（1）儿童早期智力开发，儿童发展中的心理问题。

（2）青春期身心发展不平衡，男女社交与早恋等心理问题。

（3）青年独立性和依赖性的矛盾，友谊与恋爱，成就动机与自我实现等心理问题。

（4）择偶与新婚、人际关系、择业、失业与再就业等心理问题。

（5）中年及更年期人际冲突、情绪失调、工作及家庭结构调整等心理问题。

（6）老年社会角色再适应、更年期综合征、夫妻、两代、祖孙等家庭关系等心理问题。

2. 健康咨询

因为某些心理社会刺激而引起心理状态紧张，并且明确体验到躯体或情绪上的困扰者，都可以成为健康心理咨询的对象。因为心理社会刺激非常纷繁而复杂，因此，凡是生活、工作、学习、家庭、疾病、康复、婚姻、育儿等方面出现问题，使来访者体验到不适或痛苦，都属于健康心理咨询的工作范围。其内容大致如下：

（1）各种情绪障碍，如焦虑、恐惧、抑郁、悲观等。

（2）各种不可控制的思维、意向、行为、动作的解释。

（3）各类身心疾病，如冠心病、高血压病、支气管炎、哮喘、溃疡病等，以及性功能障碍。

（4）长期慢性躯体疾病患者，疾病久治不愈，丧失信心，需进行心理援助。

（5）精神病康复期来访者的心理指导。

（6）对家庭成员的心理问题，应如何进行处理、护理问题等。

（二）按咨询的规模分类

1．个体咨询

个体咨询主要是咨询师对来访者单独进行咨询，主要处理个人的心理困扰，有针对性和更深刻地挖掘个人心理。

2．团体咨询

团体咨询是主要针对学校的班级团体辅导、家庭婚姻咨询或其他团体性事件的心理咨询。人数一般在 2 人以上，主要利用团体之间的互动达到咨询目标。

（三）按咨询的形式分类

1．门诊心理咨询

在综合医院、精神卫生中心和卫生保健部门、学校、心理咨询机构均有设置心理咨询门诊，咨询师与来访者以面谈的形式进行咨询。这种形式使咨询师能与来访者直接进行面对面的对话，观察来访者的肢体、表情，使得咨询能更深入，效果更好。

2．信函咨询

来访者的信函大多数来自外地，或是本地来访者要求咨询师出于暂时保密或试探心理，故以信函开路。通过这种形式，只能初步了解情况，对来访者进行安抚和稳定情绪，无法面对面深入谈话。因此，一般想要更好地解决问题，还是要选择门诊咨询。

3．电话咨询

电话咨询的来访者多为处于激动情绪、精神崩溃或企图自杀的状态，拨打专用电话向心理咨询门诊告急、诉苦或求援。在一些发达国家，为了更好地服务来访者，会成立热线中心，24 小时均有专人值班。接到电话呼救后，立即派出人员赶至当事人家中，处理危机事件，安抚情绪，制止自杀行为。对一些不愿面谈和怕暴露身份的人，通过电话咨询也比较方便。目前，在北京、广州等城市都已设立热线电话为来访者提供心理咨询服务。

4．专题心理咨询

这种形式具有心理卫生宣传性质。针对公众关心的心理问题，在报纸、杂志、电台、电视台进行专题讨论和答疑。国内有些报刊已经开辟心理咨询专栏为来访者答疑。

5．互联网心理咨询

通过互联网心理咨询可以突破地域的限制，还可以凭借行之有效的软件程序进行心理问题的评估与测量，同时将心理咨询过程全程记录，以便深入分析来访者的问题以及进行案例讨论等。

六、心理咨询的适用范围

通过对当今社会心理咨询的发展现状进行概括，心理咨询主要应用于以下几个领域。

（一）教育领域

目前，从小学到高校都设有相应的心理咨询和辅导的机构或部门，由专职心理学工作者或者心理专家坐诊。教育领域的心理咨询致力于解决不同阶段学生的学习生活问题和心理疾病，如学习方法、同伴关系、师生关系、异性关系、学习压力、恋爱及职业生涯规划等诸多现实问题。

（二）家庭问题

心理咨询在家庭中，主要帮助家庭成员解决如婆媳冲突、婚姻、情感冲突和性焦虑等困扰家庭和谐幸福的问题。

（三）企业中的心理咨询

现今许多大型企业都设立专门的心理咨询部门、员工心理援助师或心理发泄室，以保障职场人的心理健康。企业中的心理咨询主要帮助员工排解工作中的工作倦怠、团体人际交往和工作适应等问题。

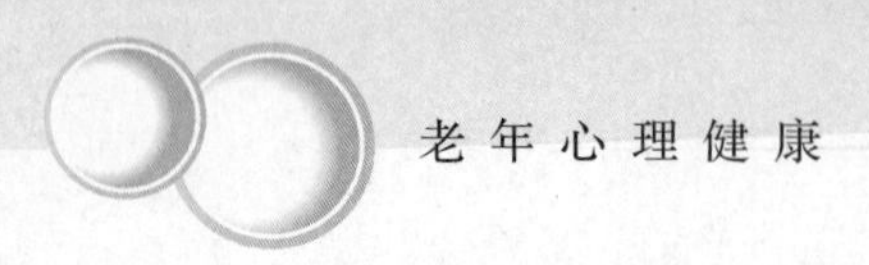

（四）临床领域

临床领域的心理咨询主要针对一些心理疾病或症状，如精神轻度失调、神经症、情绪障碍、行为障碍及人格障碍等。专科医院一般都有开设临床心理咨询门诊，由专业的工作者为患者排解心理困惑。

七、老年心理咨询的任务

心理咨询的终极目标是实现“助人自助”，即通过来访者与心理咨询师的对话，来访者提出问题与咨询师共同商讨，心理咨询师提供信息和引导，帮助来访者获得领悟和成长。心理咨询的开展都是为了提高个体心理素质，使之健康、愉快、有意义地生活。

（一）帮助老年来访者认识自己的内、外部世界

心理健康的标准是“知情意”三者的统一。当个体的认知、情感体验和意志行为相一致，才会有完整统一的与外部世界相平衡的内心世界，从而减少不合理的认知。心理咨询师可以帮助老年人合理调整自己的欲望，以合理的思维方式代替不合理的思维方式，减少不合理信念对老年人情绪的不良影响。

（二）使老年来访者学会理解他人

心理咨询的一个重要目的，是帮助老年人找到问题所在，帮助老年人更好地与他人交往，保持良好的社会适应。社会性是人的基本属性，社会适应良好是判断个体是否健康的重要标准，表现为个体与外在的复杂环境保持良好的关系，能够与他人建立良好的社会关系和适应社会生活。

（三）帮助老年来访者建立新的人际关系

心理咨询关系是一种诚实的人际关系，同时也是一种相互理解的人际关系。为了达到帮助老年人的目的，心理咨询师需要想方设法去理解对方。心理咨询师对求助者做出的反应是崭新的、具有建设性的，并促进老年人的自

我理解，增进其自尊、自信和独立自主精神，有利于其潜力的发挥，使老年人能够把自己与心理咨询师的关系以及发展关系的经验，成功地运用于提升人际交往能力。

（四）让老年来访者学会面对现实问题

心理咨询为人们更加有效地面对现实问题提供了机会。前来咨询的人，往往有着不恰当的问题解决方法。他们常常通过躲避现实以减少焦虑，还希望周围的人能提供帮助和支持他们逃避现实。心理咨询可以通过为老年人提供更加有效的面对现实问题的机会，引导老年人回归现实生活。

八、老年心理咨询的内容

老年人是家庭乃至整个社会的财富，而老年人的心理健康状况直接关系到其晚年生活的幸福度，了解老年心理咨询的内容，使老年人更好地了解自己，对老年人更好地应对老年期的适应问题、身心变化问题具有积极意义。老年心理咨询的内容主要有以下五个。

（一）情感障碍的咨询

如果老年人持续一段时间感受到空虚、孤独、焦虑、抑郁或者恐惧等情绪，可以寻求心理咨询师的帮助。心理咨询师在咨询中，使用心理咨询技术帮助来访者分析原因、共同商榷、改变认知，逐步消除心理危机，从而帮助老年人解除疑虑、端正态度和树立信心。

（二）社会适应问题的咨询

老年期可能需要面对退休、丧偶、空巢、代际关系及再婚等一系列的社会适应问题。当老年人无法进行自我调整以适应新的社会角色，出现心理问题或困惑时，可以寻求心理咨询师的帮助。

（三）康复咨询

如果老年人患有长期慢性疾病或者处于患病康复期，他们对于疾病恶化或者手术的恐惧，往往会严重影响他们的情绪状态。通过心理咨询，可以帮助老年人摆脱心理困扰，缓解抑郁、焦虑等不良情绪，积极地与疾病做斗争。

（四）某些心理疾病的诊断、治疗咨询

老年心理疾病，如老年抑郁症、老年痴呆、老年睡眠障碍、老年焦虑、老年疑病、更年期精神病，以及某些精神病症状已缓解或显著减轻的老年患者，及时寻求适宜的心理援助对其康复大有益处。

（五）心理卫生知识、心理健康知识的咨询

心理卫生知识咨询对老年人尤为重要。老年人离退休后在家空闲时间较多，加上现在生活水平的提高，更多老年人开始关注心理健康的内容。他们可以通过心理健康宣传、心理健康普查等渠道获得这方面的知识。

九、朋辈心理辅导

（一）朋辈心理辅导的概念

朋辈心理辅导指年龄相当者运用一定的专业知识、生活经验和助人技巧对周围需要心理帮助的个体给予心理开导、互助、激励、指导、安慰、咨询和支持，提供具有心理辅导功能的帮助。它可以理解为，非专业心理咨询工作者作为帮助者在从事类似于心理辅导的活动。

与专业心理辅导相比，朋辈心理辅导具有自发性、义务性、亲情性、友谊性和简便有效性。由于其专业性不强、实操性强、老年人群对此的需求量大，更适合在老年大学学员之间进行。

（二）朋辈心理辅导的工作原则

朋辈心理辅导应用于老年大学中，朋辈心理辅导员应该遵循以下的工作原则。

（1）严格遵守保密原则。不向第三者公开来访者的姓名，拒绝关于来访者情况的调查，尊重来访者的合理要求；具有强烈的义务意识。

（2）朋辈心理辅导的主要任务是思想沟通，而非心理分析。

（3）遇到困难情况及时转介，转介要经过来访者的同意，说明转介的理由；在辅导过程中遇到不能解决的问题需要专业人士的指导时，要尽量在保护来访者隐私的前提下寻求帮助。

（4）在自己的能力范围内开展工作，尽可能提供高质量的心理帮助。

由于朋辈心理辅导员具有以上的工作原则，老年人存在心理困惑可以放心向朋辈心理辅导员救助，让他们用信念、品质和素质与来访老年人建立互相尊重、温暖、真诚的关系。

（三）广东省老干部大学的实践——帮助他人，获益自己

采用朋辈心理辅导制度帮助老年人舒缓心理是广东省老干部大学开展心理健康教育的切入口，旨在实现老年心理健康教育“他助—自助—互助”的互动机制，调动老年学生的主体能动性。朋辈心理辅导的特点决定了它在老年大学心理健康教育中具有独特的优势，比如发现问题及时、涉及范围广、操作简便易行、效果明显、利于良好咨询关系的构建和充分利用老年大学学生的丰富阅历等，这些优势对于更高质量地发展老年大学心理健康教育具有重要意义。在老年大学中实现专业心理咨询和朋辈心理辅导相结合，两种方式相互补充，有利于全面提高老年人的心理健康水平。

以下是广东省老干部大学开展朋辈心理辅导的四个举措。

1. 健全体制机制，完善管理制度

广东省老干部大学领导重视朋辈心理辅导制度的建立与推广，促进学校建立结构合理的组织机构，不断健全和完善体制机制。学校建立了“心理健康教育中心—班级朋辈心理辅导小组—朋辈心理辅导员”三级朋辈心理辅导体系，使不同层级的成员既可以彼此独立，又可以相互交叉，形成功能优化的网络体系，从而保障该项工作的有序实施和顺利开展。

2. 规范朋辈心理辅导员的招募和选拔

利用微信公众号、各班级发通知等各种宣传途径广泛宣传，招募朋辈心

理辅导员，对招募的老年学生进行简历资历筛选、面试选拔等手段进行选拔，最终确定人员。

3. 开展朋辈心理辅导员职业能力培训

学校定期邀请专业且经验丰富的心理咨询老师对朋辈心理辅导员进行专业指导，提升朋辈心理辅导员心理专业知识深度和实战经验，进而全面提高其应对老年学员心理问题的能力。培训的内容包括：我国的老龄化国情、朋辈心理辅导的概念、分类和原则、朋辈心理辅导员的个人素质与基本态度、朋辈心理辅导的技术与基本步骤、朋辈心理辅导的基本流程与形式等内容。通过培训，帮助朋辈心理辅导员了解心理辅导的相关知识。

4. 成立开心聊天室

开展三次朋辈心理辅导后，朋辈心理辅导员正式“上岗”。2019 年 5 月 28 日，“广东省老干部大学开心聊天室”正式揭牌。自 2019 年秋季学期结束，开心聊天室已接待老年学员达 116 人次，并受到越来越多的学员的接受和欢迎，这说明朋辈心理辅导制度在老年大学中开展是可行的，并且此制度对于有心理困惑的老年学员和朋辈心理辅导员都有益处。

来访“开心聊天室”的老年学员中，了解聊天室 15 人次，家庭关系 39 人次，养生娱乐 41 人次，咨询晚年有关建议 9 人次，等等。对于有心理困惑的老年学员来说，通过接受“开心聊天室”的朋辈心理辅导，解答了心理困惑，更有活力与热情去应对老年期的生活。此外，朋辈心理辅导员本身是自己的同学，向他们倾诉，获得他们的真诚对待、心理疏导，更有可能获得真诚的友谊与陪伴。

对于朋辈心理辅导员来说，他们本身就是老年学员，他们能够接受专业心理辅导培训，了解更多解决老年人心理健康问题的方法，为老年教育事业贡献一分力量。同时，“开心聊天室”提供了一个帮助老年学员缓解心理上的空虚和不适、倾听和陪伴的场所，使之得到心灵安慰，给予正能量；也能帮助朋辈心理辅导员自身解答心理困惑，真正实现“助人”与“自助”。

此外，朋辈心理辅导员除了帮助老年大学的老同志，还能帮助家人、朋友与下一代，做他们心理健康的“守护者”。因此，设立“开心聊天室”充分体现了老年大学、社会对老同志关心和爱护的目的。

第四节 心理诊断标准

心理诊断是应用心理学的理论和技术，对来访者的心理活动和人格特征进行评估和鉴定的过程，目的是确定其心理变化的程度和性质。掌握心理诊断的标准，正确判断个体心理正常与异常状态，对老年人过上幸福的晚年具有重要作用。

一、心理正常与异常状态鉴别诊断

正常的心理活动有如下功能。

第一，保障个体顺利地适应环境，健康地生存与发展。

第二，保障个体正常地进行人际交往，在家庭、社会团体、机构中正常肩负责任、使社会组织正常运行。

第三，保障个体正常地反映、认识客观世界的本质及其规律性。

（一）判别标准

心理异常的判别，常常会随着时代的变迁、环境的变动和社会文化、风俗习惯、道德标准的差异而有所变化。严格来讲，只有把一个人的心理状态和行为表现放到当时的时代氛围、客观环境和社会文化背景中加以考察，通过和社会认可的心理行为常模进行比较，以及和本人一贯的心理行为进行比较，才有可能判别是否心理异常。然而，心理异常与心理正常毕竟有着实质性的差异，尤其是心理障碍和心理疾病，他们与心理正常的实质性差异还十分明显，因而需要制定一个心理异常的判别标准。

心理异常的判别标准主要有以下四个。

1. 主观经验标准

主观经验有两种含义：一是指来访者的主观体验和感受，如来访者自己感到有不明原因的焦虑、抑郁、紧张、恐惧等，其自身难以控制和摆脱这些感受，则被视为心理异常；二是指心理临床工作者的主观临床经验，即根据以往的实践经验，结合来访者的心理状态和行为表现来判别心理状态。

2. 统计分析标准

在普通人群中，人们的心理特征在统计学上符合正态分布。因此，个体心理正常与否，可以根据个体的心理特征是否偏离平均值以及偏离平均值的程度来确定。

3. 社会适应标准

在正常情况下，个体能够维持生理和心理活动的稳定状态，能依照社会生活的需要，适应环境和改造环境。因此，正常人的行为符合社会的准则，能根据社会要求和道德规范行事，这是一种社会适应性行为。如果不能按照社会认可的方式行事，其行为有悖于社会要求以致世人难以理解和接受，则会被判定为心理异常。

4. 病因症状标准

任何心理异常都有致病原因和症状表现，当发现个体身上有这些致病原因和症状表现，就可以判定为心理异常。

以上各种心理异常的判别标准都各有依据，也具有自身的临床价值。但由于每种标准都有其局限性，在临床实践中要互相补充并综合应用，才能准确判别个体的心理异常与否以及心理异常的性质和程度。

（二）判别原则

心理异常的判别原则是根据心理活动的发展规律和特点而提出，是判别心理异常与否时必须遵循的基本原理和基本要求。心理异常的判别原则主要有以下三条。

1. 主观世界与客观世界的统一性原则

心理是客观现实的反映，任何正常心理活动或行为，在形式和内容上必须与客观环境保持一致。如果一个人坚信他看到或听到了客观世界中当时并不存在引起他这种感觉的刺激物，则可以判定其产生幻觉，即精神活动出现异常。如果一个人的思维内容脱离现实，或思维逻辑背离客观事物的规律，并且他对此深信不疑，则可以判定他有妄想症状。

在精神科临床上，常把有无自知力作为判断精神障碍的指标。所谓无自知力或自知力不完整，是指患者对自身状态的错误反映，或者说是自我认知与自我现实统一性的丧失。在精神科临床上，还把有无现实检验能力作为鉴别心理正常与异常的指标。因为，若要以客观现实来检验自己的感知和观念，必须以认知与客观现实的一致性为前提。

2. 心理活动的内在协调性原则

虽然人类的精神活动可以被分为知情意等部分。但个体自身是完整的统一体，各心理过程之间具有协调一致性关系，这种关系可以保证个体高度准确和有效地反映客观世界。如果一个人遇到一件令人愉快的事，手舞足蹈、欢快地向别人述说自己内心的体验，则是正常的精神与行为；如果他是用低沉的语调向别人述说令人愉快的事，或者对痛苦的事做出快乐的反应，则表明他的心理过程失去了协调一致性，应该寻求心理援助。

3. 人格相对稳定的原则

在长期的生活道路上，每个人都会形成自己独特的人格心理特征。这种人格心理特征一旦形成，便有相对稳定性。在没有重大外界变革的情况下，一般不易改变。如果在没有明显外部原因的情况下，个体的认知相对稳定性出现问题，可以怀疑其心理活动出现异常。人格的相对稳定性，可作为区分心理活动正常与异常的标准之一。例如，吝啬的人突然挥金如土，或者热情的人突然变得很冷漠，如果在他的生活环境中找不到足以促使他发生改变的原因，那么可以判定他的精神已经偏离了正常轨道。

二、心理不健康状态鉴别诊断

从静态的角度看，健康心理是一种心理状态，它在某一时段内展现自身的正常功能。而从动态角度看，健康心理是一个在常规条件下，个体应对千变万化的内、外环境，围绕某一群体的心理健康常模，在一定（两个标准差）范围内不断上下波动的相对平衡过程。

当个体自身或内、外环境发生了激烈的变化，这种动态平衡过程可能被打破，心理活动变为一种相对失衡的状态和过程，对个体生存发展和生活质量起着负面作用，这种心理活动称为“不健康心理”状态。心理不健康状态包含一般心理问题、严重心理问题和神经症性心理问题。

（一）一般心理问题

一般心理问题是轻微的心理异常，是正常心理活动中的局部异常状态。人们所说的“心理困惑”“心理困扰”等，即为一般心理问题，也常常被简称为“心理问题”。

如果个体目前的情况符合以下几条标准，则可能是一般心理问题。

（1）由于现实生活、工作压力、处事失误等因素而产生内心冲突，并因此而体验到不良情绪（如厌烦、后悔、懊丧、自责等）。

（2）不良情绪不间断地持续 1 个月，或不良情绪间断地持续 2 个月仍不能自行解决。

（3）不良情绪反应仍在相当程度的理智控制下，始终能保持行为不偏离常态，基本维持正常生活、学习、社会交往，但效率有所下降。

（4）自始至终，不良情绪的激发因素仅仅局限于最初事件，即便是与最初事件有联系的其他事件，也不引起此类不良情绪。

综上，一般心理问题是由现实因素激发、持续时间较短、情绪反应能在理智控制之下，对社会功能破坏不严重、情绪反应未泛化到其他领域的心理不健康状态。

（二）严重心理问题

如果个体目前的情况符合以下几条标准，则可能是严重心理问题。

（1）存在较为强烈的、对个体威胁较大的现实刺激。

（2）痛苦情绪间断或不间断地持续 2 个月以上、半年以下。

（3）遭受的刺激强度越大，反应越强烈。多数情况下，会短暂地失去理性控制，以后痛苦可逐渐减弱，但单纯依靠“自然发展”或“非专业性的干预”难以解脱。对生活、工作和社会交往有一定程度的影响。

（4）反应对象被泛化，持续时间比较长，反应强度比较大，内容泛化，自身难以克服。

综上，严重心理问题是由相对强烈的现实因素激发、初始情绪反应剧烈、持续时间久、内容充分泛化的心理不健康状态，有时伴有某一方面的人格缺陷。

（三）神经症性心理问题（可疑神经症）

如果个体目前的情况符合以下几条标准，则可能是神经症性心理问题。

（1）非现实、非道德性因素引发内心冲突，即引发原因只涉及生活中不太重要的事情且不带有明显道德色彩。

（2）痛苦情绪体验持续时间为 2 个月，未超过 3 个月。

（3）精神痛苦较难解决，社会功能受损，工作、生活均有一定程度的影响，但严重程度未达到神经症的诊断标准。

（4）痛苦情绪不但能被最初的刺激引起，而且与最初刺激相类似、相关联的刺激，也可以引起此类痛苦，即心理冲突内容。

神经症性心理问题已接近神经症，其症状与神经症类似，但是病程、严重程度等都未达到神经症的诊断标准。这类心理问题如不及时进行咨询和治疗，很可能发展为神经症。

一般心理问题通常可以通过个体自身的调整痊愈，而严重的心理问题和神经症性心理问题则需要求助专业的心理咨询。特别要注意的是，神经症性心理问题，一定要及时处理，并且需要长时间的心理咨询才能让患者摆脱困境，否则，很容易转化为神经症。

参考文献

[1] 李秀珍．老年人健康之道：心理呵护300问［M］．北京：人民军医出版社，2015.

[2] 刘富强．老年心理健康枕边书［M］．天津：天津科学技术出版社，2008.

[3] 韦耀阳．心理咨询技术与应用［M］．广州：世界图书出版广东有限公司，2013.

[4] 严伟年，张学仁．老年心理咨询200问［M］．重庆：重庆出版社，1996.

[5] 孙颖心．老年心理护理与康复咨询［M］．北京：经济管理出版社，2006.

[6] 韩布新．中老年心理健康与咨询［M］．北京：中国林业出版社，2002.

[7] 刘援朝．老年心理健康咨询［M］．2版．天津：天津社会科学院出版社，2002.

[8] 杨心德．老年心理障碍［M］．上海：上海三联书店，2001.

[9] 郑日昌，傅纳．心理咨询与治疗［M］．北京：开明出版社，2012.

[10] 傅安球．实用心理异常诊断矫治手册［M］．3版．上海：上海教育出版社，2011.

[11] 佚名．心理咨询的形式和方法有哪些？［J］．护士进修杂志，2015（21）：1962.

[12] 潘瑞兵．我国心理咨询方法的现状综述［J］．才智，2017（31）：238.

[13] 杨国愉．中老年人心理健康与调适［M］．重庆：重庆大学出版社，2014.

[14] 张辉，王腾，杨凤池．我国社区人群常见心理问题及其心理咨询方法的研究进展［J］．中国全科医学，2015（31）：3888－3892.

[15] 赵建章，陈家麟．国内网络心理咨询概况及展望［J］．镇江高专学报，2013，26（3）：74－76.